VIVIR
CON LA
LUNA

Si este libro le ha interesado y desea que lo mantengamos
informado de nuestras publicaciones, puede escribirnos a
comunicacion@editorialsirio.com,
o bien suscribirse a nuestro boletín de novedades en:
www.editorialsirio.com

Título original: Aus eigener Kraft. Gesundheit und Gesundwerden in Harmonie
mit Natur-und Mondrhythmen
Traducido del alemán por Eva Nieto
Diseño de portada: Editorial Sirio, S.A.

© de la edición original
   Johanna Paungger y Thomas Poppe 1993

   La presente edición se ha publicado según acuerdo con Goldmann Verlag,
   una división de Verlagsgruppe Random House GmbH, Múnich, Alemania

© de la presente edición
   EDITORIAL SIRIO, S.A.

EDITORIAL SIRIO, S.A.	NIRVANA LIBROS S.A. DE C.V.	DISTRIBUCIONES DEL FUTURO
C/ Rosa de los Vientos, 64	Camino a Minas, 501	Paseo Colón 221, piso 6
Pol. Ind. El Viso	Bodega nº 8,	C1063ACC
29006-Málaga	Col. Lomas de Becerra	Buenos Aires
España	Del.: Alvaro Obregón	(Argentina)
	México D.F., 01280	

www.editorialsirio.com
sirio@editorialsirio.com

I.S.B.N.: 978-84-16579-30-3
Depósito Legal: MA-839-2016

Impreso en Imagraf Impresores, S. A.
c/ Nabucco, 14 D - Pol. Alameda
29006 - Málaga

Impreso en España

Puedes seguirnos en Facebook, Twitter, YouTube e Instagram.

Johanna Paungger / Thomas Poppe

VIVIR
CON LA
LUNA

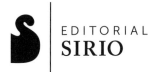

EDITORIAL SIRIO

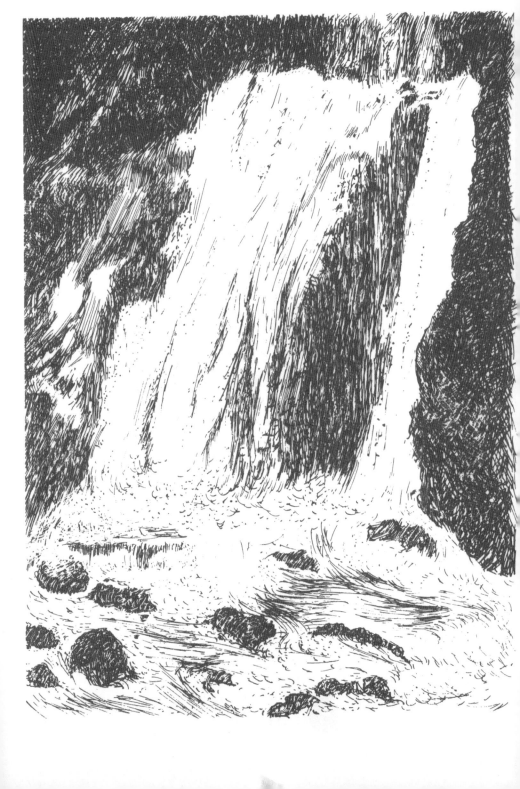

Prólogo

Recuperarse y mantenerse sano con la ayuda de las fuerzas de la naturaleza y confiando en tu instinto: de eso trata este libro y con él deseamos ayudarte. Queremos transmitirte unos conocimientos que te puedan acompañar durante toda la vida allanándote el sendero hacia la experiencia directa y personal de todo aquello que fortalece o debilita tu cuerpo, tu mente y tu alma. Sin perdernos en rodeos ni desviarnos con consejos de expertos y autoridades.

En realidad, sanar y mantener la salud a lo largo del camino de toda una vida, con sus altibajos, no es tan difícil y no debería resultar ni costoso ni complicado. Las ciencias modernas, especialmente la medicina convencional y la psicología —en estrecha relación con la política, la iglesia, la economía, la industria y la publicidad—, durante mucho tiempo han unido fuerzas para convencernos de lo contrario y hacernos creer que solo los especialistas, con su ciencia secreta y su lenguaje críptico, pueden sanarnos y mostrarnos la senda hacia una vida saludable y plena de sentido. Persiguen esta meta de una forma en parte consciente y en parte inconsciente, y lo hacen por varios motivos, entre ellos mantener su trono inviolable y que sus productos (mercancías e ideologías), casi siempre superfluos, se vendan bien, pero, sobre todo, para que nosotros, los consumidores y destinatarios de sus «beneficios», sigamos siendo dominables, dependientes e inmaduros.

Nos alegra mucho que hoy en día tantos seres humanos deseen explorar otros caminos. En la medida de nuestras posibilidades, queremos echarte una mano en este largo proceso de reorientación del pensamiento. Para ello vamos a recurrir a lo que ya ha funcionado: a los elementos esenciales —la piedra angular— de una vida saludable, dinámica y digna de ser vivida. Es nuestra intención resucitar lo natural y lo sencillo, pero sin tirar por la borda las ventajas que nos aportan los tiempos modernos. De todos modos, en el futuro llegará un momento en que no nos quedará otra alternativa, así que ¿por qué no dar los primeros pasos de forma voluntaria y con alegría?

No esperes encontrar nada nuevo en las páginas que siguen. Son conocimientos ancestrales puestos a prueba a lo largo de milenios y considerados válidos y efectivos, sobre las leyes y los ritmos de la naturaleza que, en las últimas décadas, hemos olvidado o ignorado displicentemente. Se trata de la influencia de los ritmos lunares y el arte de manejar, en el momento adecuado, los ritmos biológicos y corporales, la alimentación sana (sin fanatismo), el conocimiento de las hierbas curativas, la vivienda saludable, el poder creativo del pensamiento y la influencia de todos estos aspectos, y muchos más, en el cuerpo, la mente y el alma. Algunos de ellos no los encontrarás en libros de texto; otros nunca llegarán a ser públicos. Puede que, por eso, en una primera lectura alguna información te resulte increíble o incluso descabellada, posiblemente porque es la primera vez que la tienes a tu alcance o porque se opone a tus convicciones o afecta a tus prejuicios.

Sin embargo, cualquier información, regla o consejo se basa en la experiencia personal, no solo en la nuestra, sino en la de muchos individuos, incluidos expertos en métodos curativos del pasado y el presente. Poco a poco llegarás a participar de esta experiencia, pues el manejo diario y la comprobación de las reglas contenidas en este libro despertarán tu atención hacia la naturaleza y hacia todo lo que nos rodea y te abrirán al conocimiento de una correlación, desconocida hasta ahora, entre el cuerpo, el alma y el medioambiente. Esta comprensión te llevará más allá de conceptos estrictos y te acercará a un estado que te hará incorruptible e inmune frente a las numerosas influencias negativas de tu entorno. Te protegerá, sobre todo, de los omnipresentes intentos de mantener, de una u otra forma, tu dependencia física o intelectual.

El instinto, la observación y la experiencia son la clave de muchos aspectos de la naturaleza que la ciencia no puede desvelar, al menos no con sus limitados medios, a pesar de la arrogancia en la que se asienta. Por eso no debes esperar que mencionemos obras de consulta «con base científica» ni que enumeremos una colección de remedios milagrosos que te liberen del trabajo que tú mismo debes hacer. No deseamos lanzar una nueva dieta revolucionaria o una nueva forma de vida, y tampoco proponer una panacea universal (ya hay demasiadas). A nadie se le debería imponer un modelo de pensamiento, cada uno debe vivir siguiendo su instinto. Cada persona es singular y única. Lo que ayuda a unos puede no afectar o incluso puede dañar a otros. Unas veces te favorece un remedio o cierto tipo de medidas y en otras ocasiones no te ofrece el éxito deseado. No existen estadísticas indiscutibles, no hay una «receta infalible», y si aquello que «siempre» ha ayudado no tiene ningún efecto sobre ti, deberías encontrar tu propio camino.

Habremos conseguido nuestro propósito si somos capaces de evocar tus recuerdos: cuando recuerdes que tienes todo lo que necesitas, todos los recursos, todas las fuerzas y todas las facultades, podrás vivir una vida que merezca realmente tal nombre: ¡vida! Con energía y alegría de vivir. Y con el corazón volcado en ti mismo y en tu prójimo. ¡Vida! No ese caótico juego entre esperanza y decepción, narcosis y dolor, angustia y alivio, deseo y frustración, estrés y ociosidad que llegamos a confundir con una vida auténtica.

El ser humano no es, de ningún modo, un cuerpo extraño sobre la tierra ni en el universo. La naturaleza no mantiene una batalla contra la humanidad, al contrario, le entrega todo lo que necesita para que cada uno de nosotros aprenda a vivir de forma amistosa consigo mismo y con esa naturaleza. Esta amistad no puede estar regida por leyes, has de construirla con tu esfuerzo a partir de una decisión personal. Aunque traten de convencerte de lo contrario. Todos, personas, animales, plantas, estrellas, planetas, el sol, la luna, tú mismo y nosotros, vamos en la misma barca. Y el único sentido de nuestra existencia consiste en despertarnos unos a otros y ayudarnos mutuamente, sin importar el tiempo que necesite la humanidad para comprenderlo. El hombre es la mejor medicina para el hombre.

Por suerte, hoy en día son muchas las personas en todo el mundo que han dejado tras de sí esos pensamientos retorcidos e impuestos, propios de charlatanes, orientados hacia lo material, los títulos y las carreras, el miedo y la seguridad, el incremento de poder, lo que otras personas e instituciones ya consideran como normal y correcto en su aburrida —y a veces fatal— ideología de «solo creo en lo que veo», la aturdidora y paralizante convicción de que «el individuo por sí solo no puede conseguir nada»... Muchos hombres y mujeres comienzan hoy a vivir con más amplitud de miras, con sentido común, con mesura y con objetivos; experimentan cuánto gozo, serenidad y paz interior les aporta una vida de absoluta autorresponsabilidad e independencia personal. Proteger a su prójimo y a su entorno les genera una profunda y auténtica satisfacción; no es un estilo de vida basado en una ideología retorcida y una moral artificial, sino una clara comprensión de la propia naturaleza de los seres humanos. Experimentan la alegría que les proporciona el vivir de acuerdo con su propia sensibilidad; se sienten ingrávidos en medio de las peores rachas tormentosas del destino. Muchos lo saben ya, se trata de la auténtica naturaleza del ser humano y desean dedicarle todas sus energías y recurrir a ella sin necesidad de interminables estudios teológicos, psicológicos o científicos. Todo lo auténtico y sustancial procede de la naturaleza y es accesible para todos. Dios y sus muchos amigos, en el mundo visible e invisible, no hacen distinciones.

No necesitamos órdenes que lleguen desde arriba ni leyes nuevas, no necesitamos sermones moralistas ni, mucho menos, batallas contra el «maligno». Lo único que necesita nuestra época es; sencillamente, el *despertar de cada individuo*. Nosotros no queremos poner una espada en tu mano, sino una llave. Las prendas de material sintético, el amianto o los alimentos irradiados no tendrán ninguna oportunidad si nadie los compra. Los médicos, maestros, abogados, políticos o comerciantes que no ejercen desde una postura filantrópica no podrán hacer nada si nadie los escucha. Los funcionarios europeos que establecen por ley la curvatura que deben tener los plátanos y se dedican a la política agrícola sin haber plantado un árbol en su vida, los «servidores del estado» que tiran nuestro dinero por la ventana dedicándose a transformar los códigos postales de cuatro dígitos en otros de cinco, los políticos (ya sean negros, verdes, amarillos, rojos o pardos) que ante la angustia vital de los seres humanos quieren manipular sus sentimientos, pensamientos y acciones de forma arbitraria y acorde con su grado de fanatismo, todos ellos no contarán con ninguna oportunidad si nadie deja que lo tomen por tonto. Este libro, por lo tanto, no se centrará en información sobre hechos concretos, sino en las maneras de pensar y sentir que nos fueron impuestas, y que son las que abren la puerta de par en par a las influencias negativas: agentes patógenos mucho más dañinos que los virus, las bacterias o los venenos medioambientales.

Nuestro deseo y nuestro objetivo es, por tanto, despertar en ti el coraje y la férrea voluntad, para que confíes en tu propio *instinto* interior y vivas de acuerdo con tus sentimientos e intuiciones. Ese es nuestro propósito y forma parte de los derechos y deberes congénitos de toda la humanidad. Nosotros solo podemos abrir las puertas. El deseo de aventuras y el coraje para traspasarlas deben proceder de ti. No olvides nunca que son tu cuerpo, tu alma y tu vida los que están en juego. Nadie puede ni debe vivir por ti. Puedes y debes vivir según lo que tú mismo experimentes y veas. ¡Aunque no haya ni un solo hombre en todo el mundo que comparta tu visión!

El instinto, tal y como lo hemos denominado aquí, se hace perceptible como una susurrante «voz interior». En nuestro lenguaje cotidiano recibe distintos nombres: olfato, intuición, corazonada, percepción, sensación, presentimiento, conciencia y también, con mucha frecuencia, sexto sentido. La fuerza de la percepción, que se vale de esa voz interior, sabe en todo momento lo que es realmente verdadero y útil para tu desarrollo (tanto espiritual como físico) y conoce con precisión las causas de tus problemas y enfermedades. La voz nos dice lo que hay que hacer para sanar, nos indica si para la curación espontánea se precisa de la ayuda de algún amigo de los hombres o si bien se logra por sí sola. Nos señala si hay que ir a favor o contra la corriente, y también lo que ayuda a unos y perjudica a otros, entrando frecuentemente en contradicción con tus pensamientos, miedos y esperanzas.

Todos nosotros nos dejamos seducir por el entorno y los poderes, y decidimos de forma casi inconsciente (y no solo en los tiempos modernos) ignorar esta voz suave y pura que nos susurra todas estas cosas. Cuando éramos niños, confiábamos en esa voz como si fuera nuestro mejor amigo o el ángel de la guarda. Por aquel entonces no teníamos problema en gritar que el emperador iba desnudo.

¿Por qué hemos permitido que la voz se fuera apagando? Porque es imparcial. Porque dice la verdad sin tener en cuenta categorías, nombres ni consecuencias; se atiene a la verdad desnuda de lo que narra. Porque no es influenciable ni manipulable. Porque no piensa en positivo ni en negativo. Porque nos coloca ante un espejo bruñido e incorruptible. Porque ve las cosas tal como son.

Allí donde no funcionan nuestros órganos de los sentidos, la voz nos indica el camino correcto. Fue ella la que le sugirió al ser humano la idea de investigar de una vez por todas sobre la insalubridad del amianto. Es ella la que, de forma fulminante y sin titubeos, lleva a una persona a lanzarse al agua, a pesar de su propio miedo y contra toda reflexión, para rescatar a un niño que se ahoga.

¿Qué política, qué economía nacional, qué firma de publicidad o qué ideología puede hoy en día subsistir bajo la deslumbradora luz del campo de fuerzas curativas de la verdad? Nos hemos acostumbrado a confundir las opiniones con el conocimiento y a vivir con la mentira, con las cabriolas del intelecto, con una verdad tan ahogada por el ininterrumpido bramido de los pensamientos que apenas tenemos la oportunidad de escuchar esa leve voz. Y no nos damos cuenta de que paulatinamente nuestro cuerpo se va minando y agotando: es el mejor caldo de cultivo para cualquier trastorno y enfermedad.

Y así perdemos poco a poco la confianza en esa voz, guiados frecuentemente por otras voces extrañas, las voces estrepitosas de los «expertos».

Te ayudaremos a frenar, a ir despacio y sin hacer ruido hasta que en el silencio puedas volver a oír esa voz y te beneficies de su sabiduría. La ayuda es necesaria, porque hay que distinguir la voz entre todas las demás emociones: no es una sensación en el sentido de emoción, sentimentalismo o instinto; tampoco es un pensamiento consistente en cálculos, planes o expectativas. Quien la conoce sabe que va y viene a la velocidad del rayo, como un breve acorde musical en la lejanía o una potente descarga eléctrica. Después actúa de nuevo como si fuera una linterna de pilas inagotables atravesando la noche cerrada. Sin embargo, no podemos aprender a manejar esta intuición como se aprende un oficio: para distinguir y escuchar esa voz interior entre las más diversas quimeras, ilusiones y autoengaños, a veces se necesita un tiempo prolongado de experimentación, de ensayo y error, en sus más variadas formas.

Pero sí te podemos ofrecer una certeza: si estás convencido de que no posees esa infalible intuición, es solo porque te falta el valor para aceptarla y confiar en ella. Se trata exclusivamente de una cuestión de coraje y amor hacia ti mismo. El acceso a ese coraje, a ese amor hacia uno mismo, pasa por la aceptación sin reservas de tu responsabilidad sobre cada paso aislado, sobre cada uno de tus pensamientos, tus palabras y tus acciones, tanto hoy como en el futuro. Después el éxito será inevitable. La tormenta amainará en tu corazón, y el silencio que reinará aguzará tu oído para que seas capaz de escuchar los susurros de la intuición.

Incluso cuando la intuición señale el camino hacia un supuesto fracaso o equivocación, hacia una situación embarazosa o dolorosa, ese camino será el único adecuado y posible. Solo se puede aprender realmente de las equivocaciones (al cien por cien, con plena conciencia y sin posteriores búsquedas del culpable) y crecer con ellas.

Obedecer a esta voz puede transformar una vida radicalmente. Ella nos abre la puerta hacia una libertad que hoy se encuentra en raras ocasiones y ante la que sentimos miedo; se trata de una auténtica libertad, nada que ver con una «libertad de elección». ¡Esta libertad ya lleva consigo la libertad de elección! Permite juzgar de forma tan rápida y segura que no queda ninguna otra elección posible, al presentarnos en todo momento el procedimiento correcto. La decisión que después se tome se basa en una certeza tan inquebrantable que no hay alternativa posible. Quienes la poseen se mantienen libres aunque estén atados a una silla de ruedas o vivan tras los muros de una prisión. Y son ellos los que pueden ayudar al resto de la humanidad a superar los desafíos que les depara el futuro.

La ciencia médica del futuro estará basada en un enriquecimiento mutuo, en un flujo continuo entre los ancestrales métodos curativos y lo mejor de la medicina moderna. Un arte entre la magia y la medicina, entre el contacto cariñoso y el bisturí, trabajo mental de sanación, oración y meditación, después de siglos de una separación antinatural, para fundirse en una globalidad que los hombres vean de nuevo como un todo. Es el único camino posible.

La intuición, la observación y la experiencia directa son nuestros métodos para señalar la senda de los ritmos de la naturaleza y de la luna, para adquirir conocimientos que merezcan ser aceptados con agradecimiento. Si confías en estos conocimientos, podemos empezar desde ahora mismo.

JOHANNA PAUNGGER
THOMAS POPPE

El reloj lunar

Desde hace millones de años la luna, un trozo de roca pelado y esférico, orbita junto a nuestro planeta solitaria e imperturbable; a veces se podría negar su existencia cuando, en la fase de luna nueva, nos muestra su cara negra como la noche; en cambio, en la fase de luna llena, apaga casi por completo el brillo de las estrellas y eclipsa el cielo nocturno con la luz que toma prestada al sol.

La fuerza centrífuga de su vuelo afecta a todos los puntos de la tierra, y con ello a cada ser humano, cada animal, cada planta, cada átomo de nuestro planeta. Puesto que esta energía tiene efectos tan variados y profundos y ya que las fuerzas mostradas en las diversas fases lunares y la posición de la luna en el Zodíaco protagonizarán muchos capítulos de este libro, para empezar nos gustaría hablarte del origen y el significado del «reloj lunar».

Al principio fue la observación

Los seres humanos se han esforzado durante siglos en vivir en armonía con los múltiples ritmos y leyes de la naturaleza. Era una forma de asegurarse la supervivencia e indagar las intenciones de los dioses, que se hacían patentes en los fenómenos naturales (en el curso del sol

y la luna, en los rayos y las tormentas, en el ritmo de las estaciones...).
Escuchaban atentamente a la naturaleza y observaban la sintonía de
los elementos, y así fueron descubriendo sus secretos. Su experiencia
directa con los sentidos aguzados, la creencia inamovible en un poder
superior, el ensayo y el error, un saludable sentido común y una relación sensorial –familiar y directa– con el reino de las fuerzas de la
naturaleza... A través de estos caminos descubrieron la regularidad y
el retorno periódico de determinados influjos.

Los seres humanos que habitan en los hielos eternos, los esquimales, viven bajo las condiciones medioambientales más duras que
podamos imaginar. Su lenguaje contiene aproximadamente cuarenta
palabras distintas para describir la nieve y el hielo, pues su observación
les enseñó a distinguir múltiples estados distintos del agua helada.
Solo dos de estos cuarenta tipos de hielo y nieve son apropiados para
la construcción de los iglús, sus cabañas de cazadores. Es innegable
que los indios norteamericanos son capaces de diferenciar muchas
más tonalidades marrones y verdes en los bosques y las praderas que
las personas que viven en las ciudades. Por otra parte, los habitantes
de las ciudades tienen muchas menos dificultades que los esquimales y
los indios para orientarse en una urbe desconocida. La experiencia y la
necesidad aguzan nuestra percepción en todos los ámbitos de la vida.

Además del estado de las cosas, los humanos investigaron la agi-
tada relación recíproca entre la situación y el correspondiente momento de la observación (la hora del día, el día del mes, la estación
del año, la posición del sol, la luna y las estrellas...). Descubrieron que
muchos sucesos naturales (pleamar y bajamar, embarazo, fenómenos
meteorológicos, el comportamiento de los animales y muchas cosas
más) estaban en estrecha correlación con la trayectoria de la luna.

A nuestros antepasados no se les pasó por alto el hecho de que el
resultado y el éxito de gran cantidad de actividades cotidianas y otras
menos cotidianas (cirugías, sangrías, aplicación y efectos de las medi-
cinas, tala de árboles, cocina, comida, cortes de pelo, lavados y muchas
más) dependían de determinados ritmos de la naturaleza. Las operaciones quirúrgicas y la ingesta de remedios resultaban efectivas en

determinados días mientras que en otros eran inútiles o incluso nocivas, y eso independientemente de la dosis y la calidad.

Llegado el sedentarismo, los seres humanos se dieron cuenta de que diversas energías incidían también sobre las plantas y que el conocimiento de estas energías era decisivo para el cultivo eficaz, el mantenimiento y la recolección de las cosechas. Por ejemplo, las hierbas medicinales recolectadas en determinados momentos resultaban mucho más efectivas que si se recogían en otra época. Las cosechas sembradas en ciertos días se desarrollaban mucho más deprisa y eran más resistentes.

En resumen, el resultado y las consecuencias de una acción no solo se basan en habilidades y métodos de trabajo, sino que también es decisivo el *momento* en el que se realiza dicha actividad. Así, un acto adecuado puesto en práctica en un momento erróneo puede frustrar la consecución del éxito previsto.

Numerosas construcciones erigidas por los antiguos egipcios, los griegos, los romanos, los hindúes y los babilonios dan testimonio de la importancia que concedían nuestros predecesores a la observación de los astros y al cálculo exacto de su trayectoria. La observación conjunta, por una parte, de las estaciones del año, del tiempo meteorológico y de la posición de los astros y, por otra parte, de las influencias provechosas o inhibidoras sobre determinados proyectos se aliaban para formar una herramienta muy útil que incluso podría ser utilizada por generaciones venideras.

Era necesario elaborar especificaciones apropiadas y evidentes para las influencias y las regularidades observadas; sobre todo había que desarrollar un sistema claro y válido para siempre y en todas partes y que, además, facilitara la previsión de efectos venideros. Ya que las fuerzas estaban en armonía con las estaciones del año y la trayectoria de los astros, era evidente que había que buscar una especie de calendario que registrara una y otra vez sus impulsos, año tras año.

El sol, la luna y las estrellas, nuestro marco exterior natural, se transforman en las manecillas y la esfera de un reloj celeste. El motivo es evidente: cuando un determinado impulso de energía (favorable, por ejemplo, para la recolección de una hierba medicinal, el tratamiento de un determinado órgano o el almacenamiento de una cosecha) dura cada mes de dos a tres días y en ese intervalo de tiempo la luna siempre pasa por las mismas estrellas, es lógico suponer que estas estrellas dispersas pertenecen a un grupo y se hace necesario darle un nombre a esta «constelación» que describa de forma gráfica la particularidad de su influencia concreta.

Además de otras muchas fuerzas de la naturaleza y sucesos regulares, nuestros antepasados aislaron doce impulsos energéticos de distinta naturaleza y tendencia que se repetían siguiendo el ritmo de la trayectoria del sol y de la luna. Les dieron doce nombres a las constelaciones que el sol (en el transcurso de un año) y la luna (en el transcurso de un mes) atravesaban durante uno de estos impulsos: Aries, Tauro, Géminis, Cáncer, Leo, Virgo, Libra, Escorpio, Sagitario, Capricornio, Acuario y Piscis.

Basándose en la percepción del ahora y en la observación comparativa de las pulsaciones de la naturaleza, el ser humano preparó un reloj estelar con el que podía prever lo que le deparararía el futuro, tanto positivo como negativo, para sus propósitos. Este calendario ayudaba a aliviar en gran parte el terror que provocaban las fuerzas de la naturaleza cuando, aparentemente, no tenían sentido y eran casuales. Muchas de las actividades imprescindibles para la supervivencia podían ser planificadas y llevadas a término con grandes posibilidades de éxito: la cosecha y la siembra, el cultivo y el abonado agrícola, el almacenamiento y, sobre todo, muchas de las medidas terapéuticas de los sanadores.

Numerosos calendarios del pasado se establecían de acuerdo con el curso de la luna, ya que las fuerzas que intervienen en nuestra rutina diaria se basan en las fases y la posición de nuestro satélite en el Zodíaco y tienen mayor importancia que las referidas a la posición del sol. Como ocurre desde hace siglos, actualmente son muchos los días festivos que se adaptan a la posición de la luna: la Pascua se celebra, desde finales del siglo II d. de C., el primer lunes después de la primera luna llena tras el comienzo de la primavera en el hemisferio norte. Y hoy en día numerosos calendarios anuales y agrícolas contienen los signos del Zodíaco por los que cruza la luna en su recorrido.

Olvidos en el torbellino de los tiempos modernos

En el transcurso de pocos siglos los conocimientos sobre las influencias procedentes de la posición de la luna fueron cayendo en el olvido, de tal manera que hoy en día muchos son los que reaccionan con asombro y reserva cuando oyen hablar del tema. Los motivos son variados, pero uno de los más profundos es la aparición, hace ya centenares de años, de un nuevo método radical de observación de la naturaleza que desplazó los conocimientos anteriores al ámbito de las supersticiones.

Hasta esa fecha, y durante milenios, el deseo innato de investigación por parte de nuestros antepasados partía de una idea muy arraigada: nada en la naturaleza, como bien sabían, es resultado de un avance arbitrario ni de una colisión ciega y sin sentido de las fuerzas imperantes. Nada es casualidad. Todos los pueblos sufren épocas de bonanza y decadencia, y se hunden en la oscuridad de la Historia, pero todo ello ocurre con un propósito encaminado hacia un fin, pleno de sentido y significado para el individuo en particular y para la humanidad en su conjunto; todo está guiado por un poder mucho mayor de lo que puede alcanzar nuestra imaginación, que solo está capacitada para juzgar lo material a corto plazo.

Incluso cuando la voluntad divina actuó aparentemente sin piedad y de forma cruel sobre el plano de lo particular, nuestros antepasados jamás dudaron de su existencia. La frase «el Señor lo da, el Señor lo quita» simboliza la aceptación sin condiciones de esta voluntad y la afirmación de que todos los hombres son hijos de una intención. Innumerables generaciones vivieron y actuaron de acuerdo con este conocimiento. Hasta que la humanidad fue obligada a aceptar una nueva visión de la realidad.

Al estudiar la naturaleza, debido al espíritu investigador de los seres humanos, la ciencia —sobre todo la occidental— optó paulatinamente por unos determinados conceptos y métodos rígidos, al tiempo que daba por no válida cualquier otra vía de experimentación. Además constató que gran cantidad de las fuerzas que intervenían en los fenómenos de la naturaleza podían ser observadas por separado, de forma independiente; eso les permitió dominarlas, repetir determinados eventos y predecir con exactitud ciertos resultados.

Y de la noche a la mañana ya no hubo espacio en el universo para una voluntad superior. Los acontecimientos (eso se quería hacer creer al mundo) ocurrirían dentro de un vacío sin sentido ni intención. El universo no era más que una poderosa máquina que funcionaba automáticamente. No había sitio ni para un dios ni para el libre albedrío, ya que el pasado, el presente y el futuro eran solo «líneas de un guion escrito hace mucho tiempo». Tampoco había acontecimientos casuales. Allí donde exclusivamente regían las leyes mecánicas no había que buscar voluntad ni intención. Sin la protección y dirección de una fuerza que se hallaba fuera del automatismo de la vida, el universo acabaría por detenerse, como si fuera un reloj, o bien acabaría por explotar. Y como si fuera una máquina —así afirmaba el nuevo «credo»—, el ser humano sería un producto condicionado por su genética y marcado por el cuño de su pasado. Al mismo tiempo gozaría del derecho a no ser responsable de sí mismo, pues las máquinas carecen de libre albedrío.

Los científicos se consideraron creadores de un nuevo futuro para la humanidad, de un nuevo orden mundial en equilibrio, razonable, sin prejuicios, supersticiones ni credos. Lo que no tuviera que ver con las frías y crueles herramientas de la ciencia, no existía. Además, como «prueba» de su vigencia, la acción de esta ciencia empobrecida podría, y puede, alcanzar impresionantes éxitos, y no solo en la medicina. Todos nosotros entramos en ese juego cuando atendemos a esas convicciones, cuando le damos peso y validez a cualquier palabra que exprese un profesor titulado en química, aun cuando tal palabra sea totalmente absurda y alejada de la realidad. Así, poco a poco, se sintonizó con lo que hoy en día se denomina *ceguera organizativa*:«Lo que no debe ser, no puede ser».

En la parcialidad de su visión del mundo, la ciencia se ha vuelto exagerada y se comporta como el hombre que dice: «Ayer clavé con éxito mi primer clavo. Por lo tanto, con este martillo también debe de ser posible reparar el reloj...». La técnica y la medicina modernas nos prometieron las soluciones más rápidas para todos los problemas cotidianos, pero hasta ahora nos han dejado soñar con la engañosa seguridad de que pueden cumplir esa promesa (si no es hoy, será mañana). Casi de golpe, la observación y consideración de los ritmos naturales y otros muchos acontecimientos regulares resultan superfluas. Sobre todo se creyó que se podía renunciar a la paciencia, una de las facultades más importantes en la relación del ser humano con la naturaleza. El conocimiento de la vida en su totalidad sobrevivía en felices oasis que no se sometían al ritmo general de la industrialización, ni al «progreso», ni a la adoración de la visión del mundo desde un punto de vista científico. Había vida, sobre todo, allí donde había lazos con la naturaleza, observación directa, intuición y fe, que se mantenían inmunes ante las influencias egoístas, los cálculos fríos y los falsos profetas.

Algunos médicos que se dejaron seducir por los rápidos resultados, por los regalos promocionales de la industria química y farmacéutica, estaban convencidos de que podían menospreciar sin problemas los movimientos ondulatorios y la globalidad de la vida. Quien repara máquinas solo debe ocuparse de las piezas independientes y de las de recambio. La rápida supresión de dolores y síntomas y la reparación de partes aisladas del hombre asentaban el éxito de la terapia y permitían cruzarse de brazos. Quien considera la vesícula biliar como la exclusiva fuente de un trastorno e intenta repararla puede caer, junto con el paciente, en la engañosa creencia de haber arreglado una anomalía que nada tiene que ver con la persona a la que pertenece la vesícula. El apoyo a la autoayuda, la prevención y la investigación de las causas, la paciencia y la buena disposición hacia el prójimo, de hombre íntegro a hombre íntegro..., todo esto pasó a un segundo plano durante mucho tiempo. Sin embargo, aún quedan esperanzas. El cambio es inminente: hoy en día nos alegramos de que muchos médicos hayan reconocido las señales, en parte por sí mismos y en parte por la exigencia de pacientes responsables que se han dado cuenta de que no deben darse por satisfechos con el mero hecho de visitar un taller de reparaciones.

Como los sacerdotes, los chamanes y los curanderos de nuestros antepasados, muchos médicos de hoy en día hacen sus reconocimientos partiendo de la idea de que los seres humanos no son máquinas.

De que son mucho más que un sistema de huesos, nervios, músculos y órganos que funcionan con más pena que gloria y se mantienen unidos por el azar de una ciega evolución. De que el cuerpo, la mente y el alma forman una unidad inseparable en sí mismos y con lo demás, con lo que nos rodea (con otros seres humanos, con la naturaleza e incluso con los astros). Se han dado cuenta, paulatinamente, de que una enfermedad se genera cuando, por diversos motivos, el hombre no es capaz de mantener un equilibrio fluido y vivo entre los muchos elementos de la vida: entre la tensión y la relajación, entre el egoísmo y la entrega saludables, entre los ineludibles altibajos del destino. Algunos de ellos incluso saben que la mejor medicina para el ser humano es el amor. La comprensión de esta forma de medicina nos lleva de regreso a los métodos terapéuticos globales, en los que la oración y la meditación, la magia y los contactos sanadores ocupan el mismo lugar que la aplicación de hierbas medicinales. Todo ello integrado, además, con las más modernas técnicas analíticas, intervenciones quirúrgicas y terapias físicas.

Sin embargo, gran parte de los conocimientos terapéuticos de nuestros antepasados no han tenido ninguna acogida en la medicina oficial. Como ejemplo de ello, el efecto de los ritmos lunares es algo que se puede demostrar en cualquier momento, pero no está basado en los métodos científicos actuales. Si nos preguntamos por qué las operaciones de corazón tienen menos probabilidades de éxito cuando la luna está en Leo, aún no obtendremos respuesta; y eso es suficiente para que algunos médicos decidan ignorar por completo esa posible relación.

No solo la ciencia, todos nosotros hemos renunciado alegremente a un buen número de los conocimientos transmitidos; por una parte porque hemos hecho de la comodidad a corto plazo, basada en la razón, la seguridad y los objetivos, nuestro más preciado bien, prescindiendo de la paciencia y de la amplitud de miras. En la desenfrenada agitación de nuestros tiempos nos movemos incesantemente entre las alegrías y las penas del pasado y las esperanzas y los miedos ante el futuro imaginado. El presente, el único lugar en el que transcurre la vida y puede crecer la paz interior, se pierde tras los velos de los nebulosos pensamientos.

Pero, por otra parte, ignoramos lo que fue válido y adecuado durante siglos, y lo hacemos por el motivo más simple que se pueda imaginar: porque nos es totalmente desconocido. Tú mismo puedes ser uno de esos pioneros –bien porque estés interesado en tu propio bienestar o en la salud del prójimo o bien porque ejerces como profesional de la medicina– que quieren recuperar esos conocimientos, despacio, paso a paso, tranquilamente y sin apresurarse. Y nunca es tarde para retornar a las artes antiguas. Aunque a menudo traten de convencerte de que el individuo aislado no tiene ninguna influencia sobre la curación, la plenitud o la recuperación de nuestro entorno, ten en cuenta que cada pensamiento y cada acción cuentan, a pesar de que nos puedan parecer insignificantes. Eres mucho más fuerte de lo que crees.

Un tesoro por desenterrar

Todas las reglas e indicaciones que aparecen en este libro provienen exclusivamente de la experiencia personal y de las propias vivencias (incluidas las reglas con respecto al curso de la luna). La observación minuciosa del ser humano y la naturaleza convirtió a nuestros antepasados en maestros a la hora de elegir el momento idóneo. No habría sido posible obtener este conocimiento y transmitirlo con eficacia si las siguientes generaciones se hubieran limitado a seguir las pautas sin entender su significado ni encontrar la confirmación de esos patrones en el día a día. *Mnemotecnia* sería la mejor palabra para designar estas normas y regularidades ya que las leyes auténticas siempre arraigan en la verdad, en la realidad diaria de la naturaleza y del ser humano o bien, en el caso de principios morales o religiosos, en el camino hacia las verdaderas posibilidades de desarrollo del hombre.

Seguro que muchos otros ritmos y factores influyen en la naturaleza, pero en esta obra nos limitaremos a nuestros propios conocimientos y a nuestra experiencia personal, sobre todo en relación con el potencial que acompaña a las cinco posiciones de la luna:

» Luna nueva.
» Luna creciente.

» Luna llena.
» Luna menguante.
» La posición de la luna en los signos del Zodíaco.

El análisis de las causas debe contentarse con la especulación, la opinión o la convicción, pero ya desde hace bastante tiempo se ha impuesto una terminología uniforme para referirse a las influencias de la luna. Así, por ejemplo, se habla de que «el signo Piscis actúa sobre los pies» o bien «la luna llena influye en lo psíquico». En casi todo este libro hemos optado por las formas de expresión más simples aun cuando no reproduzcan con precisión el auténtico estado de las cosas.

En su órbita de veintiocho días alrededor de la tierra, la luna, que no gira sobre sí misma, solo nos muestra una de sus caras. Cuando se encuentra entre la tierra y el sol, su cara se mantiene totalmente oscura. No se la puede distinguir porque durante el día está muy cercana al sol. Sobre nuestro planeta reina entonces la *luna nueva*.

En esta etapa la luna se mantiene de dos a tres días en el mismo signo zodiacal que el sol. La luna nueva, por ejemplo, en enero siempre se encuentra en Capricornio, en agosto siempre en Leo y así sucesivamente. En los calendarios se suele representar como un disco negro. Domina un corto espacio de tiempo de especial influencia sobre el ser humano, los animales y las plantas. Por ejemplo, quien en este lapso realice un ayuno de un día prevendrá enfermedades, porque la capacidad de desintoxicación del organismo se encuentra en su grado más elevado.

Los impulsos de los días de luna nueva no se perciben tanto como los de los días de luna llena debido a que la nueva orientación de las energías, de luna menguante a luna creciente, no se produce con la misma intensidad que a la inversa.

Solo algunas horas después de llegar la luna nueva, aparece la cara de la luna que mira al sol, que se muestra como una fina hoz, y comienza la *luna creciente* con sus especiales influjos. En el viaje de unos catorce días hasta llegar a la luna llena atraviesa el primer y segundo cuarto de la luna. Todo lo que se le administre al organismo para restablecerlo y fortalecerlo en estas dos semanas será doblemente efectivo. Por otra parte, cuanto más crece la luna, menos favorable pueden resultar las operaciones y los procesos de curación de heridas.

Finalmente la luna concluye la mitad de su viaje alrededor de la tierra, la cara que mira al sol aparece como *luna llena*, como un disco claro y redondo en el cielo. En los calendarios la luna llena se representa la mayoría de las veces como un círculo blanco. Durante las horas que actúa en la tierra ejerce un influjo claramente perceptible sobre seres humanos, animales y plantas. Los sonámbulos se levantan, las heridas sangran más de lo habitual, las hierbas medicinales recogidas en estos días tienen un efecto mucho más intenso, las comisarías de policía refuerzan sus efectivos porque aumentan los actos vandálicos y los accidentes y las comadronas realizan turnos complementarios.

Mientras, la luna continúa su lento avance y su cara oscura crece, ahora de derecha a izquierda: comienza la fase de unos catorce días de *luna menguante* (cuartos tercero y cuarto). Una vez más, nuestros antepasados descubrieron los influjos particulares de este periodo: mayor índice de éxito en las operaciones, aquel que en estos días coma más que de costumbre no engorda tanto como cabría esperar, todo lo que limpia y desintoxica el cuerpo resulta mucho más beneficioso que en luna creciente...

En el viaje de la tierra alrededor del sol a lo largo de un año, el astro rey permanece un mes en cada *signo zodiacal*, los mismos signos zodiacales que recorre la luna en su órbita de veintiocho días alrededor de la tierra, aunque solo se mantenga dos o tres días en cada uno de los signos. La posición de la luna en cada signo zodiacal ejerce influjos específicos sobre nuestro cuerpo y nuestros órganos, como comentaremos más adelante.

En este libro nos gustaría familiarizarte con ritmos especiales: reglas para determinados días del año que son totalmente independientes de la posición lunar. Pertenecen a los asuntos más enigmáticos que se producen entre el cielo y la tierra. ¿Cómo explicar que las uñas se mantienen más sanas y fuertes si las cortamos en viernes? Confiamos en que haya lectores interesados y curiosos que, sin prejuicios, se animen a probar estas leyes singulares. Son tan válidas como otras muchas reglas.

El instante del contacto

Hay una cuestión que interesa a mucha gente: ¿cómo es posible que una acción realizada en un determinado y preciso momento (por ejemplo, en una operación quirúrgica) arroje un resultado positivo, incluso en el caso de trastornos crónicos, y que un tiempo después ese mismo acto debido a una influencia negativa dominante esté sentenciado al fracaso? ¿Puede ser que esa energía negativa anule la positiva? Cuando, por ejemplo, se practica una operación de cirugía plástica poco antes de la luna nueva, el éxito es mucho mayor que si se realiza algunos días después con luna creciente.

La respuesta a esta pregunta puede sonar algo misteriosa, pero en ella se esconde un principio básico del «arte de la sincronización adecuada»: *el instante del contacto es un factor decisivo.*

Contactar, en este contexto, tiene que ver con «establecer contacto, concentrarse, reflexionar, aprovechar la oportunidad». Si, en un determinado momento, establecemos contacto con un objeto o un ser vivo, ya sea con las manos, con herramientas o con la mente, por medio de nuestra voluntad interior y exterior, en ese momento le transmitimos fuerza y energías sutiles. En cada segundo de nuestra vida, el objetivo final, positivo o negativo, que perseguimos con nuestras manos o nuestros pensamientos se hará perceptible de alguna forma en el mundo material, ya sea hoy, mañana o dentro de diez años. Las fuerzas que están marcadas por un momento preciso —las fases lunares y la posición de la luna en el Zodíaco— causan en ocasiones el mismo efecto que un espejo ustorio cuando concentra los rayos del sol: unifican nuestras intenciones y nos permiten conseguir un efecto mayor que si estuviesen dispersas.

Desde el momento en que un médico roza al paciente con el bisturí durante una operación, en el posible resultado de la acción convergen varias energías muy sutiles; la energía de sus pensamientos, de su actitud mental, de su amor hacia el trabajo y el paciente y otras muchas fuerzas, a las que hay que sumar las energías relacionadas con la posición de la luna en ese instante. Lo mismo ocurre cuando un jardinero poda un frutal, en dicha acción también confluyen las fuerzas, positivas o negativas, relacionadas con la posición de la luna; o cuando un masajista toca a sus pacientes; cuando un gato ronronea y te roza la pierna y se lleva las radiaciones negativas; cuando cocinas con cariño pensando en alguien que después se comerá ese plato; cuando una estrella fugaz te recuerda un vivo deseo...

Lo decisivo, a la hora de realizar cualquier contacto, es la intención *interior*, nunca el objetivo exterior, supuesto o simulado. Cuando aparentemente le hago a alguien un regalo desinteresado, pero en mi interior anhelo recibir algo a cambio, seguro que en algún momento, de un modo u otro, se manifestará el egoísmo que me ha movido en esa interacción. Cuando se conmueve a alguien desde el amor, siempre se genera amor. Cuando se conmueve a alguien de manera calculada, tiene lugar un trueque (o puede que ni eso).

Numerosas experiencias inexplicables y contradictorias que se producen en el día a día, en la medicina, en el jardín, en la naturaleza e incluso en el hogar encuentran una explicación concluyente en este hecho y en los influjos rítmicos marcados por la posición de la luna. El principio del contacto también se puede transferir a todas las reglas que queremos mostrarte en las páginas siguientes.

La única herramienta

La única herramienta que necesitarás para seguir lo que vamos a mostrarte en este texto es un calendario anual con las fases lunares y la posición de la luna en el Zodíaco, tal y como se muestra al final de este libro.

Los calendarios lunares son una valiosa ayuda, pero no deben sustituir a las percepciones personales, al instinto ni a la experiencia, sino todo lo contrario: pueden servir como instrumento de ampliación de tu percepción. A partir de esta experiencia crece una fuerza que puede ser de mucha utilidad en todos los ámbitos de la vida.

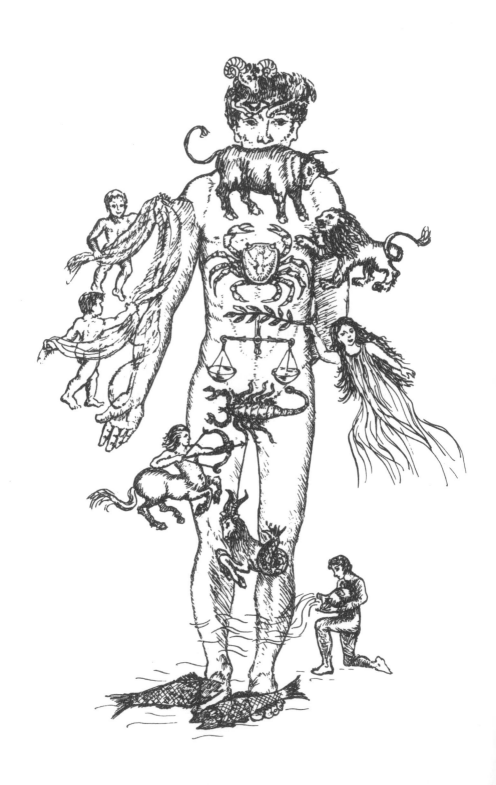

PARTE I

De la cabeza a los pies al ritmo de la luna

Nuestros cuerpos son jardines en los que hacen de jardineros nuestras voluntades. De suerte que si queremos plantar ortigas o sembrar lechugas, criar hisopo y escardar tomillo, proveerlo de un género de hierbas o dividirlo en muchos, para hacerlo estéril merced al ocio o fértil a fuerza de industria, ¡pardiez!, el poder y la autoridad correctiva de esto residen en nuestra voluntad.

WILLIAM SHAKESPEARE, *Otelo*

Muchos lectores tienden a ignorar el prólogo de un libro para no perder el tiempo e ir directamente al grano. Si te has saltado este, nos gustaría pedirte que lo leas con calma. Déjate acompañar a lo largo de todo el libro por la sensación que te haya inspirado. Muchas de las contundentes informaciones e indicaciones que vamos a aportar en las páginas que siguen adquirirán un significado totalmente distinto.

Movimiento en equilibrio

En la naturaleza todo es ritmo, sonido, respiración, luz y vibración. En el universo, todo está en movimiento, nada es fijo, duradero, inamovible. Desde todos los soles hasta la más diminuta célula, todo nace,

crece, madura y muere, pero solo para despertar a la vida con otra forma, con otra luz. También nosotros, los seres humanos.

En este eterno movimiento, en el transcurrir y llegar a ser de todas las cosas, todo está unido a todo. Ni una sola gota de agua cae a la
tierra sin salpicar a un cometa situado a años luz de distancia. Ningún
pensamiento desaparece sin dejar huella: en alguna lejana estrella, o
quizá en tu jardín, haciendo que prospere una flor. ¡Tanto mayor es el
efecto que recibimos del ritmo constante del movimiento de la luna alrededor de nuestro planeta! El viento lunar sopla hasta en el nivel más
profundo de cada célula de nuestro organismo y hace vibrar a todos
los seres vivos. Sentirlo, ser un buen velero sometido a su brisa, puede
ser de gran ayuda para adoptar un estilo de vida saludable, una vida en
armónico equilibrio.

Una «vida en equilibrio» significa no menospreciar *continuamente*
todos los movimientos ondulatorios a los que está sometido nuestro
cuerpo. Significa no nadar constantemente a contracorriente. Significa escuchar con paciencia los ritmos de la naturaleza, de las estaciones del año y del propio cuerpo, aprender a interpretar sus señales y
adaptarse en armonía —como un buen surfista— al subir y bajar de las
olas. Una capacidad nada despreciable si uno desea capear con éxito
las tempestades que la vida le tiene preparadas.

Por otra parte, una vida en equilibrio no significa obedecer ciegamente al viento y las olas y llevar una existencia regida por el minutero
del reloj o el calendario. Regularidad extrema y comodidad, un dis-
currir indolente, monótono y tibio tanto del tiempo como de la vida
es algo que va en contra de la naturaleza. La desobediencia dosificada,
algún que otro exceso vehemente y jovial, las noches de celebración
en cordial compañía o un trabajo estimulante, todo eso es al menos
tan importante para la salud como una rutina ordenada. Cada órgano,
cada ser vivo, necesita de vez en cuando sacudidas espirituales *y* corporales, para avanzar hacia el límite de sus posibilidades de desarrollo,
para abrirse a la globalidad para la que fue pensado.

Nuestro cuerpo, nuestro vehículo para el viaje a través de la vida,
es una verdadera maravilla. Es capaz, durante décadas, de perdonarlo

prácticamente todo: alimentación equivocada, falta de ejercicio, estrés, prejuicios, codicia, alcohol y nicotina en exceso así como falta de atención, durante años, a sus ritmos naturales. Sin embargo, esta fortaleza no solo aporta ventajas. En el caótico conflicto entre el pasado y el futuro, la memoria a corto plazo hace que pasemos por alto pequeñas indisposiciones, trastornos e importantes señales corporales. En ocasiones desaparecen tan deprisa como llegaron o apenas penetran en nuestra conciencia diaria. Con la activa colaboración de medicamentos, mitigamos y eliminamos rápidamente esos pequeños trastornos (una migraña, una extraña tensión en la zona del estómago...). No es fácil permanecer atento a todas las señales de nuestro cuerpo, buscar las verdaderas causas y cambiar los hábitos de vida: la rutina puede llegar a ser tan cómoda y apacible que preferimos el aturdimiento mental y padecer trastornos físicos importantes antes que aprender a aceptar sin condiciones las lecciones del cuerpo y del destino.

Nuestra educación actual –basada en planes de enseñanza antinaturales y falsos conceptos propagados por la ciencia y los medios de comunicación– oculta tanta información vital y está tan llena de conocimientos superficiales que hoy en día estamos más familiarizados con el funcionamiento de los coches y los supermercados que con el funcionamiento de cualquiera de nuestros órganos internos. Ni aprendemos a interpretar adecuadamente las señales de nuestro cuerpo, ni sabemos cómo cuidarlo ni cómo prevenir enfermedades. Tampoco aprendemos a reconocer los ritmos que le afectan, ni a aceptar la enfermedad como mensaje y enseñanza, ni a captar el fatal significado que a veces se esconde detrás de todo ello. Nuestra actitud ante la enfermedad nos hace enfermar.

Y todo eso a pesar de que en los últimos tiempos hemos vivido en Occidente una obcecación desmedida por el *fitness*: estar en forma, mantener la belleza física, moverse en la cresta de la ola, estar siempre a punto... son preceptos obligatorios. En lugar de detenernos para aprender de nuestro propio cuerpo, aquellos ideales se han convertido en una lucha contra la naturaleza: nuestro cuerpo no siempre puede dar lo mejor de sí mismo ni estar en todo momento en su punto álgido. En su bondad y su generosidad, la naturaleza nos obsequia con momentos para recuperar el aliento, regenerarnos y aprender. Hay que tener mucho valor para afrontar los momentos bajos (periodos de debilidad, achaques, fracasos en el trabajo y la vida privada, envejecimiento, reveses de la fortuna, etc.), actuar con la cabeza fría y aceptarlos con tranquilidad sin resistirse, aturdirse ni tomar estimulantes. Debes tener muy presente que este coraje es una decisión personal, un esfuerzo voluntario; adquirirlo con la ayuda de drogas o falsos consuelos es una forma de engañarte a ti mismo.

Prestar atención al cuerpo y darle lo que necesita es una obligación congénita que llega al mundo al mismo tiempo que nosotros. Quien no sea capaz de dedicar al menos treinta minutos al día a las auténticas necesidades de su cuerpo estará más cerca de la enfermedad que de la salud. Esa es la realidad, por dura que pueda sonar.

Sin embargo, la intención de este libro es explicar lo sencillo y agradable que es someterse a los ritmos de la naturaleza, a la amistad con uno mismo, a la humildad frente al carácter efímero de todo cuanto nos rodea. Algunos predican: «¡Ama a tu prójimo!» y luego se comportan hipócritamente con el anhelo de dominar a los seres humanos y omiten añadir: «...como a ti mismo». Ignoran la ley natural que afirma que solo quien es el mejor amigo de sí mismo puede ser amigo de los demás. Y solo puede llamarse amigo el que no pone condiciones, ni a sí mismo ni a su prójimo.

Para comenzar con la exposición de los ritmos de la luna, te remitimos a la tabla siguiente, que te servirá como herramienta. Se trata de un cuadro sinóptico de los diversos impulsos de influencia indicados por la posición de la luna en las distintas constelaciones del Zodíaco: la influencia sobre zonas del cuerpo, propiedad nutritiva, etc. Se han incluido los símbolos de uso más corriente para facilitar la localización y lectura de los signos zodiacales en los diversos calendarios lunares. Fotocopia esta tabla y tenla a mano cuando leas el libro.

Signo	Símbolo	Zona del cuerpo	Sistema de órganos	Elemento	Propiedad nutritiva	Luna menguante	Luna creciente
Aries	♈	Cabeza, cerebro, ojos, nariz	Órganos sensoriales	Fuego	Albúmina/fruta	Abril-octubre	Octubre-abril
Tauro	♉	Laringe, glándula tiroides, dientes, mandíbula, amígdalas, oídos	Circulación sanguínea	Tierra	Sal	Mayo-noviembre	Noviembre-mayo
Géminis	♊	Hombros, brazos, manos, (pulmón)	Sistema glandular	Aire	Grasa	Junio-diciembre	Diciembre-junio
Cáncer	♋	Tórax, pulmones, estómago, hígado, vesícula biliar	Sistema nervioso	Agua	Carbohidratos	Julio-enero	Enero-julio
Leo	♌	Corazón, espalda, diafragma, circulación sanguínea, arterias	Órganos sensoriales	Fuego	Albúmina/fruta	Agosto-febrero	Febrero-agosto
Virgo	♍	Órganos del aparato digestivo, nervios, bazo, páncreas	Circulación sanguínea	Tierra	Sal	Septiembre-marzo	Marzo-septiembre
Libra	♎	Caderas, riñones, vejiga	Sistema glandular	Aire	Grasa	Octubre-abril	Abril-octubre
Escorpio	♏	Órganos sexuales, uréteres	Sistema nervioso	Agua	Carbohidratos	Noviembre-mayo	Mayo-noviembre
Sagitario	♐	Muslos, venas	Órganos sensoriales	Fuego	Albúmina/fruta	Diciembre-junio	Junio-diciembre
Capricornio	♑	Rodillas, huesos, articulaciones, piel	Circulación sanguínea	Tierra	Sal	Enero-julio	Julio-enero
Acuario	♒	Piernas, venas	Sistema glandular	Aire	Grasa	Febrero-agosto	Agosto-febrero
Piscis	♓	Pies, dientes	Sistema nervioso	Agua	Carbohidratos	Marzo-septiembre	Septiembre-marzo

1. De luna llena a luna llena

Con un movimiento circular completo de una luna llena a la siguiente, el satélite de la tierra describe un amplio arco. Los dos impulsos principales son *luna creciente y luna menguante* mientras que las pocas horas de *luna llena y luna nueva* se caracterizan también por unas fuerzas especiales cuyo conocimiento puede sernos de gran utilidad.

La luna menguante

Durante los catorce días que dura el paso de luna llena a nueva, rige sobre el cuerpo una fuerza que favorece determinados propósitos y medidas de prevención y curación, mientras que a la vez esa misma fuerza ejerce una influencia negativa con respecto a otros propósitos y medidas. La regla sería la siguiente: LA LUNA MENGUANTE DESINTOXICA Y LIMPIA, EXUDA Y ESPIRA, FORTALECE Y FAVORECE LA ACCIÓN Y EL GASTO DE ENERGÍA. CUANTO MÁS CERCANA ESTÉ DE LA LUNA NUEVA, MÁS FUERTE SERÁ EL EFECTO DE SU INFLUJO.

Si tienes margen de elección con las fechas, las medidas que tengan como objetivo la *desintoxicación* del cuerpo deben tomarse siempre durante las dos semanas de luna menguante. Una cura de desintoxicación en primavera, por ejemplo con una infusión de ortigas, tiene un efecto preventivo y depurativo muy poderoso que a veces se mantiene durante todo el año; en cambio, la misma medida tomada en luna creciente es poco o nada efectiva. El efecto desintoxicante de la luna menguante se puede observar incluso en la casa: limpiar, lavar y fregar resulta mucho más eficaz y más fácil que si se hace con luna creciente.

En la actualidad, veneramos de tal modo la especialización que hemos perdido la visión de conjunto. Un síntoma de esta pérdida es el error de prohibir a médicos, homeópatas y masajistas ejercer sus actividades en un consultorio colectivo. Quien padezca una sinusitis crónica y acuda al otorrinolaringólogo tiene muchas posibilidades de que el especialista no reconozca la causa en un foco infeccioso dental, por ejemplo una muela purulenta en la mandíbula superior debido a que su radiografía solo llega hasta el borde inferior de la nariz. Numerosas enfermedades, desequilibrios y trastornos, tanto físicos como psíquicos, son solo el síntoma de una intoxicación o contaminación global del cuerpo que tiene su origen en uno o varios puntos del organismo o en el medioambiente. Es casi seguro que la mitad de los internados en hospitales mentales son víctimas de estos envenenamientos y podrían llevar una vida normal si experimentaran una desintoxicación minuciosa.

Todos los médicos, desde el odontólogo hasta el ortopeda, deberían pensar en adoptar medidas desintoxicantes con cualquiera de sus pacientes, al menos como refuerzo de su terapia orientada exclusivamente a una parte del cuerpo. ¿A quién se le ocurriría ponerle a su coche, durante años, aceite nuevo sobre el usado, o eliminar el óxido de la carrocería a base de meter el coche en el túnel de lavado? ¿Para qué me sirve una aspirina si ya me ha entrado en la sangre el mercurio de mis empastes? ¿Cuál es la utilidad de un tranquilizante si el plomo que respiro ya me ha hecho enfermar de los nervios? ¿Qué sentido tiene una psicoterapia si lo que provoca todos mis problemas mentales es vivir en una zona de perturbación energética?

Confía menos en los demás y haz más caso a tu propio olfato y a tu sentido común: desintoxícate, y lo mejor es que lo hagas en luna menguante. En este libro aprenderás recursos y métodos para hacerlo.

Otro aspecto importante de la luna menguante es el hecho de que la probabilidad de éxito en las *operaciones quirúrgicas* es mucho más alta y, además, las fases de recuperación son bastante más cortas. Las heridas no sangran tanto y es menos probable que queden cicatrices, que bloquean el flujo de energía en el cuerpo. Este tema es tan importante que le hemos dedicado un capítulo especial.

El día de luna nueva

En luna nueva la predisposición del cuerpo para la desintoxicación está en su punto álgido. Quien, como norma, realice un *día de ayuno* en luna nueva, hará mucho en pro de la prevención de enfermedades de todo tipo.

Este día es también especialmente bueno para comenzar nuevas acciones o como punto de partida para lanzar por la borda malos hábitos, como por ejemplo el tabaco o el consumo excesivo de café o alcohol. Los síndromes de abstinencia (que incluso pueden ser perceptibles cuando intentas dejar el café) son menos intensos y se reacciona con mucha más tolerancia al llamado «mono»; es un aspecto importante porque es frecuente que la renuncia a ciertos hábitos dañinos, de pensamiento y de conducta resulte crítica.

Si vas a tomar en consideración esta información, debes tener en cuenta que las malas costumbres hay veces que son «malas» solo porque socialmente se ha establecido que lo son. No queremos abogar por que se haga ruido al comer, pero es un buen ejemplo para mostrar cómo un acto importante para el cuerpo puede resultar mediatizado por reglas sociales antinaturales. No se trata de sorber con ruido como si fuéramos cerdos, cuando estamos en público, pero sí a puerta cerrada ya que esta «mala costumbre» tiene un sentido (ver la página 142).

Hay ocasiones en que las malas costumbres son también la expresión externa de energías desorientadas que tan solo requieren de un nuevo objetivo para convertirse en valiosas y útiles para nosotros mismos y, en consecuencia, para nuestros congéneres.

Si lo que quieres es desterrar alguna costumbre, primero debes observarla, tranquila y sosegadamente, desde todos sus ángulos. No debes tener en cuenta la opinión del resto del mundo. Si has tomado la decisión de eliminarla, no te preguntes más el porqué. Elige un día de luna nueva para el comienzo de esa «nueva era». Te ayudará en tus propósitos.

La luna creciente

La luna creciente es el tiempo que corresponde a la regeneración, de la asimilación y la guía. LA LUNA CRE- CIENTE GUÍA, PLANIFICA, ACOGE, ESTRUCTURA, INSPIRA, ALMA- CENA ENERGÍA, REPONE FUERZAS Y FAVORECE LA RECUPERACIÓN. CUANTO MÁS CERCA ESTÉ DE LA LUNA LLENA, MÁS INTENSO SERÁ EL EFECTO.

Cualquier tratamiento o actividad que realices con el objetivo de vigorizar y fortalecer tu organismo tendrá efectos mucho más positivos y evidentes si lo haces durante las dos semanas de luna creciente. El organismo está mucho más preparado para asimilar; ahora también adelgazas de forma más rápida aunque comas la misma cantidad. Sin embargo, debes tener en cuenta que los recursos y métodos reconstituyentes y fortalecedores tienen mucho más éxito si previamente se ha procedido a desintoxicar el cuerpo. De lo contrario sería como echar «aceite nuevo sobre el ya usado».

Todos los síntomas carenciales se superan mucho mejor en luna creciente que en la fase menguante. Los minerales y las vitaminas se absorben con mucha más facilidad. Los preparados de magnesio, calcio y hierro actúan con mayor eficacia. Puede que tú mismo, o tu médico, os hayáis dado cuenta de que en luna creciente los parámetros de tus análisis de sangre (composición, velocidad de sedimentación, etc.) pueden variar mucho. La buena absorción de preparados de hierro es especialmente importante para las mujeres embarazadas; durante esta luna hay que ser muy cuidadoso con la dosificación de los medicamentos.

La retención de líquidos es más frecuente en luna creciente y es complicado eliminarlos a base de diuréticos. Todos los envenenamientos, desde la picadura de una avispa hasta la intoxicación por setas, tienen en esta época un efecto mucho más violento (en luna menguante puede que una infusión depurativa baste para mantener bajo control intoxicaciones leves, y nuestra propia saliva puede servir para olvidarnos de una picadura de avispa). Como contrapartida, durante la luna creciente el cuerpo asimila mucho mejor todo tipo de pomadas y un-güentos curativos.

Cuanto más cerca se encuentre la luna llena, menos asegurado estará el éxito en las operaciones y en los procesos posoperatorios; además, se formarán más cicatrices en la zona intervenida.

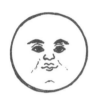

El día de luna llena

Hacer ayuno durante el día de luna llena es beneficioso debido precisamente a que el cuerpo absorbe muy bien todas las sustancias, incluso la gran cantidad de aditivos artificiales que suelen aparecer en nuestra alimentación. En este día el agua se acumula mucho más deprisa en nuestro organismo y provoca el reblandecimiento del tejido conjuntivo. Sin embargo, es la fase menos recomendable para los procesos posoperatorios ya que las heridas sangran con mayor profusión.

La experiencia con las secuelas de las vacunas aconseja evitar vacunaciones durante los tres días previos a la luna llena, y sobre todo en ese preciso día. Es importante también, durante algunos días, tratar a los niños vacunados como si estuvieran conval eciendo de una enfermedad: no deben realizar grandes esfuerzos, ni deportivos ni de otro tipo, ni andar descalzos, etc.

Las fases de la luna en la vida cotidiana

Estos serían, a grandes rasgos, los efectos básicos de las fases lunares. Ahora ya dispones de una base de información que te puede servir de gran ayuda para tu futuro desarrollo, tanto físico como mental. La medicina moderna podría dar un gran paso adelante si conociera, y reconociera, la influencia de las fases lunares.

Sin embargo, basta con que *tú* des ese paso: si, poco a poco, eres capaz de captar el efecto de las dos grandes fases lunares, podrás establecer un ritmo armónico en tu vida cotidiana. Es así de sencillo: desintoxicar en luna menguante, fortalecer en luna creciente. Ahora bien, no debes limitarte a aceptar ciegamente lo que aparece en esta obra: observa, investiga, analiza, reconoce y comprueba estos influjos por ti mismo. ¿Te has dado cuenta, por ejemplo, de que en luna menguante sudas mucho más después de un baño caliente? En la época en que vivimos resulta muy complicado adaptar la rutina diaria a estos ritmos. Casi todos los procedimientos, rituales y hábitos, tanto en la vida privada como en la laboral, no tienen en cuenta los impulsos marcados por la naturaleza. En ocasiones cedemos a la presión y asumimos que estamos obligados a ignorar y pasar por alto las señales, el instinto y el sentido común.

Ahora bien, al menos puedes hacer una cosa para comenzar: todos los trabajos pesados y rutinarios así como los *hobbies* que hayamos convertido en obligaciones (a eso nos lleva la estresante mentalidad de hoy en día) que no estén sometidos a un plazo de entrega fijo ve pasándolos a la fase de luna menguante. Pero no de manera inmediata. Lentamente, poco a poco y observando el efecto de esta acción, puesto que no hay nada más convincente que la propia percepción. Cuando descubras lo natural y satisfactorio que es no tener que reprimir las propias fuerzas en luna menguante y observes que en luna creciente tienes que frenarlas, reunirlas, prepararte y planificar, te acabarás preguntando cómo has podido vivir durante tanto tiempo sin aplicar este conocimiento y cómo no te habías dado cuenta antes.

Nuestro cuerpo reacciona cuando lo obligamos a ignorar *constantemente* sus ritmos y necesidades naturales. Al principio quizá no lo notes tanto —cuando somos jóvenes, eliminamos los efectos negativos como si fueran gotas de agua, o con la ayuda de una aspirina— pero poco a poco se van acumulando esos pequeños impulsos hasta desembocar en un serio trastorno. Por ese motivo, queremos insistir una vez más en que este libro no es una panacea ni contiene ninguna receta de efecto inmediato. Los efectos de ignorar los ritmos naturales no aparecen de la noche a la mañana y tardan en mostrarse, y lo mismo ocurre con los efectos positivos que surgen de vivir en armonía con estos ritmos. Si todos los días nos tomamos unos minutos para pensar en las actividades cotidianas que podemos realizar en concordancia con los ritmos lunares, seguro que encontraremos soluciones. Y no en el sentido de obligaciones, sino como resultado de una observación que nos indicará la acción adecuada, sin tener que hacer ningún derroche de energía.

2. Viaje a través del cuerpo

También los dos o tres días de permanencia de la luna en cada uno de los doce signos del Zodíaco van acompañados de diversas fuerzas que actúan sobre todo el mundo vivo. Su influencia sobre las plantas, los animales y los seres humanos es evidente, sobre todo los efectos sobre el cuerpo y la salud. Algunas personas pueden incluso notar físicamente la fase de transición entre dos signos del Zodíaco, como por ejemplo una ligera presión en la cabeza cuando la luna entra en el signo de Aries, que influye sobre la región de la cabeza, o un calambre en el dedo gordo del pie cuando la luna se encuentra en Piscis.

En la antigüedad, los sanadores conocían la conexión existente entre la posición de la luna y el curso de las enfermedades, un hecho que en raras ocasiones se ha tomado en cuenta en la historia de la medicina. Hipócrates, el mentor de todos los médicos, ya conocía el influjo de la luna y se mostraba categórico con sus alumnos: «Aquel que practique la medicina sin tener en cuenta los movimientos de las estrellas es un loco» y «Nunca hay que operar la zona del cuerpo que esté regida por el signo del Zodíaco que la luna recorre en ese momento».

En la tabla de la página 33 encontrarás los órganos y zonas del cuerpo asociados a cada signo del Zodíaco. Por regla general se habla de que cada signo «rige» determinadas zonas corporales. Este dominio sobre distintas zonas del cuerpo llega tan lejos que un embrión en el seno materno se va desarrollando en etapas guiadas por la posición de la luna: la cabeza cuando la luna está en Aries, el cuello cuando está en Tauro, los brazos y las manos en Géminis y así sucesivamente hasta completar unas diez órbitas lunares a través del Zodíaco.

Los sanadores de la antigüedad actuaban teniendo en cuenta la posición de la luna en el Zodíaco, de acuerdo con los siguientes principios básicos:

> » Todo lo que se haga por el bienestar de cualquier región corporal u órgano que esté regido por el signo que la luna recorre en ese momento será doblemente efectivo, con la única excepción de las operaciones quirúrgicas.
> Ejemplo: sesión de reflexología podal con la luna en Piscis.
> » Todo lo que suponga un esfuerzo o genere molestias en los órganos y zonas corporales que estén regidos por el signo que la luna recorre en ese momento será doblemente perjudicial.
> Ejemplo: exceso de frío en la región del cuello con la luna en Tauro.
> Las operaciones quirúrgicas en esta zona deben evitarse en estos días. Las operaciones de urgencia se rigen por leyes superiores.
> » Si la luna está creciendo cuando recorre el signo, todas las medidas que se adopten para la administración de sustancias reconstituyentes con el objetivo de fortalecer las zonas corporales regidas por dicho signo serán mucho más eficaces que si se adoptaran en luna menguante.
> Si está menguando, todas las medidas que se adopten para la depuración y desintoxicación de la zona pertinente resultarán mucho más eficaces que si se adoptaran en luna creciente.
> No es tan importante la forma de terapia (medicamentos, masajes, gimnasia, hidroterapia, etc.) como la intención última que se persiga.

La siguiente observación es especialmente interesante: si se combina el conocimiento de las zonas del cuerpo regidas por cada signo del Zodíaco con los datos de la tabla anterior en lo referente a la órbita anual de los signos del Zodíaco en la luna y a la regularidad con que se produce, la deducción lógica es que las medidas tomadas para la curación de determinados órganos y zonas del cuerpo tienen efectos muy distintos en los dos semestres del año; se trata de una afirmación corroborada por numerosas experiencias.

Por ejemplo, las medidas para desintoxicar el hígado (órgano que se rige por el signo de Cáncer) muestran mejores resultados en los meses de julio a enero (Cáncer está siempre en luna menguante) que si se realizan en el primer semestre del año.

Así pues, cada signo del Zodíaco pone a nuestra disposición unas determinadas fuerzas de apoyo para la eliminación de sustancias nocivas durante un semestre, mientras que durante el otro nos ofrece apoyo para la administración de sustancias reconstituyentes. Esta relación resulta de los registros realizados en distintos momentos en que las aplicaciones eran especialmente útiles comparadas con aquellas que solo tenían un efecto positivo. Del mismo modo, se tomó nota de las ocasiones en que un medicamento era más eficaz si se administraba en una fase lunar favorable o en un signo del Zodíaco adecuado, mientras que no surtía el mismo efecto en otros momentos. Después de años de observación se llegó a la conclusión de que determinados tratamientos tenían un resultado mejor y más rápido en otoño que en primavera y a la inversa. Cuando se ha comprendido el ritmo, el mismo principio se puede aplicar a otras partes del cuerpo y a cualquier órgano.

La hoja de ruta

El principio, el punto de partida y el efecto de las fuerzas determinadas por la posición de la luna en el Zodíaco son bastante complicados de describir, pero queremos mostrarte la herramienta más completa que nos sea posible para que saques el máximo beneficio del calendario lunar. Junto al análisis de las fuerzas de actuación de los signos del Zodíaco, también queremos enseñarte cómo tratar con métodos naturales una gran cantidad de trastornos. Antes, nos gustaría mostrarte la hoja de ruta para el viaje a través de todo el cuerpo, la estructura interna de los apartados dedicados a cada signo del Zodíaco.

La invitación

Las enfermedades o los trastornos físicos son, en muchas ocasiones, el eco, la consecuencia, el síntoma externo de una actitud mental, una constante sucesión de pensamientos recurrentes, de deseos contradictorios, de expectativas o de ideas fijas. Por lo tanto, la enfermedad es un humo visible que se eleva desde el fuego invisible del mundo de las ideas. Los pensamientos son las malas hierbas de las que brota una actitud vital negativa.

«Me tiene agarrado por el cuello», «me ha sentado como una patada en el estómago» o «no te hagas mala sangre» son expresiones coloquiales que demuestran que todos nosotros conocemos bien la conexión entre los pensamientos y las dolencias corporales, entre las emociones y la enfermedad (independientemente del tiempo que la medicina oficial necesite para asumir esta certeza y actuar en consecuencia).

Las úlceras de estómago, junto con muchos otros trastornos (asma, reúma, etc.) son consideradas predominantemente como «enfermedades hereditarias». Y esto no siempre es correcto, por lo menos no en el sentido de que haya una predisposición genética a padecerlas. La ciencia dirige su atención a los genes porque necesita fondos para investigar y las investigaciones las llevan a cabo individuos que quieren ignorar que el 95% de todas las enfermedades que supuestamente son genéticas se transmiten no por vía física, sino por una *tendencia* psíquico-mental. Muchos pacientes aceptan agradecidos el juicio de la medicina tradicional ya que de esa forma no tienen que enfrentarse a las verdaderas causas. La verdad es que la mayoría de las veces lo que se transmite de padres a hijos son los hábitos, prejuicios y formas de pensar que conducen a la enfermedad, no los genes que la provocan.

Si nuestra seguridad interna no se pierde entre los velos del autoengaño, crece en nosotros una conciencia que nos lleva a una nítida deducción: los trastornos físicos y las enfermedades casi siempre son obra nuestra. Nosotros somos los responsables del estado de nuestro cuerpo, nosotros y nadie más.

Es inevitable que esta toma de conciencia, este reconocimiento de las verdaderas causas de nuestros problemas nos provoque miedo y sentimiento de culpa. Con frecuencia, retrocedemos asustados ante esta evidencia e incluso nos defendemos vehementemente contra ella.

Nosotros partimos de la base de que lo que te exponemos en esta obra puede alentarte a desear sinceramente mantenerte sano o curarte si fuera el caso. Y por eso, dado que deseamos permanecer fieles a nuestras intenciones, debemos recordarte la relación que existe entre el cuerpo, la enfermedad y la salud, la mente y el alma.

Un ejemplo entre muchos: llevas semanas enamorado de alguien pero has sido incapaz de decírselo. Puede que no hayas encontrado el momento idóneo, quizá eres demasiado tímido o por cualquier otro motivo, el hecho es que no eres capaz de mostrarle tu amor. Un día llegas cansado a casa, te palpitan las sienes y piensas: «Dos pastillas, una ducha y a la cama. De aquí no me muevo ni por todo el oro del mundo». Suena el teléfono. Es tu amor secreto y te invita a bailar.

¿Qué pasa entonces, en esa décima de segundo, con el cansancio y el dolor de cabeza?

Con este ejemplo queremos ayudarte a ver con claridad la relación que estamos exponiendo.

Cuando recorres el lento proceso del conocimiento, la mala conciencia y la culpabilidad son lastres que debes soltar. Deshazte de ellos con toda tranquilidad. Obviamente no es plato de gusto asimilar el hecho de que el hoyo en el que has caído lo has cavado tú mismo: quien durante años ha vivido encerrado en una jaula y de repente un día se da cuenta de que siempre ha llevado las llaves en el bolsillo del pantalón puede que sea demasiado orgulloso para abrir la puerta. Sin embargo, cuando lo haya pensado dos veces, no tendrá más remedio que celebrarlo. Solo la vida fuera de la jaula y planificada por uno mismo merece recibir el nombre de *vida*.

Los sentimientos de culpa son el resultado de una educación que fomenta la hipocresía y que está basada en falsos conceptos morales sobre el bien y el mal, lo que nos convierte en individuos controlables y manipulables. Es también el resultado de una educación enfocada hacia la comodidad: es más fácil aceptar que las enfermedades provocadas por bacterias y virus y los accidentes son algo así como designios divinos, casi un sorteo de lotería. Si la enfermedad está causada por algo externo, se puede luchar contra ella, contra esos intrusos que vienen del exterior. Sin embargo, quien tenga el coraje de reconocer que la enfermedad es obra suya abandonará esa lucha, porque sabe perfectamente que pelea contra sí mismo.

Ten el valor de mirarte al espejo y no engañarte. Siempre tienes la opción de revelarle *a otra* persona tu yo más íntimo, tus percepciones y tu intuición (pero no es necesario gritar orgulloso: «¡Jefe, imagínese, yo mismo he provocado mi úlcera de estómago!» Así pues, el núcleo de la cuestión es el siguiente: engañarse a uno mismo es el camino más seguro para convertir la posibilidad de estar sano en un objetivo totalmente inalcanzable. Si la enfermedad te ofrece la posibilidad de abandonar tu responsabilidad, si te resulta más beneficiosa que la salud debido al alivio que supone el escapismo, no sigas leyendo. Sería una pérdida de tiempo. Más vale que le regales este libro a alguien que se quiera a sí mismo.

Y para dejar bien claras estas interrelaciones, hablaremos de los pensamientos y actitudes que te pueden hacer enfermar; se trata de *invitaciones mentales,* más o menos ocultas, que haces a la enfermedad. Si llevamos estos pensamientos a la conciencia y somos capaces de reconocer la estrecha relación entre dichos pensamientos y los trastornos físicos, habremos puesto en marcha el proceso curativo.

Medidas de prevención, fortalecimiento y apoyo

Como ya se ha mencionado antes, las medidas preventivas, desintoxicantes y fortalecedoras son el doble de efectivas si se aplican en los órganos de la zona regida por el signo zodiacal que la luna recorre en ese momento.

Además de estas influencias hablaremos de la *cualidad del día:* ¿nunca te has preguntado por qué, con la misma temperatura exterior, la misma presión atmosférica y la misma humedad, una excursión puede experimentarse de formas totalmente distintas? Hay ocasiones en que, aunque el cielo esté cubierto, echamos mano de las gafas de sol. Luego, de repente, te sientas tan a gusto sobre una piedra o te tumbas en la hierba, mientras que otras veces ni se te ocurre tocar el suelo porque de alguna manera te resulta desagradable.

La solución del misterio puede estar en la cualidad del día, sobre todo en las características relacionadas con el correspondiente signo zodiacal que rija en ese momento, y cuyo conocimiento puede resultar de mucha ayuda para la prevención de enfermedades. Se habla de *días cálidos* cuando la luna se encuentra en los signos de *Aries, Leo y Sagitario*.

En muchas ocasiones son los mejores días para salir de excursión, son días de temperatura agradable aunque el cielo esté encapotado. No te sorprendas si tienes más sed de lo habitual. Los días cálidos tienen un efecto deshidratante, especialmente los dos o tres días regidos por Leo, el signo más seco del Zodíaco. En Leo existe más probabilidad de que estallen fuertes tormentas, que si tienen lugar después de largos periodos de sequía pueden acarrear graves consecuencias (¡granizo!).

Dominan los *días de luz y de aire* cuando la luna está en *Géminis, Libra y Acuario*. En este tiempo, el mundo vegetal puede asimilar más luz de lo habitual; sobre nosotros, los humanos, estos días provocan un efecto agradable, fresco, amable. Quien tenga los ojos sensibles, sin embargo, puede sentirse algo incómodo en tales días; necesitará protegerse con gafas de sol, debido a que, aun con el cielo nublado, la luminosidad es muy penetrante.

Los *días fríos o días de tierra* se dan cuando la luna está en *Tauro, Virgo y Capricornio*. Si sales de excursión, lleva mantas y algo de ropa de abrigo, incluso cuando el termómetro exterior marque temperaturas elevadas. En especial cuando el sol se esconde tras las nubes, la tierra se enfría y es mayor el peligro de contraer resfriados y cistitis.

Los *días de agua* son los que coinciden con la luna en Cáncer, Escorpio y Piscis. No permiten que la tierra se seque por completo y existe mayor tendencia a las precipitaciones. Si estás pensando en hacer alguna actividad al aire libre, no salgas de casa sin una manta ni olvides llevar chubasquero o paraguas. Ahora bien, los cambios bruscos de tiempo se dan sobre todo con la luna nueva y la luna llena, y en Géminis y Sagitario.

Ayuda para la curación

A continuación te presentamos algunos métodos que sirven para canalizar los ritmos lunares y que puedes aplicar por tu cuenta o con la ayuda de tu médico de confianza, para neutralizar el caldo de cultivo en el que prosperan determinadas enfermedades. En cuanto a la utilización de hierbas medicinales; en la siguiente parte encontrarás indicaciones más concretas sobre el momento idóneo de recolección y sobre su preparación.

También abordaremos algunos aspectos de la *cromoterapia*. Cualquiera medianamente observador (de sí mismo y de su entorno) sabe que los colores y sus patrones, así como la armonía cromática, ejercen un gran efecto sobre nuestro equilibrio psíquico y, por ende, sobre nuestro bienestar físico. Sin embargo, pocos conocen la eficacia del uso terapéutico de la luz y el color (por ejemplo, la acupuntura cromática). Después de realizar nuestro viaje a través del cuerpo, cuando abordemos las diversas formas de terapia hablaremos con más detenimiento del *efecto del uso de determinados colores* (en la ropa, en los alimentos, etc.) —entendiendo por colores los colores *puros*, nada de mezclas o tonos pastel—.

A la hora de describir los distintos signos del Zodíaco, indicaremos los colores que corresponden a cada uno de ellos. Por ejemplo, el rojo está vinculado a Escorpio (órganos sexuales, uréteres). Puedes utilizar toda esta información cromática para visualizar esas zonas del cuerpo envueltas en luz roja, o para llevar una prenda de ropa con el color correspondiente.

Cuando se te recomiende un color «medicina» como apoyo en un tratamiento, deberás tener en cuenta el color de tu indumentaria, sobre todo, y a ser posible, en la zona corporal afectada. Es indiferente que la prenda con el color adecuado esté en contacto directo con el cuerpo (como por ejemplo la ropa interior) o que te la pongas sobre una prenda de otro tono. Si esa tonalidad la llevas pegada a la piel, su efecto será mucho más intenso, pero la irradiación de color que reciben los ojos también resulta favorable para el trastorno que se desea tratar.

En el caso de enfermedades en general, es recomendable usar el blanco para sábanas, camisones y pijamas; de esa forma el cuerpo puede absorber sin impedimentos las vibraciones curativas que le llegan del exterior. El negro, en cambio, sería un color tóxico porque rechaza tales vibraciones.

Cuatro importantes advertencias antes de comenzar el viaje:

» Puede que a la hora de leer las siguientes páginas eches de menos alguna enfermedad o trastorno físico que en este momento te afecte a ti o a alguien de tu entorno. No tenemos la intención de redactar un diccionario médico; además, en ocasiones este tipo de textos no aportan una información exhaustiva. De todas formas, si aplicas a tu caso particular todo lo aprendido hasta ahora así como las numerosas reglas básicas que expondremos a continuación para enseñarte a mantenerte sano o sanar, tendrás recursos suficientes para hacer lo más adecuado: eliminar el caldo de cultivo del que se nutrió el problema, desintoxicar el cuerpo y fortalecer el sistema inmunitario. En la mayoría de los casos, esto sirve para allanar el camino hacia la mejoría y la curación.

» Casi todos los remedios naturales tienen como consecuencia una crisis curativa, un agravamiento inicial: el trastorno y los dolores empeoran tras la aplicación de determinados remedios, masajes u otras medidas (en especial tras las aplicaciones homeopáticas o el masaje de reflexología podal). Algunos médicos y naturópatas olvidan explicar este hecho y muchos de sus pacientes reaccionan con miedo o desconfianza e incluso buscan otro profesional que «sepa lo que hace». No te desanimes: ese aparente empeoramiento es una buena señal, el cuerpo está reaccionando porque la terapia está en marcha y será eficaz más adelante.

» La transición entre dos signos del Zodíaco es suave. Por ejemplo cuando la influencia de Aries se va acercando a su final, ya se empieza a notar la influencia del siguiente signo, Tauro. En las primeras horas, la energía de Tauro resuena junto a la energía de Aries. El cambio de fuerzas se puede determinar matemáticamente en un determinado minuto, tal y como aparece en algunos calendarios lunares; sin embargo, para ti es mucho más importante saber que el signo anterior todavía tendrá, durante cierto tiempo, una influencia sobre el siguiente y que en ocasiones las fuerzas se superponen; es un dato importante sobre todo para la elección de fecha para una operación (ver más adelante).

» Al leer este libro nunca debes olvidar que tú eres un ser libre y con autonomía. Nosotros no damos ni órdenes ni instrucciones, no nos jactamos de estar en posesión de la verdad respecto a lo que te ayuda y lo que te puede dañar. Considera la información y las advertencias y consejos contenidas en este libro simplemente como un material de apoyo para tu propia experiencia. Y busca un médico realmente interesado en el ser humano, uno que no se ría con arrogancia de lo que se afirma en estas páginas. ¡Seguro que hay alguno a tu alrededor! Junto a él serás capaz de encontrar el mejor camino para superar, juntos, una situación complicada, un trastorno doloroso o una enfermedad (con o sin la ayuda de los conocimientos que aparecen en este libro). La última palabra la tienes tú. No nosotros.

EN POCAS PALABRAS: SOBRE LOS RIESGOS Y POSIBLES EFECTOS SECUNDARIOS DERIVADOS DE ESTE LIBRO, CONSULTA CON TU SENTIDO COMÚN.

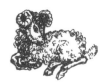

Luna en Aries: de la coronilla a la nariz

Las fuerzas de Aries influyen en la zona de la cabeza, hasta por debajo de la nariz. Muchas personas sienten la transición de Piscis a Aries con una intensidad parecida al cambio de fuerzas en la luna llena. Las fuerzas se desprenden del melancólico signo de agua Piscis (con influencia sobre la zona de los pies) y cambian al signo de fuego Aries, seco y en ocasiones obstinado, que influye de nuevo en la parte superior, en la región de la cabeza.

> » Lo que puedas hacer en beneficio de tu cabeza, de la zona de los ojos y la región de la nariz (ya sea preventivo o curativo) resultará doblemente efectivo durante los dos o tres días de Aries, con excepción de las intervenciones quirúrgicas.
>
> » Todo lo que suponga un sobresfuerzo para la cabeza, los ojos y la región de la nariz resultará mucho más dañino en los días de Aries que en cualquier otro día.
>
> » Si tienes que elegir fecha para una operación relacionada con la cabeza, la zona de los ojos o la nariz, evita los días de Aries, sobre todo entre el 20 de marzo y el 20 de abril; elige para la intervención el periodo de luna menguante.

Qué flota en el aire en Aries: los días de Aries son días de calor y fuego, sus cualidades son calor y sequedad y su color va desde el azul índigo al blanco azulado. En verano estos días son los más adecuados para salir de excursión y pasar un buen rato sentado en el suelo sin que haya peligro de sufrir un resfriado.

Las hierbas medicinales indicadas para aliviar dolores de cabeza, molestias en los ojos (hierba eufrasia) y problemas en la nariz y en los senos frontales y paranasales (flores de heno) son más efectivas si se recogen durante los días de Aries. En el caso de trastornos reiterativos hay que prestar especial atención al momento de recolección de las hierbas. Debe hacerse en luna creciente poco antes de la luna llena, dejarlas secar y no almacenarlas hasta *después* de la luna llena; no es necesario que Aries rija esos días.

La aparición con mayor frecuencia de dolores de cabeza y migrañas se debe a la excesiva e impaciente energía de Aries, que se concentra en la zona frontal. A veces, en los días previos, se pueden haber descuidado algunas obligaciones y, por eso, justamente hoy uno querría «darse de cabeza contra las paredes».

Dolores de cabeza/migrañas

Invitación mental a los dolores de cabeza: «Me estalla la cabeza», «No paro de darle vueltas a la cabeza», «Se me ha metido entre ceja y ceja»...

Un remedio eficaz contra esta tormenta de pensamientos tan dañinos para la salud es permitirse sentir realmente esa sensación de que la cabeza va a estallar, en lugar de reprimirla o luchar contra ella. De ese modo tomarás conciencia —y lo asumirás— de que el día no tiene más que veinticuatro horas, que tú no te puedes dividir en cuatro, que los nervios y las prisas siempre vienen de dentro, nunca de fuera. Obsérvate a ti mismo y durante los días de Aries intenta mantenerte libre del estrés y la presión. Y si no te es posible, deja que ocurra lo que tenga que ocurrir. Pase lo que pase, no te preocupes, no perderás la cabeza.

Lo que puedes hacer: a menudo, una leve intoxicación, ya sea mental o física, es la responsable de los dolores de cabeza. También determinadas combinaciones de alimentos pueden provocar migrañas: si, por ejemplo, tomas productos integrales y cafeína o mezclas queso con uvas, es posible que no los digieras bien. El efecto se hace perceptible tanto en el cuerpo como en el estado de ánimo, la propensión a tener dolores de cabeza y migrañas es más elevada y a largo plazo se puede desencadenar agresividad e impaciencia. A pesar de que las consecuencias pueden ser graves, son muchos los que no les dan la menor importancia a estas combinaciones, quizá porque la relación entre causa y efecto apenas se conoce.

Una buena medida para prevenir las migrañas en los días de Aries es beber *mucha agua* e intentar reducir lo más posible el café, el chocolate, el azúcar y la clara de huevo (los posibles desencadenantes de las migrañas). No obstante, este consejo, como otros muchos, solo es de utilidad si has aprendido a confiar en tus propias señales corporales. Aquel que domina el lenguaje de su propio cuerpo podrá formarse una imagen clara de lo que le daña o le beneficia. Para un mismo trastorno existen miles de buenos y bienintencionados consejos, miles de medicamentos, infusiones y ungüentos que te pueden ayudar. Pero si te escuchas a ti mismo, un solo remedio de entre todos ellos bastará, e incluso puede que no necesites ninguno. Depende de cada individuo, no de la estadísticas ni de lo que ocurre en «la mayoría de los casos». Para ello necesitas tu intuición, no basta con la opinión del entorno. Un buen consejo para quienes sufren enfermedades crónicas es que contemplen sus achaques como una oportunidad para aprender en lugar de dejarse caer pasivamente en manos de la medicina. Si un médico te da a entender que tu disposición participativa y abierta en lo referente a tu enfermedad le resulta incómoda, lo mejor que puedes hacer es desaparecer de su consulta inmediatamente. Búscate un médico verdadero, un médico que se interese realmente por todo lo que concierne al ser humano.

Con una actitud adecuada se pueden prevenir los dolores de cabeza típicos de los días de Aries y obtener mucho mejores resultados que los que conseguiría un escéptico que bebe litros de agua mientras piensa lleno de dudas: «Veamos si es cierto que esto ayuda». Y no le servirá de nada. Este remedio le ha sido útil a mucha gente, pero al fin y al cabo no es más que una sugerencia y no se puede generalizar.

En principio, los días de Aries no son ni malos ni buenos para la zona de la cabeza. Depende de lo que se tenga que hacer durante esos días. Quien deba realizar un esfuerzo mental, por ejemplo, dar una conferencia sin tener experiencia, no debe asombrarse si al final de la jornada tiene la sensación de que el tamaño y el peso de su cabeza se han duplicado. En los días de Aries da muy buenos resultados aplicar compresas sobre los ojos irritados y cansados. Observa atentamente lo que te aportan estos días, cómo los organizas y que pensamientos acuden a tu mente con cierta regularidad.

Hemorragias nasales

Invitación mental a las hemorragias nasales: «Si al menos alguien se fijara en mí...», «Nadie me quiere», «Nadie me valora»...

El antídoto es amarse a uno mismo y no depender de las opiniones del resto. Muchas veces, buscando el amor, caemos en relaciones que tienen más que ver con transacciones comerciales que con el amor verdadero. La convicción de que «solo seré aceptado cuando sea bueno» lleva a la dependencia y a la servidumbre. Solo aquel que vive como piensa y siente tiene la posibilidad de encontrar una persona que lo acepte tal y como es.

Lo que puedes hacer: las hemorragias nasales son más frecuentes en los niños. A menudo es porque están algo débiles o fatigados, o porque no se sienten queridos. A veces es suficiente con un programa diario muy apretado, tan cargado de actividades que les provoca estrés. Casi siempre basta con tomar una infusión de la hierba bolsa de pastor o con ponerse una compresa fría en la nuca. Sin embargo, en caso de hemorragias reiteradas se debe comprobar que no subyazca una enfermedad (hipertensión, anemia). Unas venas nasales frágiles también podrían ser la causa del problema.

Ronquidos

Invitación mental a los ronquidos: «No voy a ceder», «Lo que antes era correcto hoy no puede estar equivocado», «Tal y como veo yo las cosas, debería verlas cualquiera»...

El antídoto consiste en comprender que todo cambia continuamente, que lo único seguro es el cambio y que hay que entregarse con toda confianza a la corriente de la transformación. Nuestra naturaleza no es echar raíces y permanecer, nuestra naturaleza es la transformación constante. Algunos nunca se sienten satisfechos, precisamente porque todo pasa, y hasta sienten envidia de los que experimentan una infantil alegría por la vida y por las cosas sencillas. Estos individuos solo temen tres cosas: su afán de aferrarse a todo lo bello y destrozarlo, después a perderlo y por último al consecuente dolor que acarrea esa pérdida. Quien, por el contrario, no se aferra a nada otorga libertad y paz a todos los seres vivos y tiene la capacidad de alegrarse por todo.

Lo que puedes hacer: casi todas las personas que roncan de manera habitual no duermen en un lugar adecuado (ver la página 289). A menudo basta con modificar la orientación de la cama para suavizar los ronquidos o incluso acabar con ellos. Inhalar polvo de arcilla también resulta eficaz.

El viejo remedio casero de atarse un nudo a la espalda para que te despiertes en caso de darte la vuelta y ponerte bocarriba tiene muchos más inconvenientes que ventajas. ¿Qué es menos saludable a la larga, los ronquidos o un sueño interrumpido constantemente?

Pólipos

Invitación mental a los pólipos: «No soporto la tensión permanente que hay entre nosotros», «Lo mejor es distanciarme y no cruzarme en el camino de nadie»...

Los pólipos nasales son frecuentes en niños que crecen en hogares cargados de tensión y respiran sentimientos muy negativos que no llegan a expresarse. No basta con simular que el niño ha sido deseado y bienvenido cuando en realidad ni lo fue ni lo es. El amor auténtico no se puede comprar en una juguetería.

Lo que puedes hacer: los pólipos nasales deben ser operados solo en luna menguante y nunca en los días de Aries o de Tauro porque en estos casos el éxito sería solo pasajero y los pólipos volverían. A veces, un desplazamiento de la cuarta vértebra ejerce una presión indeseada sobre determinados nervios, y eso provoca que los pólipos crezcan a mayor velocidad. En esos casos, un quiropráctico especializado puede solucionar el problema.

Catarros/gripe

Invitación mental al catarro: «Me acaba de estornudar, seguro que me lo ha pegado», «Cada invierno me acatarro», «¡Estoy hasta las narices!», «¡No puedo más!», «Me ha dolido mucho lo que me ha dicho»...

Este torbellino de pensamientos es un buen caldo de cultivo para el resfriado y la gripe. Cualquier forma de debilidad a la hora de tomar una decisión así como el falso orgullo también *invocan* a los catarros. Cuando le das muchas vueltas a algo antes de decidirte, cuando necesitas sopesar todos los factores, entras en un bucle interminable. Es imposible considerar todas y cada una de las circunstancias que rodean a una decisión; no confiar en el propio olfato convierte la toma de decisiones en un tormento.

Lo que puedes hacer: a modo de prevención, siempre que tengas estos pensamientos, cuando estés calzado trata de colocar los dedos de los pies como si quisieras agarrar algo con ellos. Esto ejerce una presión fuerte, a veces algo dolorosa, sobre determinados puntos de las yemas de los dedos. Esta presión estimula el flujo de energía que recorre el cuerpo, lo que tiene un efecto muy favorable frente a resfriados incipientes. El color rojo en la ropa (medias, prendas interiores y exteriores...) es muy apropiado para aquellos que sufren escalofríos crónicos y se resfrían con frecuencia (¡pero no para los estados febriles!).

Aunque es una práctica popular y generalizada, tomar limón, la mayoría de las veces, no sirve de nada, debido a que las frutas que se venden en los comercios habituales y que han sido recolectadas más de dos días antes ya han perdido todas sus propiedades preventivas y curativas. No existen riesgos de contagio en caso de epidemias de gripe o resfriados; no enfermas porque te lo hayan contagiado, sino que te contagiarás porque ya estás «enfermo». Dicho con otras palabras, porque tu sistema inmunitario ya está debilitado. Por regla general, el fortalecimiento del sistema inmunitario es la prevención más efectiva contra la gripe y los resfriados. También puede servir de ayuda una sangría: contra la fiebre, el vigésimo sexto día después de la luna nueva; para el fortalecimiento general, el duodécimo, decimoctavo y vigésimo primero después de la luna nueva (¡cuenta correctamente! Ver la página 105).

Problemas en los senos nasales

Invitación mental a los problemas en los senos nasales (estos trastornos con frecuencia son el síntoma físico de una aversión no expresada hacia algún allegado): «¡Sencillamente no lo soporto!»...

Soluciones hay muchas, pero no podemos recomendar una en concreto. ¿Te serviría de algo que te dijéramos: «Aprende a amar»? El amor no se puede forzar. Eres tú quien debe encarar la situación y mirarla de frente. ¿En qué te está defraudando esa persona? ¿Qué condiciones debería cumplir para que la vieras con mejores ojos? ¿Qué sucedería si renunciaras a tus expectativas y condiciones?

Lo que puedes hacer: los problemas crónicos de senos paranasales y frontales pueden deberse a una mala ubicación de la cabecera de la cama en la que duerme habitualmente la persona afectada (ver la página 289). El origen también podría estar en un foco infeccioso no manifestado en el séptimo diente de la mandíbula superior o inferior. Un tratamiento odontológico a fondo puede resultar muy útil.

Las inflamaciones crónicas suelen ser consecuencia de la mala costumbre de salir a la calle con el pelo mojado (sobre todo cuando somos jóvenes). Al menos en invierno nunca deberíamos salir a la calle con la cabeza húmeda.

Los problemas en los senos nasales también pueden terminar por aparecer, como otros numerosos trastornos físicos, a causa del desplazamiento de una vértebra (la segunda cervical); un quiropráctico experimentado podría arreglar el trastorno.

Problemas oculares

Invitación mental a los problemas oculares: «He perdido de vista mi objetivo vital y siento miedo ante el futuro» (miopía), «No me atrevo a mirar», «Lo cercano y lo cotidiano no me interesan, el presente no tiene mucho que ofrecerme» (hipermetropía), «Me indigna lo que veo» (ojos secos)...

Como antídoto, debe mirarse el presente tal como es –increíblemente bello, incomprensiblemente terrorífico y a veces ambas cosas a la vez– y reconocerse el futuro como una idea que solo se hará realidad si yo la acepto en mi pensamiento (tanto para bien como para mal).

Lo que puedes hacer: la gimnasia ocular y los ejercicios visuales que aparecen en numerosos libros pueden servir de ayuda en cuanto a prevención, también en el caso de vista cansada o, incluso cuando ya se llevan gafas. Con frecuencia utilizar gafas lo que hace es consolidar una debilidad que podría eliminarse con solo realizar los correspondientes ejercicios y tener la capacidad de enfrentarse a la realidad.

Un antiguo remedio muy eficaz para la vista cansada consiste en humedecer con tu propia saliva los párpados cerrados. Debes hacerlo por las mañanas y en ayunas. Masticar dos granos de pimienta en ayunas

hace desaparecer en poco tiempo las bolsas de debajo de los ojos (sa-
cos lagrimales).

Los problemas de visión a menudo son síntomas concomitantes
de un desplazamiento vertebral (segunda vértebra). Un quiropráctico
puede solucionarlo.

Conjuntivitis/orzuelos

Invitación mental a la conjuntivitis y los orzuelos: «Estoy furioso y decep-
cionado con todo lo que veo, pero me siento incapaz de modificarlo»...

La ira y la decepción son algo que nos provocamos nosotros mismos. Nadie más es responsable, y su magnitud depende de la magnitud de nuestras propias expectativas, independientemente de que
tuviéramos motivos de peso para alimentarlas.

Lo que puedes hacer: las conjuntivitis son, a veces, síntoma de insuficiencia renal. En los días de Aries debes beber bastante, sobre todo
agua (más información en la página 82).

A veces el polvo, un golpe o el frío pueden provocar pequeños daños en la conjuntiva. Unos baños oculares con una infusión ¡templada!
de hierba eufrasia pueden acabar rápidamente con el problema. Si no
dispones de esa hierba, también te sirve el agua del grifo templada (¡no
es necesario hervirla!). Estos baños son muy eficaces en luna menguante y en los días de Aries, sobre todo cuando la eufrasia se ha recogido
en luna creciente o bien en días de Aries. Los baños de manzanilla no
son apropiados ya que la curación es pasajera y en ocasiones se producen efectos secundarios indeseados. Sin embargo, la manzanilla es una
hierba curativa muy efectiva en el caso de inflamaciones de otro tipo.

Estas indicaciones son también válidas para los orzuelos, así como
para las inflamaciones, sean o no purulentas, de las glándulas sebáceas
de las pestañas.

Inflamación de la córnea (queratitis)

Invitación mental a la inflamación de la córnea: «¡Nunca había estado
tan enfadado!», «Este lío me pone de los nervios», «No me aclaro entre tantas contradicciones»...

La capacidad de sentir una profunda alegría tiene un elevado precio: tener la capacidad de sentir también una profunda tristeza. Ambas capacidades proceden de la misma fuente: tu intuición.

Lo que puedes hacer: la carencia de vitamina A puede producir graves inflamaciones en la córnea. Hay que administrar suficiente vitamina A, en especial cuando domina la luna creciente; así se suelen mitigar los trastornos. Sin embargo, tan pronto observes una modificación en tu córnea, ¡ve inmediatamente al médico!

La vitamina A es liposoluble y está contenida en las partes verdes de las plantas, en las raíces de colores vivos (zanahorias) y en las grasas animales de tono amarillento (mantequilla, yema de huevo). Si solo quieres cubrir esta carencia a base de verdura, deberás añadirle un chorrito de aceite; de lo contrario, tu cuerpo no podrá absorber la vitamina o lo hará con dificultad. La vitamina A afecta a la capacidad visual, a la córnea y a la retina así como a toda la piel (de ahí la coloración amarillenta que se adquiere en caso de sobredosis de vitamina A) y a las mucosas.

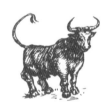

Luna en Tauro: mandíbula y cuello

La entrada de la luna en el signo zodiacal de Tauro afecta a la zona del cuerpo correspondiente a los maxilares y el cuello. A esta región pertenecen los dientes y la mandíbula, los oídos, la laringe y los órganos fonadores, el cuello, la nuca y la no menos importante glándula tiroides.

>   » Cualquier tratamiento (preventivo o curativo) que apliques a esa zona durante los dos o tres días de Tauro resultará doblemente beneficioso, con excepción de las operaciones quirúrgicas.

>   » Todo lo que suponga un esfuerzo extra para la zona del cuello en los días de Tauro tendrá consecuencias mucho peores que en cualquier otro día del ciclo, por ejemplo, forzar las cuerdas vocales.

» Si tienes prevista una operación en la zona del cuello y puedes decidir la fecha, evita los días de Tauro y los que transcirren del 20 de abril al 21 de mayo y además elige uno del periodo de luna menguante.

Qué flota en el aire en Tauro: a quien, en otras circunstancias, no se preocuparía por su seguridad material podría ocurrírsele, de repente, en los días de Tauro que su vida necesita imperiosamente una base material más sólida. Los pensamientos y las reacciones son más flemáticos, resulta más sencillo ser perseverante.

Tauro es un signo de tierra, son días fríos, es un signo «realista» en cierto sentido muy conectado a la tierra y su color es un azul intenso. En Tauro, es aconsejable salir de casa más abrigado de lo que parece recomendar el termómetro. En estos días una corriente de aire en la zona del cuello puede bastar para padecer tortícolis. Por otra parte, los masajes en la zona del cuello, la nuca y los hombros son especialmente recomendables (y de agradecer) en los días de Tauro.

Aunque la faringitis y los resfriados en realidad no son contagiosos, en primavera y otoño parece que hubiera una epidemia; son muchos los que hablan con voz ronca y llevan pañuelos enrollados al cuello. La *culpa* es precisamente de Tauro. Esto no significa que durante esos periodos haya que tener forzosamente dolor de garganta pero, sin duda, se dan las condiciones para que la posibilidad aumente.

Si no tienes experiencia, pronunciar una conferencia en días de Tauro puede ser una auténtica tortura y es muy probable que acabes con una fuerte ronquera. Pero tranquilo, una sencilla infusión puede resultar muy eficaz para aliviar afonías y amigdalitis. Lo mismo ocurre con otros remedios y medicamentos contra la faringitis, que son especialmente efectivos en estos días.

Protege tus oídos en los fríos días de Tauro, ya que son mucho más sensibles ante las corrientes de aire y el ruido. Unas gotas de aceite de hierba de san Juan ayudan a prevenir, sobre todo si las flores utilizadas para la preparación del aceite han sido recogidas en días de luz (Géminis, Libra o Acuario) o en luna creciente.

Dolores de garganta/amigdalitis

Invitación mental a las inflamaciones de garganta y la amigdalitis: «Tendría mucho que decir pero no me atrevo», «Tengo miedo de expresarme en voz alta y las palabras se quedan en mi garganta»...

En nuestros días nos cuesta expresar verbalmente lo que sentimos, ya sea afecto, tristeza o indignación. Esto se debe al temor a no ser comprendidos y a la necesidad de ser aceptados; la neurosis nos convence de que es arriesgado expresarse con sinceridad. Sin embargo, debes arriesgarte, aunque no debes olvidar la moderación. Es mejor caer nueve veces en un malentendido y que te escuchen una sola vez de forma franca y objetiva que callar diez veces por miedo y desconfianza.

Lo que puedes hacer: existen miles de remedios para terminar con los problemas de garganta. Cada uno de ellos puede ayudar si lo utilizas de forma adecuada. Uno de los más efectivos es evitar la censura constante, tanto de pensamiento como de palabra.

¡Nunca permitas que te operen de amígdalas en los días de Aries o Tauro! Se pueden dar complicaciones graves. Los dolores de garganta, la rigidez en la nuca y la tortícolis a menudo pueden tener su origen en el desplazamiento de la quinta o sexta vértebras cervicales.

Dolor e inflamación de oídos

Invitación mental a los problemas de oídos: «No me gusta nada lo que tengo que escuchar, es demasiado doloroso», «Aunque lo que me dice mi voz interior es correcto, no quiero reconocerlo, y menos aún actuar en consecuencia»...

Los niños suelen padecer problemas de oídos por no tener aún bien desarrollada su capacidad para escuchar la realidad. Una vez que aprenden a ahogar su voz interior ya no tienen que ir tanto al otorrinolaringólogo. Pero ¡a qué precio!

Lo que puedes hacer: en caso de otitis, suele ser de gran utilidad aplicar sobre los oídos unos saquitos húmedos y calientes de flor de heno. También son muy eficaces las compresas templadas de manzanilla y sentirás un gran alivio si te echas una gota de aceite de hipérico en cada oído, en especial en los días de Tauro.

Hipertiroidismo

Invitación mental al hipertiroidismo: «Me han ignorado durante toda mi vida», «Una cosa he aprendido: para ser algo en este mundo, hay que prestar algún servicio», «Solo reconozco mi valor si *otros* dan por buenos mis esfuerzos», «No tengo ninguna confianza en mi juicio. Y así siempre ando al retortero, ya sea para cumplir o para huir de las críticas»...

Un secreto que no todo el mundo conoce: es imposible complacer a todo el mundo. Por lo tanto, compórtate de tal manera que te sientas satisfecho contigo mismo. Solo debes rendirle cuentas a nuestro verdadero *jefe*. Y este es mucho más indulgente que cualquier otro que haya en la tierra. Tienes derecho a no comulgar con todo lo que te ofrezcan.

Lo que puedes hacer: si la glándula tiroides segrega demasiadas hormonas en la sangre, surgen episodios nerviosos, intranquilidad, taquicardias, sudores, trastornos del sueño y diarreas. Si no te sometes a un tratamiento adecuado, pueden sobrevenir verdaderos estados de agotamiento. Puede ser de gran ayuda tomar una infusión depurativa con la luna en fase menguante, entre las tres y las siete de la tarde (ver la página 141). Después, en luna creciente, puedes tomar diariamente una taza de cocimiento de ortigas.

Evita comer carne fibrosa siempre que te sea posible. Los alimentos crudos serían una medida muy efectiva, pues los alimentos básicos vegetarianos ayudan a regular el funcionamiento de la glándula tiroides. La séptima vértebra cervical incide sobre la tiroides. Los desplazamientos en esta zona pueden agravar la disfunción tiroidea.

Hipotiroidismo

Invitación mental al hipotiroidismo: «Me falta algo», «Hasta ahora, nadie se ha ocupado de mí ni me ha aceptado tal como soy», «Si esto sigue así, abandono. Estoy abrumado»...

El mejor antídoto consiste en aceptarte tal y como eres. Sin un pero, sin autoflagelaciones. El atractivo que ganarás con esta actitud atraerá automáticamente a las personas de tu entorno que también hayan tomado dicha actitud. Solo quien se acepta incondicionalmente a sí mismo puede ver a los demás tal y como son y aceptarlos.

Lo que puedes hacer: todas las medidas encaminadas a tratar el hipotiroidismo, ya sean compresas, infusiones depurativas o fármacos, deben tomarse en luna menguante. Si tomas medicamentos que exigen regularidad, obviamente no puedes tener en cuenta las fases de la luna. Es recomendable una alimentación vegetariana integral. Por otra parte, todas las variedades de col y la harina blanca molida fina fomentan el bocio. En la tabla de la página 202 puedes consultar las hierbas más apropiadas para los problemas tiroideos.

Problemas dentales

Invitación mental a los problemas dentales, desde las carieshasta los tratamientos de la raíz, pasando por la inflamación de las encías (gingivitis): «Sencillamente no me puedo decidir», «Tantas alternativas y tan poco tiempo... Y una vez que me decido, dudo de que sea lo adecuado»...

Las decisiones son como flechas lanzadas al aire. Nada en el mundo puede traerlas de vuelta. Una vez que vuela la flecha, no queda sino bajar el arco y esperar tranquilamente las consecuencias de la decisión. Si la flecha acierta, perfecto. Si no da en el blanco, también perfecto. El arco espera la siguiente flecha y no merece la pena angustiarse.

Lo que puedes hacer: mucho, tanto que a partir de la página 150 le hemos dedicado todo un apartado.

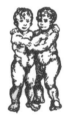

Luna en Géminis: hombros, brazos y manos

El impulso de Géminis sobre el cuerpo afecta a los hombros, los brazos y las manos y, en parte, también a la función pulmonar.

» TODO LO QUE PUEDAS HACER EN BENEFICIO DE LA ZONA DE LOS HOMBROS, BRAZOS Y MANOS (YA SEA PREVENTIVO O CURATIVO) RESULTARÁ DOBLEMENTE EFECTIVO DURANTE LOS DÍAS DE GÉMINIS, CON EXCEPCIÓN DE LAS OPERACIONES QUIRÚRGICAS.

» TODO LO QUE SUPONGA UNA SOBRECARGA O UN SOBRESFUERZO PARA LOS HOMBROS, BRAZOS Y MANOS EN LOS DÍAS DE GÉMINIS TENDRÁ CONSECUENCIAS MUCHO PEORES QUE EN OTROS DÍAS.

» Si tienes prevista una operación en la zona de los hombros, brazos y manos, y puedes decidir fecha, evita los días de Géminis y el periodo de tiempo que transcurre del 21 de mayo al 21 de junio; elige para estas intervenciones una fecha en luna menguante.

Qué flota en el aire en Géminis: la energía de los días de Géminis es vital, activa, se mueve a saltitos como un niño. La estabilidad y la perseverancia no son su fuerte. La línea de pensamiento se desvía constantemente a causa de la curiosidad y no deja piedra sobre piedra. La característica principal de estos días es el aire claro y limpio, e incluso con el cielo cubierto, la luz a veces resulta cegadora. El color es azul claro.

Los días de Géminis son muy adecuados para aliviar dolencias en la cintura escapular (zona de los hombros): los masajes y la gimnasia orientada pueden obrar milagros. Unas agujetas posteriores serían una buena señal, pues indicarían que el cuerpo se está ocupando de su desintoxicación. Las dolencias reumáticas en la zona de los hombros responden especialmente bien a los ungüentos adecuados, siempre que estos se hayan preparado con hierbas recogidas en días de Géminis o Tauro y con luna creciente. Por el contrario, ir poco abrigados con tiempo fresco o viajar en coche con exceso de refrigeración puede agravar las dolencias.

Los afectados por el reúma a veces se sienten doloridos en los días de Géminis; a menudo la causa está en los constantes cambios de tiempo que se producen en este signo zodiacal. Puesto que los pulmones también resultan afectados, puede ser muy útil realizar en estos días ejercicios metódicos de respiración.

Problemas en los hombros

Invitación mental a los problemas en los hombros: «No puedo soportar esta carga, no puedo con esto», «En ocasiones tengo la sensación de que todo el peso del mundo recae sobre mis hombros»...

Querer aguantar el peso del mundo en ocasiones es producto de cierta arrogancia velada. También puede ser miedo a la proximidad de otras personas, que surge de la responsabilidad compartida y del esfuerzo conjunto. La soledad es más fácil de llevar que la vulnerabilidad resultante de relaciones abiertas y francas. ¡Pero cuando reunimos el valor para abrirnos a los demás, es una bendición encontrarnos con personas que nos aceptan como somos y que además intentan ayudarnos! Y tales personas existen.

Lo que puedes hacer: la fisioterapia (masajes, medidas quiroprácticas, baños, etc.) es especialmente efectiva en luna menguante en los días de Géminis. Los dolores en la zona de los hombros suelen desaparecer cuando un buen especialista trata el meridiano del intestino grueso.

Reúma

Invitación mental a los trastornos reumáticos: «¿Para qué me mato a trabajar?», «Si nadie me quiere, ¿por qué voy a dar nada de mí?», «La vida tiene un sabor realmente amargo»...

Si para dar esperamos a recibir, si toda prestación exige una contraprestación, las relaciones interpersonales serán relaciones comerciales pero no amor o amistad. Quien crea que ha nacido con el derecho, y la garantía, de satisfacer sus expectativas abandonará el mundo sin haber encontrado jamás un juez indulgente que le haya concedido este derecho sin restricciones. Quien nada espera lo recibe todo.

Lo que puedes hacer: para combatir las dolencias reumáticas de todo tipo es necesario realizar en primer lugar una desintoxicación corporal. Para ello existen una gran cantidad de posibilidades, por ejemplo tomar una infusión de ortigas en luna menguante entre las tres y las siete de la tarde, a modo de cura de primavera (ver la página 141).

Antiguamente, cuando abundaban los helechos, para combatir los dolores reumáticos se revestían completamente las camas con sus hojas. Los helechos se extendían entre dos sábanas cosidas que se colocaban debajo de los pacientes. Si el enfermo sufría calambres nocturnos, se rellenaban las almohadas con licopodio, un tipo de helecho. Hoy en día, los helechos y los licopodios son especies protegidas en algunas regiones, pero siempre se pueden comprar en tiendas especializadas y surten el mismo efecto.

El vigésimo tercer día después de la luna nueva (¡cuenta correctamente! Ver la página 105) es ideal para practicar sangrías contra las dolencias reumáticas. Ahora bien, esas dolencias pueden deberse a focos infecciosos en los dientes o a desviaciones de la columna en la zona de la duodécima vértebra dorsal. Debes tener en cuenta todos estos factores.

Manos «frías»

Invitación mental a los trastornos circulatorios de las manos: «Es un asunto tan espinoso que prefiero no tocarlo», «Sé que debo enfrentarme a ello, pero no creo que pueda»...

Mientras nuestro mundo esté construido sobre la hipocresía y la comodidad, siempre nos pillaremos los dedos. Siempre habrá alguien que nos critique, ya que quienes tienen el coraje de abordar un problema suelen resultar incómodos a aquellos que prefieren negarlo. Las manos frías se calientan a base de frotarlas.

Lo que puedes hacer: acomete todo aquello que siempre quisiste acometer y de esa forma tu circulación se pondrá en marcha. ¡Ningún precio es demasiado alto! Una sangría realizada en el duodécimo, decimoctavo o vigésimo primer día después de la luna nueva (¡cuenta correctamente! Ver la página 105) le hará bien a todo el cuerpo, y por tanto también a la circulación.

Luna en Cáncer: de los pulmones a la vesícula biliar

La energía dominante en los días de Cáncer tiene efectos sobre el tórax, los pulmones, el estómago, el hígado y la vesícula biliar. Con frecuencia hace que aparezca cierto desasosiego en nuestro estado general debido a que el mundo emocional (como ocurre en todos los signos de agua) gana en profundidad y peso. A veces uno descubre de repente lo que hasta ese momento había estado oculto bajo llave, y el suelo comienza a moverse bajo sus pies...

» TODO LO QUE PUEDAS HACER EN BENEFICIO DEL TÓRAX, LOS PULMONES, EL ESTÓMAGO, EL HÍGADO Y LA VESÍCULA BILIAR (YA SEA

PREVENTIVO O CURATIVO) RESULTARÁ DOBLEMENTE EFECTIVO DU-
RANTE LOS DÍAS DE CÁNCER, CON EXCEPCIÓN DE LAS OPERACIONES
QUIRÚRGICAS.

» CUALQUIER MOLESTIA O SOBRECARGA EN EL TÓRAX, LOS PULMONES,
EL ESTÓMAGO, EL HÍGADO Y LA VESÍCULA BILIAR DURANTE LOS DÍAS
DE CÁNCER RESULTARÁ MUCHO MÁS DAÑINA QUE EN EL RESTO DE
LOS DÍAS.

» SI TIENES PREVISTA UNA OPERACIÓN QUIRÚRGICA EN EL TÓRAX, LOS
PULMONES, EL ESTÓMAGO, EL HÍGADO O LA VESÍCULA BILIAR, Y PUEDES
ELEGIR FECHA, EVITA LOS DÍAS DE CÁNCER Y EL PERIODO DE TIEMPO
QUE TRANSCURRE DEL 21 DE JUNIO AL 22 DE JULIO; ELIGE PARA LA
INTERVENCIÓN UNA FECHA EN LUNA MENGUANTE.

Qué flota en el aire en Cáncer: los días de Cáncer son húmedos y frescos, el color es el verde. Quien sufra de reúma, en estos días (¡tampoco
en los de Escorpio o Piscis!) no deberá orear la ropa de la cama en el
alféizar de la ventana o en el balcón. La humedad lo impregna todo, y
eso puede resultar desfavorable para la enfermedad.

Si pasamos una mala noche durante los días de Cáncer, es probable que al día siguiente despertemos con los párpados hinchados y totalmente agotados. El hígado tiene dificultades para realizar su trabajo
y no puede recuperarse bien. Quien tenga delicados el hígado y la vesícula biliar, los pulmones o el tórax puede utilizar los días de Cáncer
para hacer algo bueno por sus órganos. El estómago también se puede
resentir durante estos días (gases, ardor), por lo que se recomiendan las
comidas ligeras.

De julio a enero, los días de Cáncer coinciden siempre con la luna
menguante; después pasan todo un semestre en luna creciente. Recuerda que en la fase menguante hay que depurarse y en la creciente
suministrar los mejores remedios. Los tratamientos para la curación y
desintoxicación del estómago y el hígado tienen mayores posibilidades
de éxito entre verano e invierno que entre invierno y verano (hablamos
del hemisferio norte; en el sur sería a la inversa).

Bronquitis

Invitación mental a la bronquitis: «Tengo miedo a decir lo que realmente pienso», «Eso podría levantar mucha polvareda y causar más problemas de los que ya hay»...

¿Quieres decirle algo a alguien a la cara? Hazlo. Más vale una vez colorado que ciento amarillo.

Lo que puedes hacer: un remedio casero de eficacia probada son las compresas de grasa de tocino ligeramente caliente. Hay que extender sobre la tela una capa no demasiado gruesa y aplicar la compresa por las noches sobre la zona hasta que remitan la bronquitis o la tos. Hay que tirar la primera compresa a la basura y hervir el resto de ellas después de su uso. También ideal para este objetivo es la pomada de caléndula (para su preparación, ver la página 204). Es eficaz incluso en casos de bronquitis crónica, aguda.

Asma bronquial

Invitación mental al asma: «El ambiente es irrespirable, me ahogo», «Me quieren acorralar, pero yo me defiendo», «Hasta que esto no se aclare, no podré respirar tranquilo»...

No aceptes nunca el papel de víctima en la vida. Quien se hace la víctima acaba siendo un juguete de su entorno, de los intereses de los demás. Cada individuo es responsable de *su* propia vida y tiene derecho a vivirla a su manera. No eres una víctima a menos que decidas serlo. Haz tuyo el siguiente proverbio sufí:«Considérate desafortunado únicamente si empiezas a fabricar ataúdes y la gente deja de morir».

Lo que puedes hacer: en caso de asma bronquial, el lugar donde duermes puede ser un factor determinante, hasta el punto de desencadenar o incluso intensificar las molestias. Hay métodos muy eficaces para limpiar la carga energética de cualquier estancia de tu vivienda o de tu lugar de trabajo (ver la página 267) y los trastornos respiratorios a menudo están relacionados con la calidad del aire que respiramos. Aparte de ocuparse del espacio y los ambientes, para la mayoría de los problemas pulmonares resulta muy efectivo realizar una sangría el vigésimo cuarto día después de la luna nueva.

Ardor de estómago

Invitación mental al ardor de estómago: «Tengo miedo»...

El miedo es tu peor enemigo, pero lo puedes manejar. El miedo está en la mente y tú debes ser el amo de tu mente. Si cuando miras un mosquito a través de una lupa se convierte en un dragón enorme devorador de humanos, ¿para qué andar por ahí con una lupa delante de los ojos?

Lo que puedes hacer: la arcilla es un buen remedio contra el ardor de estómago. Las patatas rojas crudas, ralladas y exprimidas, sirven como preventivo. Añade tres cucharadas de ese caldo de patata a tu comida habitual.

Otros antídotos son las manzanas crudas y la infusión de manzanilla tomada a pequeños sorbos. En algunos casos si la molestia estomacal es recurrente, puede tener que ver con un desplazamiento de la sexta vértebra dorsal.

Gastritis/úlcera gástrica

Invitación mental a la gastritis: «Todo esto es difícil de digerir», «No doy abasto», «No soy lo bastante bueno»...

Debes tener paciencia contigo mismo. El perfeccionismo es una enfermedad mortal. Intentar ser siempre el mejor bloquea las fuerzas que se necesitan para dar entrada a lo nuevo, para examinar y aceptar con tranquilidad los constantes vaivenes de la vida. El miedo a desprenderse de lo antiguo hace pasar por alto las oportunidades y perderse la alegría que trae consigo un nuevo comienzo.

Lo que puedes hacer: un cambio de alimentación es básico en casi todos los casos. Durante algún tiempo, limítate a comer alimentos vegetales. Un buen remedio preventivo consiste en rallar patatas crudas con su piel y beber el líquido resultante antes de cada comida. Sabe muy mal, pero resulta notablemente eficaz.

En el caso de pesadez o dolores de estómago de origen nervioso, sin que haya causas orgánicas, ponte en manos de un especialista en cromoterapia; va muy bien tratar la parte externa de las rodillas con el color rojo.

Problemas de hígado y vesícula biliar

Invitación mental a los problemas de hígado y vesícula biliar: «Me ataca al hígado», «Son los demás los que están equivocados, no yo», «Si ha salido mal, es culpa suya; yo no tengo nada que reprocharme», «¿Dónde puedo protestar?», «Estoy amargado y no me extraña» (problemas de hígado), «¡No me pueden hacer esto a mí!», «¿Con quién se creen que están hablando?» (cálculos en la vesícula biliar)...

El falso orgullo es una de las enfermedades más voraces de la civilización. ¿Antídoto? Asumir el hecho de que todos somos mortales. Nada surte mejor efecto. Nada nos proporciona una alegría de vivir más auténtica y ni nos aporta mayor gratitud, amistad y amor.

Lo que puedes hacer: la gran variedad de trastornos del hígado y la vesícula biliar hacen imposible cualquier generalización. Sin embargo, guardar cama es siempre una buena medida e incluso una condición indispensable para sanar. El hígado y la vesícula biliar se regeneran mejor después de la medianoche (ver la página 243).

Una cura de sueño es totalmente inútil si duermes de día y por la noche te mantienes activo. Para reforzar el proceso curativo es necesario aplicar compresas calientes o muy calientes sobre la región del hígado y la vesícula. Prepara unos saquitos calientes de flores de heno y aplícatelos durante unas dos horas. Si tuvieras la posibilidad de pasar la noche en un almiar de heno, sería la terapia complementaria perfecta.

Las curas con hierbas estimulantes para la vesícula biliar (ver la tabla de la página 202) deben llevarse a cabo en dos ciclos lunares completos, es decir, deben durar dos meses enteros, ¡nunca más tiempo! Lo ideal sería que dentro de esos dos meses se incluyera el período comprendido entre el 21 de junio y el 22 de julio. El color amarillo puede resultar terapéutico para las afecciones hepáticas. También puede ser de gran ayuda visitar a un buen quiropráctico ya que el desplazamiento de la cuarta o quinta vértebra dorsal podría ser la causa subyacente.

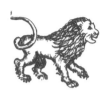

Luna en Leo: corazón y sistema circulatorio

La energía ardiente e intensa de los días de Leo actúa sobre el corazón y el sistema circulatorio, así como sobre la espalda y el diafragma.

» TODO LO QUE HAGAS POR EL SISTEMA CARDIOVASCULAR (YA SEA PREVENTIVO O CURATIVO) RESULTARÁ DOBLEMENTE EFECTIVO DURANTE LOS DÍAS DE LEO, CON EXCEPCIÓN DE LAS OPERACIONES QUIRÚRGICAS.

» TODO LO QUE SUPONGA UN MAYOR ESFUERZO PARA EL SISTEMA CARDIOVASCULAR RESULTARÁ MUCHO MÁS DAÑINO EN LOS DÍAS DE LEO QUE EN EL RESTO DE LOS DÍAS.

» SI TIENES PREVISTA UNA OPERACIÓN DE CORAZÓN Y PUEDES ELEGIR FECHA, EVITA LOS DÍAS DE LEO Y EL PERÍODO QUE TRANSCURRE DEL 22 DE JULIO AL 23 DE AGOSTO; ELIGE PARA LA INTERVENCIÓN UNA FECHA QUE COINCIDA CON LUNA MENGUANTE.

Qué flota en el aire en Leo: los días de Leo son ardientes y secos, el color es el verde. En el hemisferio norte las temperaturas más elevadas de todo el año se dan en los días de Leo, calor extremo que, a veces, va acompañado de fuertes tormentas. En esta época es muy importante beber mucho ya que Leo ejerce un efecto deshidratante.

Por lo general, su impulso estimula la circulación. Los dolores de espalda se agudizan y el corazón se vuelve un poco loco. Los problemas circulatorios y las noches en blanco pueden arreciar durante este periodo. La mayoría de las veces esas alteraciones ceden cuando llega el siguiente signo: Virgo, signo de tierra. En Leo, a veces, por momentos, el corazón late descompasado y se acelera. Los enfermos de corazón ya notan durante los días de Cáncer que Leo se aproxima.

Durante los días de Leo, nadie debería someterse a esfuerzos excesivos, menos aún aquellos que sufran problemas circulatorios o de corazón. Naturalmente, esta advertencia no se refiere a las actividades físicas normales realizadas por personas sanas.

Cualquier día de Leo es muy adecuado para recoger hierbas medicinales indicadas para el sistema cardiovascular. Por otro lado, si bien el siguiente signo, Virgo, es el que rige sobre los órganos digestivos, si estás pensando en adoptar medidas curativas para tus trastornos intestinales, deberías empezar a aplicarlas ya en los días de Leo.

Problemas cardiacos

Invitación mental a los problemas cardiacos: «Hace tiempo que se me partió el corazón», «Ya no puedo alegrarme por nada», «La vida es un estrés continuo» (problemas de corazón), «El dinero gobierna el mundo», «¿Qué vale hoy la amistad?» (ataque cardiaco), «Nunca me ganaré el amor y el reconocimiento que necesito. ¡Pero no dejaré de intentarlo!» (angina de pecho)...

La región del corazón alberga la energía de nuestro amor. Si no lo desarrollamos, por el motivo que sea, estrangularemos *nuestro* corazón. Nos hemos dejado convencer de que el amor es solo un sentimiento, pero no es así, la esencia de los sentimientos es su continua transformación, ya que son solo síntomas concomitantes de otras cosas, de pensamientos y de percepciones. No se puede construir nada sobre arenas movedizas. El amor es lo que nos mantiene vivos, lo que nos anima y nos cura y siempre está ahí, para ti mismo y para los demás. Pero solo cuando se entrega sin reservas, sin segundas intenciones ni expectativas. Curiosamente, ¡cuanto más amor se da, más amor se siente! Quizá la ciencia encuentre la explicación algún día...

Lo que puedes hacer: una ubicación inadecuada de la cama o del lugar donde duermes es uno de los factores desencadenantes de casi todas las enfermedades graves de corazón (ver la página 289). Un desplazamiento de la segunda vértebra dorsal puede acarrear problemas en el sistema cardiovascular. Una sangría en el duodécimo, decimoctavo o vigésimo primer día después de la luna nueva (¡cuenta correctamente! Ver la página 105) ejerce un efecto saludable y fortalecedor sobre todo el cuerpo.

Hipertensión

Invitación mental a la hipertensión: «Hace ya tiempo que arrastro este problema. ¡Voy a acabar estallando! Pero no se me ocurre ninguna solución. Tengo que encontrar el modo de tener la sartén por el mango. Si no lo mantengo todo bajo control, me domina el miedo»...

A menudo la solución a los problemas se ve mejor desde fuera, cuando no lo sufrimos en nuestras propias carnes; ya lo decía la Biblia: «Es más fácil ver la paja en el ojo ajeno que la viga en el propio». ¿Por qué no correr un riesgo (mínimo) y confiar en lo que otro te pueda aconsejar? Siempre tendrás la libertad de rechazar sus indicaciones y quedarte tal y como estás...

Lo que puedes hacer: el consumo exagerado de estimulantes (café, alcohol, nicotina, dulces) favorece la hipertensión. Hay varios remedios naturales muy efectivos que ayudan a reducirla, por ejemplo el muérdago, el ajo, el ajo silvestre, la cebolla y la cola de caballo.

Una medida que resulta muy efectiva para luchar contra la tensión alta es practicar una sangría en el vigésimo sexto día después de la luna nueva (¡cuenta correctamente! Ver la página 105). También como medida de apoyo para equilibrar la tensión da muy buenos resultados incluir en intervalos regulares un día de fruta durante los periodos de Aries, Leo y Sagitario (los días de fruta del Zodíaco). Debes comprobar si tu presión sanguínea muestra alguna variación en los días de Tauro, Virgo y Capricornio debida, por ejemplo, a la ingesta de comidas muy saladas (ver la página 179).

También influye en la tensión sanguínea dormir en una zona de perturbaciones o en una cama mal orientada. Duerme siempre con la cabeza hacia el norte o el oeste. Si vives cerca de una corriente de agua, debes acostarte en sentido transversal a la dirección de la corriente, independientemente del punto cardinal. Las personas que duermen orientadas en la dirección de la corriente se suelen sentir agotadas por las mañanas, mientras que quienes lo hacen en el sentido contrario se levantan con la cabeza muy pesada.

Hipotensión

Invitación mental a la hipotensión: «A pesar de todos mis esfuerzos, no consigo nunca nada», «Creo que esto no conduce a nada», «No voy a vender ni una escoba», «No merece la pena»...

Para verlo todo negro no hace falta mucho. Basta con que te pongas las gafas adecuadas y harás desaparecer cualquier indicio de color; luego te cruzas de brazos porque «no se puede hacer absolutamente nada» y es entonces cuando se colapsa la circulación. Sin embargo, quien quiera cosechar en otoño lo que necesitarán él y sus allegados para pasar el invierno, deberá pensar, sentir y actuar de otra manera... y así cosechará, si Dios quiere.

Lo que puedes hacer: todo lo que estimula tu metabolismo es beneficioso: realizar gimnasia matutina, ingerir bastante líquido entre las tres y las siete de la tarde (la mayoría de nosotros solemos beber muy poco), corregir la postura de la columna vertebral, evitar comidas pesadas, hacer mucho ejercicio y, no menos importante, someterse a un tratamiento de hemoterapia realizado por un médico o naturópata de confianza.

También tiene efectos muy favorables para el fortalecimiento general el hecho de realizar una sangría en el duodécimo, decimoctavo o vigésimo primer día después de la luna nueva (¡cuenta correctamente! Ver la página 105). Ten en cuenta que un desplazamiento de la quinta vértebra dorsal podría ser el desencadenante de la hipotensión.

Anemia

Invitación mental a la anemia: «Mis dudas están fundadas, ya lo veréis», «Creéis que soy un aguafiestas, pero ya me lo agradeceréis», «Si yo no puedo alegrarme, vosotros tampoco deberíais hacerlo»...

En ninguna parte está escrito que la vida debe ser dura. Sin embargo, combinar la alegría de vivir con las obligaciones es todo un arte, eso es indiscutible. Desde siempre nos han inculcado que la *obligación* y la *devoción* son excluyentes y que la felicidad es un lujo o incluso un pecado. ¿Durante cuánto tiempo hemos de creer esta tontería que atenta contra nuestra salud y nuestra libertad?

Lo que puedes hacer: la autohemoterapia es un remedio sumamente eficaz en los casos de anemia y la están utilizando con éxito numerosísimos médicos y terapeutas. Si puede ser, intenta que te la apliquen por la mañana, entre las nueve y las once. Una ayuda complementaria sería practicarla con la luna en luna creciente y en días de tierra (Tauro, Virgo o Capricornio)...

Gota

Invitación mental a la gota: «Yo soy el jefe y todos bailan al son que yo toco. El que no lo haga se va a la calle inmediatamente. No se aceptan disculpas ni argumentos»...

El tiempo de las relaciones patriarcales entre el señor y el esclavo va tocando a su fin (aun cuando todavía falten algunos siglos para su extinción). ¿Por qué? Porque la distancia entre el corazón y el pensamiento elitista impide, como si se tratara de una distancia espacial, la unión del uno con el otro. Sin embargo, el resto de los problemas universales, en especial en el ámbito de la destrucción del medioambiente, se podrían resolver en el futuro gracias a una comunidad auténtica, con todos al mismo nivel. La confianza de vecino a vecino es la piedra angular sobre la que se construyen las relaciones armoniosas entre dos pueblos. Mientras nos separen vallas y alambradas habrá guerras y conflictos fronterizos. Si primaran la actitud y los pensamientos afectuosos, no habría necesidad de vallas ni de rivalidad.

Lo que puedes hacer: en los casos de gota una depuración sanguínea intensiva es fundamental. Resulta muy eficaz como medida preventiva beber infusiones de ortiga, durante catorce días y con luna menguante, entre las tres y las siete de la tarde (ver la página 141). De nuevo, es importante examinar el lugar en el que se duerme para comprobar si está en una zona de perturbaciones y radiaciones (ver la página 289).

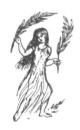

Luna en Virgo: sistema digestivo

La energía de los días de Virgo se hace patente en la actividad de los órganos del sistema digestivo. Actúa sobre los intestinos grueso y delgado, el bazo y el páncreas.

» Todo lo que hagas por del bazo y el páncreas (ya sea preventivo o curativo) resultará doblemente efectivo durante los días de Virgo, con excepción de las operaciones quirúrgicas.

» Todo lo que suponga una sobrecarga para los órganos digestivos resultará mucho más dañino en los días de Virgo que en
cualquier otro día.

» Si tienes prevista una operación de estómago, bazo o páncreas,
y puedes elegir fecha, evita los días de Virgo y el tiempo que
transcurre del 23 de agosto al 23 de septiembre; elige para
estas intervenciones el periodo de luna menguante.

Qué flota en el aire en Virgo: Los días de Virgo son húmedos y fríos;
de hecho, son los días de tierra por antonomasia. Su color es el amarillo. Este signo del Zodíaco desempeña un papel importante en la
jardinería y la agricultura. Durante estos días se ven favorecidos casi
todos los trabajos en el jardín, el huerto, el campo y los bosques.

Las personas con estómago o intestino delicados pueden padecer
problemas digestivos durante estos días. Sería recomendable, aunque
tengan que hacer un esfuerzo de voluntad, que renunciaran a las comidas pesadas y ricas en grasas al menos durante este periodo.

Las hierbas medicinales recogidas en Virgo no solo facilitan la
actividad intestinal, sino que también tienen un efecto muy favorable sobre la sangre, los nervios y el páncreas. Por ejemplo, una infusión de ortigas recogidas en Virgo es un depurativo muy eficaz. Las
reservas para el invierno deben realizarse a principios de septiembre (de marzo en el hemisferio sur), cuando Virgo aparezca de nuevo en luna menguante. Esta infusión también está indicada en caso
de páncreas inflamado; tomarla te ayudará a normalizar su funcionamiento. El color naranja puede influir favorablemente sobre los
problemas de digestión y en las deposiciones difíciles, sobre todo si
se usa en los días de Virgo. El violeta estimula el bazo y con ello la
capacidad inmunitaria.

Problemas intestinales

Invitación mental a los problemas intestinales: «Sencillamente no tengo tiempo suficiente para asimilar todo eso. Y si lo tuviera, preferiría
mirar hacia otro lado y distraerme», «¡Estoy tan aburrido!»...

Debemos digerir el pasado. Y no hay aventura mayor que mirar a la cara a la realidad sin reservas ni rencor, sin lamentaciones ni autocrítica. ¡No hay nada que perder y sí mucho que ganar!

Lo que puedes hacer: muchas personas con problemas intestinales y digestivos tienden a tomar medidas exageradas. Detrás de ello se esconden, casi siempre, la impaciencia y la esperanza de obtener resultados inmediatos. Sin embargo, los hábitos de comportamiento y de alimentación practicados durante años no se pueden cambiar de un día para otro, y aunque así fuera, el cuerpo reacciona muy lentamente a los cambios. Necesita tiempo para recordar lo natural y adaptarse a los ritmos de la naturaleza. A menudo, el intestino debe reaprender cómo reconocer sus propias señales.

A menudo lanzarse de golpe al consumo de alimentos crudos es el factor desencadenante de los problemas intestinales. Por muy saludable que sea, no hay que irse a los extremos. Se trata de observarse y equilibrar la alimentación progresivamente. A veces la causa puede estar en el desplazamiento de alguna vértebra; en este caso, se trataría de la sexta y duodécima vértebras dorsales, así como la primera vértebra lumbar. Un quiropráctico te lo podrá explicar con más precisión.

Estreñimiento

Invitación mental al estreñimiento: «El pasado tiene mucho más que ofrecerme que el presente y que el futuro», «En la vida a mí nadie me ha regalado nada, así que no esperéis recibir nada de mí», «¿Cómo que no tiene importancia? En la vida, todo tiene importancia»...

Como antídoto, debes asumir que *la mortaja no tiene bolsillos*. Cuando mueras, no podrás llevar nada contigo. El arte de vivir consiste en viajar ligeros de equipaje (tanto de objetos como de pensamientos).

Lo que puedes hacer: lee con atención la siguiente parte, porque una alimentación errónea es, casi siempre, la base del problema. Has de encontrar el modo de alimentarte de forma «saludable», pero ajustando los hábitos correctos a tus gustos personales; si no, no podrás mantener la dieta durante mucho tiempo. Además, no es sano atiborrarte de algo que te repugna, solo porque has leído sus bondades en un libro.

77

Existen una gran cantidad de remedios naturales muy efectivos para hacer que el intestino grueso se ponga en marcha, por ejemplo el *brottrunk* (es una bebida preparada con pan biológico fermentado, ver la página 143). Y queremos insistir en un tema archiconocido pero que se suele pasar por alto: es tremendamente perjudicial tomar laxantes como medida habitual. Quien les quita a sus músculos, a sus huesos y a sus órganos el trabajo que les corresponde no se debe sorprender de que *se queden dormidos* o incluso se atrofien.

Un vaso de agua *templada* antes del desayuno puede obrar milagros. También es recomendable hacer algunos ejercicios gimnásticos: por las mañanas, antes de levantarte, aún tumbado en la cama, llévate la rodilla derecha hacia el pecho y agárrala con ambas manos, mantenla así durante un minuto, luego repite durante otro minuto con la izquierda y, finalmente, mantén durante otro minuto ambas rodillas agarradas y pegadas al pecho. Este ejercicio puede eliminar los más graves problemas de estreñimiento, y además en solo dos o tres días. El efecto se debe a la leve presión ejercida de derecha a izquierda sobre el intestino grueso (el recorrido natural de los residuos de la digestión).

El color amarillo en la ropa te ayudará si eres de digestión lenta. Algunos naturópatas que combinan eficientemente la reflexología podal y la cromoterapia (especialmente en los días de Piscis) obtienen excelentes resultados. En la mayoría de los casos, al cabo de poco tiempo, los pacientes pueden prescindir de los laxantes.

Diarrea

Lo que puedes hacer: también en este caso resulta decisiva la alimentación. Cualquier médico te puede hablar de montones de libros dedicados por entero a la diarrea y su cuadro clínico. Nosotros no queremos reemplazar el trabajo de los profesionales ni repetirlo; por eso simplemente te pedimos que reflexiones con calma y averigües qué es lo que estás intentando expulsar: ¿de qué quieres desembarazarte con tanta urgencia? Ahora bien, no olvides otras posibilidades y ten en cuenta que no todo problema físico deriva de un problema psíquico. ¿Quizá el quid de la cuestión esté en la picantísima sopa mexicana que cenaste anoche?

Evita vestirte con prendas de color amarillo, pues en caso de diarrea el efecto no es precisamente el deseado.

Sobrepeso

Invitación mental al sobrepeso: «¿Cómo puedo proteger mis sentimientos? ¡Nunca os lo voy a perdonar!» (sobrepeso general), «Me habéis obligado a volverme insensible. Nunca recibí amor verdadero» (brazos), «Ahora ya no me hace falta vuestro apoyo. Cuando os necesité, no me ayudasteis» (estómago), «Nunca voy a perdonar a mis padres» (caderas), «Nunca se lo perdonaré a mi padre» (muslos)...

La intransigencia, la incapacidad de perdonar y el odio suelen ser el resultado de expectativas frustradas y de ideales demasiado exigentes. En otras palabras, de hacer a los demás responsables de tus sentimientos. Creemos que podemos reclamar el cumplimiento de nuestras expectativas como si se tratara de un derecho de nacimiento. Y no es así, aunque nuestros padres, nuestros congéneres, la publicidad, la ciencia y la política nos quieran convencer de lo contrario.

Lo que puedes hacer: lee detenidamente la parte «Muy sencillo: la alimentación» Y no olvides que nadie es feliz por el mero hecho de estar delgado; y, por supuesto, nadie es infeliz solo por tener sobrepeso. Mientras tintineen las cajas registradoras de los filósofos de «la delgadez es felicidad», te seguirán bombardeando con esa absurda afirmación. El caldo de cultivo de la verdadera felicidad está en tu cabeza y en tu corazón, y las medidas y el peso nada tienen que ver.

La confianza en las pautas de alimentación y en las dietas de adelgazamiento para combatir el sobrepeso (siempre que no sea debido a una enfermedad) a menudo va en proporción directa a la reticencia a afrontar las verdaderas causas de dicho sobrepeso. Debes tener siempre muy presente que lo único que consiguen las dietas es que aumente la probabilidad de que tu sobrepeso regrese y se mantenga durante más tiempo. Las causas del sobrepeso son una serie de hábitos, *tus* hábitos. Basta con que analices lúcidamente tus hábitos de pensamiento y conducta y modifiques de manera consciente lo que sea necesario. Una de dos, o aceptas tu sobrepeso feliz y sin complejos o bien cambias los hábitos que lo han generado y adelgazas sin que el proceso resulte una tortura frustrante.

En la página 144 encontrarás más información sobre el tema del *ayuno*, un espacio de tiempo, de duración variable, sin ingerir ningún alimento sólido, que se ha puesto de moda en los últimos años para desintoxicar el organismo y adelgazar.

Problemas de páncreas

Invitación mental a los problemas de páncreas: «Nada me alegra en la vida. Todo me da igual», «No hay nada que satisfaga mi paladar»...

Algunos paladares humanos se han acostumbrado tanto a lo amargo que incluso lo dulce, los dulces bocados, los momentos hermosos que la vida nos ofrece cada día se agrian al pasar por el filtro de su percepción. ¿Cómo se puede despertar un paladar atrofiado? En realidad se trata de decidir entre estar triste porque el vaso está medio vacío o mostrarse satisfecho porque el vaso está medio lleno. Y es una decisión que debe tomar uno mismo.

Lo que puedes hacer: como medida preventiva debes evitar el azúcar blanco, porque no contiene nada que el cuerpo realmente necesite para mantenerse sano. Tu necesidad de carbohidratos (que se transforman en azúcar en el hígado) la puedes cubrir con otros alimentos mucho más saludables (almidón de los cereales, verdura, fruta, patatas, etc.).

Si en algún momento sientes necesidad de algo dulce, puedes satisfacerla saludablemente y ten en mente que quizá esa necesidad venga de un lugar más profundo de lo que piensas. Los dulces son solo un sucedáneo de la auténtica dulzura de la vida, de la alegría de vivir a la que espantamos a base de expectativas desmesuradas. La decisión es tuya. Puedes consolarte con el sucedáneo o enfocarte en saborear lo auténtico.

La miel puede ser un buen sustituto para el azúcar. Pero ojo con la que consumes: no existen tantas abejas que puedan producir toda la miel que se vende en el mundo; además, casi todas esas abejas son alimentadas a base de azúcar.

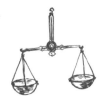

Luna en Libra: caderas, riñones y vejiga

La energía más bien neutra de los días de Libra afecta sobre todo a la zona de las caderas, así como a la vejiga y a los riñones.

» Todo lo que puedas hacer en beneficio de las caderas, los riñones y la vejiga (ya sea preventivo o curativo) resultará doblemente efectivo durante los días de Libra, con excepción de las operaciones quirúrgicas.

» Todo lo que suponga un sobresfuerzo para las caderas, los riñones y la vejiga resultará mucho más dañino en los días de Libra que en el resto de los días.

» Si tienes prevista una operación de caderas, riñones o vejiga, y puedes elegir fecha, evita los días de Libra y el que transcurre del 23 septiembre al 23 de octubre; elige para estas intervenciones el periodo de luna menguante.

Qué flota en el aire en Libra: los días de Libra son a menudo desconcertantes, por eso no es extraño que algunas veces llegues a dudar de cuál es el signo regente. Incluso pueden llegar a desconcertar a aquellos que tienen muy bien desarrollado el instinto relativo a los doce impulsos lunares. La energía de Libra es de un equilibrio tan neutral —a veces es ligera como una pluma— que, por momentos, no se comporta como un «signo definido». Su color es el naranja.

Son días caracterizados por el aire, y por eso, aunque no son especialmente fríos, hay propensión a padecer inflamaciones en la vejiga (cistitis) y en los riñones (nefritis); a menudo los trajes de baño húmedos afectan al área renal y al área pélvica. Por eso, hay que tratar de mantener esa zona del cuerpo bien templada. Una buena medida preventiva consiste en beber mucho por las tardes, entre las tres y las siete, para que la vejiga y los riñones trabajen adecuadamente. En estos días, también a esas horas, debes recoger ortiga blanca, con cuyas flores se prepara una infusión extraordinariamente eficaz para la vejiga. También es muy recomendable realizar a diario una sencilla tabla de ejercicios pélvicos.

Problemas renales

Invitación mental a los problemas renales: «Estoy tan desilusionado... Me había propuesto muchas cosas, pero he fracasado. ¿Qué dirá la gente? Me siento avergonzado»...

Para algunas personas los fracasos son la sal de la vida. Los éxitos solo son para ellas la confirmación (casi superflua) de una capacidad, y sin embargo las equivocaciones las afrontan como oportunidades para conocer lo que falta, para aprender y desarrollarse: «Bueno, así no funciona, vamos a probarlo de otra forma».

Lo que puedes hacer: en caso de inflamaciones renales agudas o crónicas puede ser muy beneficiosa una sangría en el sexto día después de la luna nueva (¡cuenta correctamente! Ver la página 105). Si eres propenso a sufrir problemas renales, ten en cuenta que el tomate favorece la formación de cálculos. No bebas leche después de las siete de la tarde, ya que sobrecarga los riñones. El desplazamiento de la décima vértebra dorsal puede tener un efecto negativo sobre la función renal.

Inflamación de la vejiga (cistitis)

Invitación mental a la cistitis: «No voy a abandonar mis convicciones. ¿Quién puede asegurarme que con ideas nuevas me irá mejor? ¿Quién me lo garantiza?», «Más vale malo conocido que bueno por conocer»...

Ningún seguro, ninguna declaración de garantías, ninguna promesa, ningún aval te protegerá de la verdad: lo que ayer era válido y estaba acreditado, hoy es inútil y carente de sentido. Al cambio permanente no le importa el tiempo que necesites para asimilar los vaivenes de la vida, si es que lo consigues alguna vez. Y menos mal que así es, porque si «tuviera que esperar», no habría nacimientos ni muertes, dos acontecimientos liberadores y estimulantes.

Lo que puedes hacer: la inflamación de vejiga se elimina, en el más amplio sentido de la palabra, bebiendo mucha agua o bebidas no estimulantes, incluso aunque no tengas sed. Naturalmente, la bebida más efectiva sería una infusión específica para la vejiga. Recoge las hierbas necesarias (por ejemplo, flores de ortiga blanca) entre las tres y las siete de la tarde y tómate la bebida también entre esas horas. Asimismo puedes tomar las infusiones especiales para la vejiga que venden en farmacias y herboristerías.

Un desplazamiento de la tercera vértebra lumbar podría ser el responsable de la continua aparición de la cistitis. Conviene consultar a un quiropráctico.

Problemas de cadera

Invitación mental a los problemas de cadera: «Cuando hay que tomar grandes decisiones, prefiero que otro tome la iniciativa», «Soy una persona inestable, no me siento capaz de encarar ningún obstáculo»...

Nuestra actitud ante la vida y manera de avanzar, la confianza (o desconfianza) en nosotros mismos, lo frágiles que somos ante lo inesperado..., todo esto jamás depende de influencias externas. A uno le basta un corte de mangas en un atasco para llevar el asunto ante los juzgados, mientras que otro pierde todos sus bienes en un incendio y tras la primera reacción de pánico, piensa y siente: «¡No pasa nada! Empezar de cero es la mejor manera de seguir vivo y mantenerse joven».

Lo que puedes hacer: hay numerosos métodos para fortalecer una articulación de cadera afectada y para protegerla del desgaste: gimnasia, visitas regulares al quiropráctico, deportes y mucho más. Quien esté interesado puede aprovechar todas estas posibilidades.

Si, por el motivo que sea, no tienes más remedio que someterte a una operación de cadera, lo mejor es que desestimes los días de Virgo, Libra y Escorpio y elijas una fecha que coincida con la luna menguante. Muchos equipos de cirujanos saben por experiencia que las operaciones de las caderas, cuando se operan por separado en un intervalo de varias semanas, arrojan resultados muy diferentes y una de ellas sufre un proceso posoperatorio mucho más largo que la otra o incluso fracasa por completo. En la mayoría de los casos el motivo de estas diferencias está simplemente en la elección de fechas.

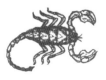 ## Luna en Escorpio: órganos sexuales

Ningún signo zodiacal influye tanto sobre los órganos sexuales y las vías urinarias como Escorpio.

» TODO LO QUE PUEDAS HACER EN BENEFICIO DE LOS ÓRGANOS SEXUA-
LES (YA SEA PREVENTIVO O CURATIVO) RESULTARÁ DOBLEMENTE EFEC-
TIVO DURANTE LOS DOS O TRES DÍAS DE ESCORPIO, CON EXCEPCIÓN
DE LAS OPERACIONES QUIRÚRGICAS.

» TODO LO QUE AFECTE A LOS ÓRGANOS SEXUALES Y A LAS VÍAS URINA-
RIAS RESULTARÁ MÁS DAÑINO EN LOS DÍAS DE ESCORPIO QUE EN EL
RESTO DE LOS DÍAS.

» SI TIENES PREVISTA UNA INTERVENCIÓN QUIRÚRGICA EN LA ZONA DE
LOS ÓRGANOS SEXUALES, Y PUEDES ELEGIR FECHA, EVITA LOS DÍAS DE
ESCORPIO Y EL TIEMPO QUE TRANSCURRE DEL 23 DE OCTUBRE AL 22
DE NOVIEMBRE; ELIGE PARA ESTAS INTERVENCIONES EL PERIODO DE
LUNA MENGUANTE.

Qué flota en el aire en Escorpio: los días de Escorpio son fríos y húmedos. Su color es el rojo. Las energías mentales y anímicas caen, despiertan sensaciones extrañas y guían a los sentimientos en direcciones
que hasta entonces se mantenían ocultas. Algunas personas sienten esta
fuerza como algo amenazador e incontrolable.

Las embarazadas deben evitar cualquier esfuerzo en Escorpio, ya
que estos días es probable que se produzcan abortos espontáneos, sobre todo en luna creciente.

Los uréteres también son especialmente sensibles en Escorpio y
agradecerán cualquier influencia positiva. Los pies fríos y la falta de calor
en la zona pélvica y la zona renal pueden provocar inflamaciones en la
vejiga y los riñones. En los días de Escorpio los enfermos de reúma no
deberían orear la ropa de cama en el alféizar de la ventana o en el balcón; de esa forma se evitará que se le adhiera la humedad del ambiente.

Durante estos días, como tratamiento preventivo, los baños de
asiento con milenrama pueden ayudar en los trastornos de la mujer.
Es interesante señalar que *todas* las hierbas medicinales recogidas en
Escorpio surten efecto, independientemente de cuál sea su objetivo.
Se deben recoger en luna creciente o en luna llena y almacenar en luna
menguante (guardar en bolsas, botes de cristal, etc., y mantener en un
lugar oscuro hará que se conserven mucho mejor).

Esterilidad

Invitación mental a la esterilidad: «Deseo tanto tener un niño, pero...», «Los hijos serían una responsabilidad demasiado grande para mí», «Temo perder mi libertad», «Me asusta la vitalidad de los niños porque puede poner patas arriba esta vida sosegada a la que me he acostumbrado», «No se deberían traer niños a un mundo así»...

A los ojos de muchos, los niños son seres terribles, sobre todo en sus primeros meses de vida, aunque también después: les inspiran miedo por lo que hacen, por lo que dicen y en especial por esa mirada suya que es como un espejo que nos trae a la mente todo lo que hemos olvidado y reprimido. Los niños nos recuerdan lo que realmente cuenta en la vida. Con una simple mirada derriban lo que hemos construido a base de artificios y falsedades. No debes preocuparte: lamentablemente siempre puedes *domesticarlo* y transmitirle lo que *tú* consideras que está bien. Tu hijo aprenderá poco a poco a soportar el dolor que sin duda conlleva el hecho de renunciar a una vida basada en la verdad. Y así tú podrás seguir tranquilo en tu zona de confort, sin cuestionarte nada. A no ser que estés dispuesto a allanarle el camino hacia la libertad interior. Entonces, sí, el hecho de tener hijos es como un elixir de vida, casi como una fuente de la eterna juventud.

Lo que puedes hacer: una de las causas principales de la esterilidad y la impotencia es dormir o trabajar en una zona de perturbaciones (soluciones en la página 289). En ocasiones también hay que tener en cuenta lesiones antiguas y desplazamientos de las vértebras (producidos, por ejemplo, por la práctica de algún deporte o por alguna caída o accidente), sobre todo la tercera lumbar. Un buen quiropráctico puede acabar con este problema de manera rápida y eficaz. También hay una hierba adecuada para este tipo de problemas: el *pico de cigüeña*, preparado en infusión. Quizá el nombre de la planta tenga que ver con el viejo dicho de que a los niños los trae la cigüeña.

Impotencia

Invitación mental a la impotencia: «Yo confío en que sea verdad lo que me han contado mis padres/mis coetáneos/los periódicos/la televisión/

las películas/las mujeres/la iglesia..., sobre la sexualidad masculina. Asumo estas leyes y reglas, en especial aquellas en las que juegan un papel importante los contadores, las cintas métricas y los cronómetros ("¿cómo?, ¿con qué frecuencia?, ¿durante cuánto tiempo?, ¿cuándo?, ¿dónde?"). Y me doy cuenta de que nunca voy a satisfacerlas. Las exigencias son demasiado altas y no voy a poder soportar la presión. Nunca voy a ser lo suficientemente bueno»...

Sobre todo en las grandes ciudades, la imagen que se les transmite a los jóvenes varones, que comienzan a descubrir su sexualidad, sobre lo que esta significa y sobre las expectativas que han de tener, es una caricatura, un billete garantizado hacia una vida sexual de impaciencia, miedo y listones altos en cuanto a rendimiento. Básicamente la misma idea que se transmitía hace cien años. La moral, la exigencia de rendir y la falsa «libertad» irrumpen en la vida sexual con la fuerza de una apisonadora que destruye todo lo natural, lo hermoso y, en el sentido literal de la palabra, lo «liberador», y secan de un plumazo la fuente del placer. Cientos de libros sobre el tema, libros con vocación de «autoayuda», lo mezclan todo y transmiten con seguridad agresiva sus recetas para la felicidad, recetas que han perdido de vista lo más importante: en el plano de la sexualidad nadie puede ni debe dar recetas universales. En realidad, solo cabría una gran ley: cada persona y su pareja, mientras estén de común acuerdo, tienen derecho a vivir su sexualidad sin leyes, sin normas y sin reglas.

Si, en este sentido, llevado por la enajenación general, tú también te has alejado de la naturaleza, te recomendamos de todo corazón que reúnas el coraje suficiente para defender ese derecho. Que tú y tu pareja descubráis y viváis *la* sexualidad, y que ninguna expectativa, presión o ley de la *comunidad* puedan entorpecer la auténtica comunión entre vosotros. Si lo hacéis tres veces al día, ¡Bien! Si es tres veces al año, ¡también bien! ¡No importa la duración, la frecuencia, el cuándo, el dónde, el por qué ni el cómo! Lo único evidente es que sin amor no hay vida.

Lo que puedes hacer: todas las causas posibles que hemos comentado para la esterilidad pueden ser también desencadenantes de la impotencia. Por tanto, los posibles remedios son también válidos. Un detonante muy frecuente para la impotencia y la esterilidad masculina es la tan divulgada convicción de que a partir de una determinada edad es «normal» que no ocurra nada en la cama. Un auténtico disparate: es esta convicción, y no la naturaleza, lo que provoca la impotencia. Y puede que también el hecho de desconocer la siguiente información: ¿por qué crees que los testículos penden fuera del cuerpo? Muy sencillo: la temperatura normal del cuerpo, de casi 37 °C, provocaría la infertilidad del semen. La temperatura de los testículos es bastante más baja que la del resto del cuerpo, y la naturaleza ha previsto esa posición exterior para que el semen se mantenga fértil. Temperaturas más altas provocadas, por ejemplo, por unos pantalones muy estrechos, unos calzoncillos apretados o cualquier otro motivo son tóxicas para el semen y su capacidad de fecundación. Los chinos, los árabes y otros muchos pueblos lo sabían muy bien y aún lo saben: incluso hoy en día no llevan nada «debajo». De hecho, la ropa interior es un invento de nuestro tiempo.

Existe otro remedio muy sencillo que ha ayudado a numerosos hombres cuya aparente impotencia los ha llevado a dudar de sí mismos o incluso a convertirse en «jubilados» de la sexualidad: *el agua fría.* Las duchas frías en todo el cuerpo, o al menos en la *región lumbar*, antes del *baile* en la cama o regularmente por la mañana y por la noche, pueden obrar maravillas. En muchos de los casos las duchas frías son el secreto del mantenimiento de la potencia sexual hasta edad avanzada..., más que algunos remedios y dietas especiales, e incluso más que el *don* natural.

No en vano, la antigua recomendación dirigida a los hombres, por los intereses que fueran y a veces por motivos más que sobrados, de darse una ducha fría y correr alrededor de la manzana en caso de que les invadiera un aluvión de sentimientos eróticos tenía su lógica, aunque no precisamente en el sentido que ellos creían: las duchas frías, sobre todo en la zona lumbar, fortalecen la potencia y capacidad reproductiva.

Problemas menstruales
Invitación mental a los problemas menstruales: «De alguna forma no llevo nada bien mi femineidad», «Mi sexualidad me da miedo. Lo mejor

es que la ignore», «¿Recuerdos agradables? No me sirven para nada», «Además, el doctor ha dicho/escrito que las mujeres deberían...», «Me da vergüenza»...

Ser mujer hoy en día no es nada fácil ya que el instinto natural para intuir lo que eso significa queda oculto bajo un aluvión de libros, artículos y programas de televisión (esto también vale para el hombre). Casi todos los criterios que actualmente se siguen para definir las diferencias entre sexos son artificiales y traídos por los pelos, y nada tienen que ver con la naturaleza y el sentido común –da exactamente igual de quién hayan partido esos criterios: los psicólogos, la iglesia, la política, los medios de comunicación..., lo único que consiguen son mujeres infelices e insatisfechas y hombres infelices e insatisfechos: los clientes perfectos en nuestra sociedad de consumo. ¿A *quién* crees, entonces, que le puede interesar establecer tales criterios?

Ten el coraje de amarte a ti misma. Ten el valor de actuar según te dicte tu naturaleza. Aunque vayas en contra de todo lo que quieren hacerte creer. Es muy fácil encontrar en cualquier esquina, o incluso debajo de tu propio techo, falsos amigos que con sus «consejos» solo quieren venderte su propio miedo o su propia idea del mundo. Los verdaderos amigos siempre te alentarán a que sigas tus propios instintos.

Lo que puedes hacer: las infusiones de hierbas manto de la Virgen, recogidas y bebidas en infusión en los días de Escorpio, no solo tienen efecto curativo sino también preventivo. Todas las infusiones que se usen para aliviar los calambres menstruales deben tomarse especialmente en Escorpio y, si es posible, las hierbas también se deben recolectar en esa época. En casos de ausencia de menstruación, son recomendables los baños de lodo y los baños calientes de asiento o de pies con preparados de hierba. En la tabla de la página 202 puedes encontrar una relación de hierbas y mezclas indicadas para los trastornos menstruales.

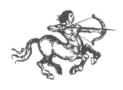

Luna en Sagitario: muslos

Los días de Sagitario influyen sobre la prolongación de la columna vertebral y los muslos.

» Lo que puedas hacer en beneficio de los muslos (ya sea preventivo o curativo) resultará doblemente efectivo durante los días de Sagitario, con excepción de las operaciones quirúrgicas.

» Todo lo que suponga un sobresfuerzo para los muslos resultará mucho más dañino en los días de Sagitario que en cualquier otro día.

» Si tienes prevista una operación en la zona de los muslos, y puedes elegir fecha, evita los días de Sagitario y el tiempo que transcurre del 22 de noviembre al 21 de diciembre; elige para estas intervenciones el periodo de luna menguante.

Qué flota en el aire en Sagitario: la energía de Sagitario es muy generosa e invita a dar pasos de gran alcance, en ocasiones impensables. Su color es naranja para la parte superior de los muslos y amarillo para la inferior. El carácter de los días es seco y cálido, son unos estupendos días para salir de excursión pero teniendo cuidado de hidratarse bien. En los días de Sagitario pueden molestar especialmente el nervio ciático, las venas y los muslos.

En ocasiones también duele la región lumbar, ya que en Sagitario, igual que en Géminis, el tiempo atmosférico sufre cambios bastante bruscos. Por lo tanto, no hay que extralimitarse y hay que evitar las excursiones excesivamente largas si no se está entrenado. Si llevas a tus hijos a su primera gran caminata por la montaña en un día de Sagitario, les quitarás las ganas de hacerlo durante mucho tiempo (más aún si han ido obligados).

Los masajes van muy bien en estas fechas y relajan los músculos agarrotados. Las agujetas en los muslos se pueden eliminar rápidamente con una compresa de hierbas suecas.

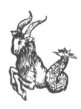

Luna en Capricornio: rodillas, piel y huesos

La fuerza de los días de Capricornio influye mucho en nuestra estructura ósea, en especial en las rodillas, así como en nuestra «puerta al mundo», la piel.

VIVIR CON LA LUNA

» LO QUE PUEDAS HACER EN BENEFICIO DE LAS RODILLAS, LA PIEL Y EL ESQUELETO (YA SEA PREVENTIVO O CURATIVO) RESULTARÁ DOBLEMENTE EFECTIVO DURANTE LOS DÍAS DE CAPRICORNIO, CON EXCEPCIÓN DE LAS OPERACIONES QUIRÚRGICAS.

» TODO LO QUE SUPONGA UN SOBRESFUERZO PARA EL ESQUELETO, LAS RODILLAS Y LA PIEL RESULTARÁ MUCHO MÁS DAÑINO EN LOS DÍAS DE CAPRICORNIO QUE EN CUALQUIER OTRO DÍA.

» SI TIENES PREVISTA UNA OPERACIÓN RELACIONADA CON LOS HUESOS (ESPECIALMENTE EN LAS RODILLAS) O CON LA PIEL, Y PUEDES ELEGIR FECHA, EVITA LOS DÍAS DE CAPRICORNIO Y EL TIEMPO QUE TRANSCURRE DEL 21 DE DICIEMBRE AL 20 DE ENERO; ELIGE PARA ESTAS INTERVENCIONES EL PERIODO DE LUNA MENGUANTE.

Qué flota en el aire en Capricornio: el carácter del día es frío y terroso, el color es el verde y la energía invita a un trabajo tenaz y serio, con la cabeza muy clara. Incluso en días de verano calurosos no encontrarás realmente desagradable el calor y te refrescarás rápidamente en la sombra.

En los días de Capricornio pueden sentirse con especial intensidad las molestias en la estructura ósea en general y en las rodillas en particular. Quien en estos días tenga que subir muchas escaleras seguro que lo notará por las noches. Como ocurre con los días de Sagitario, si no estás en forma o eres principiante, no debes realizar largas excursiones por la montaña ni nada que se le parezca. Los deportistas con problemas de menisco no deberían forzarse en este periodo. Sin embargo, las compresas en las rodillas y las friegas que se apliquen en estos días resultarán muy beneficiosas. En cuanto al resto de los huesos y las articulaciones, es el momento propicio para realizar estiramientos suaves, que no deberían faltar en ninguna sesión de entrenamiento y que deberían complementar toda actividad deportiva.

Una sangría realizada en el vigésimo tercer día después de la luna nueva (¡cuenta correctamente! Ver la página 105) es especialmente favorable para toda la estructura ósea y muy apropiada como medida terapéutica para cualquier enfermedad relacionada con huesos y articulaciones, como el reúma, la esclerosis múltiple, la artrosis, etc.

Los días de Capricornio son también muy apropiados para aplicar cualquier tratamiento de *cuidado de la piel* o cualquier terapia orientada a las enfermedades cutáneas. Numerosos trastornos y desequilibrios internos se reflejan en primer lugar en el estado de la piel. Este tema es tan vasto e importante que hablaremos de él con detalle en la página 109.

Problemas en la columna vertebral

Lo que puedes hacer: hoy en día casi un 90% de los escolares padecen algún tipo de problema en la columna vertebral (desde el punto de inserción de la cabeza hasta el arco plantar). ¿Por qué? Eso deberíamos preguntárselo a quienes programan un sistema escolar que obliga a los niños a permanecer sentados durante mucho tiempo en malsanos instrumentos de tortura durante los años más importantes de su desarrollo corporal. Durante todo ese tiempo la columna adquiere una posición torcida y deformante. Como los daños se hacen patentes mucho más tarde, los colegios se limitan a lavarse las manos y obviar responsabilidades. Puesto que el tema de las *lesiones de la columna* es tan importante, hablaremos de él con detalle en la página 128.

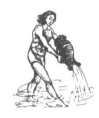

Luna en Acuario: piernas

La energía de los días de Acuario actúa sobre las piernas y las articulaciones de los tobillos, y la sienten sobre todo aquellos que tienen que permanecer de pie durante mucho tiempo.

» LO QUE PUEDAS HACER EN BENEFICIO DE LAS PIERNAS (YA SEA PREVENTIVO O CURATIVO) RESULTARÁ DOBLEMENTE EFECTIVO DURANTE LOS DOS O TRES DÍAS DE ACUARIO, CON EXCEPCIÓN DE LAS OPERACIONES QUIRÚRGICAS.

» TODO LO QUE SUPONGA UN SOBRESFUERZO PARA LAS PIERNAS RESULTARÁ MUCHO MÁS DAÑINO EN LOS DÍAS DE ACUARIO QUE EN CUALQUIER OTRO DÍA.

» SI TIENES PREVISTA UNA OPERACIÓN RELACIONADA CON LAS PIERNAS, Y PUEDES ELEGIR FECHA, EVITA LOS DÍAS DE ACUARIO Y EL TIEMPO QUE

TRANSCURRE DEL 20 DE ENERO AL 18 DE FEBRERO; ELIGE PARA ESTAS
INTERVENCIONES EL PERIODO DE LUNA MENGUANTE.

Qué flota en el aire en Acuario: la principal característica de los días
de Acuario es el aire puro. La mente tiende a trabajar de forma desor-
denada. Se presta más atención a los pensamientos intuitivos y no se
toleran las ataduras, ni siquiera las imaginarias. El color es el azul claro;
para los tobillos, el azul oscuro.

En Acuario no es raro que surjan inflamaciones de las venas (flebitis). Si dispones de tiempo, reserva un buen rato para poner los pies
en alto y darte un ligero masaje con un ungüento (de consuelda o algo
similar). En estos días, quien sea propenso a las varices no debería estar
mucho tiempo de pie. Incluso callejear un poco más de lo normal en
un día de Acuario puede acarrear molestias que arruinarán el paseo.
Como ya sabrás, tu propia saliva es muy especial. No solo sirve para
aliviar los ojos cansados, también puede ser de ayuda para las piernas:
por las mañanas en ayunas frótate con un poco de saliva la parte trasera
de las rodillas y date un suave masaje de abajo hacia arriba. Eso estimu-
lará el flujo de energía.

Varices

Invitación mental a las varices: «No me encuentro especialmente bien
donde estoy, pero no tengo valor para ponerme en marcha y cambiar
la situación»...

Los dolores que produce quedarse inmóvil, atrapado en una situación asfixiante y enquistada, a veces nos resultan más soportables que
el miedo que nos provoca la idea de ponernos en marcha para modificar la situación. En la sociedad actual muchas de estas situaciones son
consideradas como algo «normal», y muchas personas han aprendido
a soportarlas sin ni siquiera cuestionárselas. ¿Cómo se consigue el valor
para dar un paso hacia la libertad en contra de todos los buenos consejos que vienen de fuera? Muy sencillo: asumiendo el hecho de que
debes vivir tu propia vida y que nadie en el mundo merece vivir como
un esclavo obediente. Ayudar y servir, sin embargo, es algo totalmente

distinto. Ayudar a otros da sentido a nuestras vidas, seamos o no conscientes de ello. La decisión sobre a quién servir solo debería depender de nuestro libre albedrío.

Lo que puedes hacer: las varices son síntoma de una mala circulación. A menudo se desencadenan por estar mucho tiempo de pie y por debilidad del tejido conjuntivo. Pero también un desplazamiento de la quinta vértebra lumbar puede acarrear trastornos circulatorios, pies fríos, debilidad en los tobillos y calambres en las pantorrillas.

Las operaciones de varices siempre deben realizarse en luna menguante. Evita los días de Capricornio, Acuario y Piscis. ¡Sobre todo los de Acuario! Si alguien se opera de varices en Acuario con luna creciente, lo mejor que puede hacer es quedarse en la cama a observar cómo vuelven a desarrollarse. En cambio, si se elige una fecha adecuada, ya no volverán y la cicatrización será rápida y leve. Utiliza las cremas indicadas, y extiéndelas siempre en dirección a la rodilla, dándote un masaje muy cuidadoso. Son mucho más efectivas las friegas en luna creciente, pues la piel absorbe mucho mejor la crema.

En caso de inflamación de las venas (flebitis), nunca se deben utilizar ventosas, ya que se corre el riesgo de obstrucción vascular (embolia). Seguro que lo has leído y escuchado miles de veces: el *ejercicio* es una de las medidas preventivas más efectivas contra las varices.

Calambres en las pantorrillas

Lo que puedes hacer: una de las causas más comunes de los calambres nocturnos en las piernas es la falta de magnesio, que se puede resolver con una alimentación adecuada o con píldoras de dicho mineral. Como medida de urgencia, se pueden estirar al máximo los talones y doblar hacia arriba los dedos de los pies. El licopodio es un muy buen relajante muscular. Las mujeres embarazadas que sufren frecuentes calambres nocturnos pueden rellenar un cojín con esta planta y colocarlo a los pies de la cama. Da muy buenos resultados (¡ojo, el licopodio es una planta protegida!; cómprala en comercios especializados). A veces, los calambres se dan en los dedos de los pies y en los metatarsianos: un buen quiropráctico puede solucionar el problema.

Luna en Piscis: pies

Con Piscis concluye la órbita de la luna alrededor del zodíaco; luego empieza un nuevo ciclo desde el principio. Aries comenzó con el efecto de su energía sobre la cabeza; Piscis lo termina con el efecto de su energía sobre los pies.

» TODO LO QUE PUEDAS HACER EN BENEFICIO DE LOS PIES (YA SEA PREVENTIVO O CURATIVO) RESULTARÁ DOBLEMENTE EFECTIVO EN LOS DOS O TRES DÍAS DE PISCIS, SOBRE TODO SI SE TRATA DE UN MASAJE DE REFLEXOTERAPIA PODAL, CON EXCEPCIÓN DE LAS OPERACIONES QUIRÚRGICAS.

» TODO LO QUE SUPONGA UN SOBRESFUERZO PARA LOS PIES RESULTARÁ MUCHO MÁS DAÑINO EN LOS DÍAS DE PISCIS QUE EN CUALQUIER OTRO DÍA.

» SI TIENES PREVISTA UNA OPERACIÓN RELACIONADA CON LOS PIES, Y PUEDES ELEGIR FECHA, EVITA LOS DÍAS DE PISCIS Y EL TIEMPO QUE TRANSCURRE DEL 18 DE FEBRERO AL 20 DE MARZO; ELIGE PARA ESTAS INTERVENCIONES EL PERIODO DE LUNA MENGUANTE.

Qué flota en el aire en Piscis: el carácter de los días de Piscis es frío y húmedo; el color, el blanco azulado. Las fuerzas difuminan la silueta de los acontecimientos, y solo podremos ver con claridad la cruda realidad si la observamos entre bastidores. Algunos puntos de vista muy estrictos pueden irse al traste en Piscis. Si planeas una excursión en un día de Piscis, no olvides llevar el impermeable y no sentarte en el suelo. La tierra nunca llega a secarse.

Los días de Piscis afectan a una zona del cuerpo relativamente pequeña (los pies y sus dedos), pero no la subestimes por el tamaño. De hecho, esta zona es más complicada de lo que parece.

Todo lo que penetre en el cuerpo durante esos días tiene un efecto más intenso de lo habitual (nicotina, alcohol, alimentos, medicamentos, etc.). Una juerga en los días de Piscis, aunque los invitados consuman las cantidades habituales de alcohol, tendrá como resultado terroríficas resacas.

No se sabe muy bien a qué se debe este fenómeno. Quizá a que los pies alojan los extremos de todos los meridianos del cuerpo, ya que prácticamente cualquier zona corporal, o cualquier órgano, se puede curar, o recibir un estímulo preventivo, con solo tocar y activar determinados puntos de los pies. A esta técnica se la denomina reflexología podal y cualquier experto puede sernos de verdadera ayuda. En la página 144 hablaremos más detalladamente del tema. Los días de Piscis son ideales para esas prácticas.

Estos días de Piscis son perfectos para tratar con éxito las verrugas en los pies (¡sin embargo, no debes someterte a ninguna operación que afecte a esa zona!). Para las verrugas, es imprescindible que te decantes por la luna menguante. En caso de luna creciente, podría suceder que, tras el tratamiento, te encuentres con cinco verrugas donde antes había tres. Y no olvides que en estos días no debes orear la ropa de cama en el alféizar de la ventana o en el balcón, porque quedará impregnada por la humedad (esto va dirigido sobre todo a aquellos que padecen reumatismo y se refiere en especial a los edredones de plumas).

Callos/durezas

Invitación mental a los callos y las durezas: «¿Qué por qué me aferro a esas experiencias tan dolorosas? Bueno, yo no soy rencoroso, pero... (y aquí siguen miles de razones)»...

Nadie está libre de la ira, el dolor y la tristeza, o de pensamientos rencorosos cuando sufre alguna desgracia o agravio. Pero ¿cómo lo abordas? ¿Coleccionas y acumulas experiencias negativas hasta el punto de que te aplastan y te hacen percibir el presente —por muy grato que sea— a través de unas gafas negras? ¿O las aceptas tal y como son: experiencias que te quieren mostrar algo sobre *ti* mismo, que te hacen aprender y crecer y a las que puedes despedir sin arrepentimiento ni sentimiento de venganza para abrirte al nuevo día? La elección es solo tuya.

Lo que puedes hacer: los callos y las durezas pueden indicar la existencia de un foco infeccioso en los dientes. Quien conozca las zonas reflejas de los pies podrá leer en los abultamientos duros, en la planta o en los dedos, las distintas partes del cuerpo u órganos que se encuentran especialmente afectados.

Colócate en la zona afectada un parche especial para callosidades, en luna menguante durante el signo de Acuario, y retíralo tras el siguiente periodo, correspondiente al signo de Piscis (pasados cuatro o cinco días). Para prevenir callos y dolores de pies, no debes estrenar nunca zapatos en Capricornio o Acuario.

Verrugas plantares

Invitación mental a las verrugas plantares: «¡Todo está estancado! Mire donde mire, no encuentro ninguna alternativa que me pueda asegurar un futuro mejor»...

Si no sabes el camino que debes escoger, quizá no has asimilado bien determinadas experiencias y lecciones del pasado. Visto de esa manera, la pregunta no es: «¿Hacia dónde debo ir?», sino mejor: «¿Qué vías de escape tengo a mi disposición? ¿Qué camino me permite seguir en pos mis sueños?». Cuando deje de escapar de mí mismo, mire a mi realidad directamente a los ojos y acepte lo que vea, la alternativa para el futuro se abrirá por sí misma, sin tanta cavilación.

Lo que puedes hacer: durante la luna menguante, el ajo puede ser un excelente aliado para eliminar las dolorosas verrugas de las plantas de los pies. Haz un agujero en una tirita o en un trozo de cinta de esparadrapo y colócala de forma que la verruga quede al aire. Parte por la mitad medio diente de ajo fresco, fíjalo con otra tirita sobre la verruga y déjalo así durante toda la noche. Por las mañanas, si es posible después de la ducha, quítatelo y repite la operación por las noches con un nuevo diente fresco. Termina el proceso en luna nueva. Poco a poco la verruga se irá oscureciendo y acabará por caer.

Con esto concluye el círculo de los influjos de los ritmos lunares. Con esta información podrás, en el transcurso de un mes, darle a tu cuerpo (de la cabeza a los pies) exactamente lo que necesita, poniendo especial atención en las zonas que se hallen bajo influencias concretas. En realidad es muy sencillo seguir las pautas: Aries, no forzar demasiado a la cabeza; Tauro, no salir sin bufanda en los días frescos y no operarse de las muelas del juicio, y así sucesivamente hasta llegar a Piscis, la mejor época para los baños de pies y los tratamientos de reflexología podal.

Un detalle más sobre la aplicación del canon de los ritmos lunares en tu vida cotidiana: a menudo nos encontramos con personas cuyas vidas transcurren dominadas por el miedo. Son individuos que, probablemente, después de la lectura de este libro, se negarán a salir de casa durante los días de Leo por temor a forzar su corazón o sobrecargar su sistema circulatorio. Puede que otros lectores se sientan agobiados y se digan a sí mismos: «¡Más pautas a las que *debo adaptarme* para no enfermar!». Quien piense así es que no nos ha entendido en absoluto. Por supuesto que no está en nuestras manos impedir a nadie que maneje esta información de forma obsesiva. Pero esa posibilidad tampoco debe cohibirnos a la hora de decidirnos a publicar este libro, como a veces nos han insinuado. A nadie se le ocurriría prohibir la sal porque en grandes dosis y a largo plazo puede llegar a ser mortal. Nadie prohíbe los cuchillos de cocina por el mero hecho de que podrían utilizarse en actividades menos inofensivas.

Confiamos en tu valor para asumir tu responsabilidad y en tu capacidad para utilizar este libro de acuerdo con su verdadero objetivo: ayudarnos a mantenernos sanos de manera natural.

Para finalizar este viaje a través del cuerpo, debemos referirnos a un hombre para quien la alegría de vivir no era un objetivo, sino algo natural, que disfrutaba cada día como si fuera el primero y el último y que en una ocasión dijo: «Cuando mi pipa deje de echar humo, me moriré al cabo de tres días». Y así sucedió... después de ochenta y nueve años de vida.

Ese hombre fue el abuelo de la coautora de este libro. Y tenemos mucho que agradecerle. En la página 318 encontrarás su retrato.

3. De las sangrías a los dientes

En las próximas páginas queremos completar nuestra aportación. Nos hemos ido dejando algunos temas en el tintero, bien por no alargar la sección correspondiente o bien porque merecen su propio apartado. Todas las cuestiones que aquí aparecen se basan en la observación y en muchos años de experiencia, así como en la aún vigente sabiduría transmitida de generación en generación, que en la práctica diaria ha quedado demostrada.

Ganar a base de perder: la sangría

Que nuestra sangre es una savia muy especial es algo que se sabe no solo desde que los manuales de medicina describieron sus características. Desde el transporte de oxígeno y nutrientes hasta la desintoxicación, pasando por la transmisión de información a través de las hormonas, hasta la desintoxicación, la sangre realiza un maravilloso abanico de misiones fundamentales para conservar la vida. Puede que esa multiplicidad sea el motivo por el que nos corre un escalofrío por la espalda al verla fluir en la herida abierta de la rodilla de un niño o en películas de terror; le tenemos tanto respeto que la mayoría de las madres corren de inmediato a coger una tirita en cuanto su hijo se hace un pequeño rasguño. En la mayoría de los casos se trata de una reacción desmesurada, pues esa tirita impide la autolimpieza que conlleva una ligera hemorragia. El cuerpo sabe perfectamente lo que tiene que hacer para arreglárselas en semejantes circunstancias. Nuestra mente, sin embargo, aprende el miedo de la madre y lo reproduce cuando el cuchillo del pan se va por mal camino. Este temor a menudo es infundado puesto que el cuerpo humano puede renunciar sin problemas a gran cantidad de sangre, y eso lo sabe cualquiera que haya sido donante.

Una sangría bien practicada es una pérdida consciente de sangre: sirviéndose de un bisturí especial o una aguja intravenosa, el terapeuta realiza una pequeña herida en la vena de una persona o un animal (en el caso de las personas la mayoría de las veces se hace en la parte interior del codo) por la que puede fluir libremente la sangre. Después de un determinado tiempo (dependiendo de la cantidad o el color de la sangre), se da por terminada. ¿Por qué este antiguo y acreditado método no se enseña en las universidades de medicina como método válido de curación?

En algunos casos sucede que un conocimiento milenario en el campo de la curación ha quedado tan relegado al olvido que cuando se redescubre puede que sea necesario inventar una nueva palabra para definirlo; así ha ocurrido en el caso de los biorritmos humanos (ver la página 215).

O bien puede ocurrir que un saber ancestral, una metodología ensayada y acreditada, se haya labrado, por cualquier motivo, tan mala reputación que aunque su nombre no se haya hundido en las sombras de la Historia, hoy en día quiere decir lo contrario de lo que en realidad significaba, como es el caso de las sangrías. «El equipo sufrió una sangría: la mitad de sus jugadores se marchó a otros clubs»: este titular, o algo parecido, se puede leer en cualquier periódico deportivo. En la actualidad el término *sangría* tiene el sentido de desangrado, debilitamiento, merma, incluso matanza. Nada está más lejos de la realidad cuando se habla de una auténtica sangría, o sea, de una insignificante pérdida de sangre practicada de forma intencionada.

Este método curativo utilizado con éxito desde hace milenios se considera hoy en día como una curiosidad de curanderos medievales que incluso ha llevado a muchos a la muerte. ¿Por qué este cambio de opinión? Solo podemos intuir los motivos. Seguro que uno de los principales es, como en el caso de los ritmos lunares, que no se sabe *por qué* funciona tan bien. ¿Por qué motivo unas pocas gotas de sangre (unos 100 ml, una quinta parte de la cantidad que nos extraen cuando donamos) tienen un efecto tan saludable, un efecto que no se explica desde la física o la química? Nosotros tenemos algunas sospechas que afectan al mecanismo interno de su efecto, pero no nos queremos entretener con especulaciones. En lugar de eso, deberías hacerte esta otra pregunta: ¿por qué debemos renunciar a este valioso método curativo solo porque no seamos capaces de dar con la respuesta? Nuestra experiencia demuestra que funciona.

Otro posible motivo de su total desprestigio es que en tiempos pasados se la utilizaba a menudo como último recurso, cuando la persona estaba manifiestamente al borde de la muerte. De hecho la experiencia en relación a las sangrías era tan positiva que el razonamiento era así de sencillo: si una sangría no servía de ayuda, ya no había nada que hacer. Los médicos muy celosos o los parientes angustiados exageraban en su pánico las bondades del método y hacían sangrar al paciente varias veces sin tener en cuenta los principios y reglas del método, que, como podrás ver, son de una importancia vital. Pero, frente a un estado de emergencia, ¿quién se para a preguntar si es el momento adecuado?

Hoy en día son muchas las personas que, por sus propios prejuicios ante la información o por cortedad de miras, prefieren aferrarse al hecho de que mucha gente entregó su alma después de una sangría de emergencia, antes que reconocer que la sangría fue, en muchas ocasiones, la única y última medida para salvar una vida. Una sangría que cura y salva vidas se olvida al cabo de unos pocos días, mientras que otra que no surte el efecto deseado se queda muy grabada en la memoria, sobre todo cuando se está a la caza de culpables. O cuando se quieren obtener pruebas de que este método «pasado de moda» no sirve para nada. Quien no acepta su destino siempre se dedicará a buscar y encontrar responsables porque así se siente más cómodo. Y de esa forma puede desacreditar algo que ha funcionado durante milenios.

La buena noticia es que, a pesar de todo, hoy en día existen muchos (sobre todo numerosos veterinarios, tal y como admiten extraoficialmente) que conocen la capacidad de una sangría para curar y salvar a personas gravemente enfermas, y especialmente a animales, que han recobrado la salud después de practicársela —algunos de ellos, afectados por enfermedades consideradas como incurables, tras ser tratados regularmente por sus veterinarios con sangrías, se han curado por completo—. El problema es que los profesores universitarios *no deben de saberlo*...

Un tercer motivo para el descrédito de las sangrías es el hecho de que la *metodología y el momento idóneo son factores decisivos* para conseguir el éxito. Quien no tenga en cuenta todos y cada uno de los elementos de la metodología, así como el momento idóneo, transformará el efecto de la sangría en algo totalmente superfluo o, en el peor de los casos, en un tratamiento dañino que debilite el cuerpo. ¡Sin el conocimiento exacto del método, la sangría se convierte en una ruleta rusa! Posiblemente sea ese el motivo por el que, en sus albores, el arte de la sangría fuera una ciencia secreta, transmitida exclusivamente de persona a persona, a veces oralmente y otras veces por escrito. Hay que asegurarse de que todo se hace de manera correcta y responsable y que se realiza en el momento adecuado, con excepción de los casos urgentes, cuyo momento no se puede prever ni buscar.

Hasta hace poco aún existían algunos textos en latín, la lengua que utilizaba la iglesia, sobre la ejecución correcta de las sangrías. Con la adopción del latín la iglesia pretendía proteger bajo su manto los conocimientos médicos oficiales para de este modo, ejerciendo sus poderes absolutos, permitir solo la divulgación de determinados fragmentos, ya fuera porque no consideraban al pueblo plenamente maduro o porque el conocimiento era demasiado peligroso (para las personas o para la continuidad de la iglesia).

Nos complace enormemente poder transmitir a la opinión pública los conocimientos sobre las sangrías y sus poderes curativos. Ha llegado el momento. Y esta divulgación supondrá un gran enriquecimiento para nuestra ciencia médica, ya que:

QUIEN TENGA EN CONSIDERACIÓN LAS REGLAS Y EL MOMENTO IDÓNEO PARA LA PRÁCTICA DE UNA SANGRÍA SE HABRÁ HECHO CON UNO DE LOS MÉTODOS MÁS EFICACES EN CUANTO A LA PREVENCIÓN Y LA CURACIÓN, LA DESINTOXICACIÓN Y LA DESCONTAMINACIÓN. ¡ALGO MUY ÚTIL Y ALTAMENTE BENEFICIOSO PARA GRAN CANTIDAD DE PROBLEMAS FÍSICOS Y PSÍQUICOS!

¿Bajo qué circunstancias se puede considerar que una sangría es la elección correcta, ya sea como medida única o bien acompañando a otra terapia más amplia? ¿En qué enfermedades puede procurar un alivio o una curación completa?

Para todas las personas sanas, entre los treinta y cinco y los setenta y siete años, una sangría practicada una vez al año por profesionales es una excelente medida preventiva y desintoxicante. La «sangre mala», los niveles altos de colesterol, las alergias (que en ocasiones son un signo de intoxicación de la sangre en su sentido más amplio), el cansancio crónico y los estados de fatiga, el reúma, la depresión, los problemas mentales de todo tipo y la hipertensión son trastornos y desequilibrios que pueden verse afectados favorablemente por una sangría. Se podrían enumerar muchísimos más casos.

La palabra clave es *desintoxicación*. Allí donde una desintoxicación de la sangre tiene un efecto curativo o preventivo, una sangría puede suponer en muchos casos una ayuda rápida y muy eficaz. Igualmente es muy oportuna cuando se trata de *descontaminar* el cuerpo. En la página 289 explicaremos con más detalle las correlaciones exactas.

La praxis de la sangría

El efecto favorable de una sangría depende en gran medida de que se practique en el momento adecuado y respetando algunas reglas básicas. Por este motivo, quisiéramos poner el mayor énfasis en las siguientes recomendaciones, tanto si eres el paciente como el médico o el naturópata:

» La regla más importante: ¡la sangre debe fluir libremente por la vena! No debe extraerse a la fuerza ni impedir su flujo. Si la sangría se realiza en una vena de la parte interior del codo, habrá que ceñir el brazo con una goma, igual que se hace en una extracción normal de sangre.

» La cantidad de sangre extraída debe estar entre los 80 y los 150 ml (más o menos el tamaño de un tarro de yogur). Si se observara en ella un leve cambio de color, se deberá interrumpir la sangría, independientemente de la cantidad que se haya extraído.

» La sangría debe hacerse siempre en ayunas, sin importar la hora del día.

» Para una prevención y desintoxicación general, debe realizarse como mucho una vez al año (mejor en primavera) y entre los treinta y cinco y los setenta y siete años de edad. Si el paciente está enfermo o se trata de un caso de urgencia, los límites de edad van de los veintiocho a los ochenta y cuatro años.

» Durante la sangría el ambiente es un parámetro muy importante: se debe estar relajado y tranquilo, para permitir que la sangre fluya y se lleve consigo todo lo que se quiere eliminar. Sin presión, estrés ni agitación.

Los médicos y terapeutas especializados saben qué venas son las adecuadas para practicar una sangría. Por regla general, son aptas las mismas venas de los brazos que se utilizan para una extracción normal o para una donación de sangre. En el caso de una sangría preventiva, en los hombres se debe utilizar el brazo derecho y en las mujeres el izquierdo.

Hay veces en que una sangría puede tener efectos secundarios leves. Uno de ellos es una mayor sensibilidad a la luz durante los dos o tres días posteriores. En ese tiempo no te expongas directamente a los rayos solares y lleva siempre gafas de sol, no te esfuerces demasiado ni corporal ni mentalmente, no comas nada que sea demasiado fuerte y

evita consumir productos lácteos o cualquier otro alimento que estimule las glándulas mucosas. Durante dos o tres días no comas alimentos a
los que no estés acostumbrado.

El momento idóneo

Para la sangría y sus correspondientes efectos hay días buenos y
días malos. ¡Si se practica en días malos, su acción es debilitadora para
todo el cuerpo! Si consultas la tabla que aparece más adelante, te darás
cuenta de que el momento idóneo es de una importancia fundamental, pues hay ocasiones en que los días buenos y malos se suceden unos
a otros o se alternan.

Para poder cumplir las reglas estrictamente, debes averiguar primero el día y la hora exactos de la última luna nueva. Ambas informaciones aparecen en los calendarios que se incluyen al final de este
libro. El día de luna nueva se calcula de la siguiente forma:

SI LA ÚLTIMA LUNA NUEVA ENTRÓ ANTES DE LAS 12:00 (13:00 HORAS EN
VERANO), EL DÍA DE LUNA NUEVA SE CUENTA COMO DÍA 1, EL SIGUIENTE COMO
DÍA 2, ETC.

EJEMPLO: JUEVES, 16/09/1993, LUNA NUEVA A LAS 04:11 HORAS. ESE
JUEVES ES EL DÍA 1, EL VIERNES 17/09/1993 ES EL DÍA 2, Y ASÍ SUCESIVAMENTE.

SI LA ÚLTIMA LUNA NUEVA ENTRÓ DESPUÉS DE LAS 12:00 (13:00 HORAS
EN VERANO), EL DÍA DE LUNA NUEVA SE CUENTA COMO DÍA 0, EL SIGUIENTE ES
EL DÍA 1, Y ASÍ SUCESIVAMENTE.

EJEMPLO: SÁBADO, 13/11/1993, LUNA NUEVA A LAS 22:35 HORAS. ESE
SÁBADO ES EL DÍA 0 Y EL DOMINGO 14/11/1993 ES EL DÍA 1.

¡Importante! Comprobarás que a veces coinciden el día 30 y el
siguiente día de luna nueva. Si esa luna entra antes de las 12:00, el día
30 se contará de nuevo como día 1. Dicho con otras palabras: ¡la cuenta empieza siempre con la luna nueva!

Aun cuando la hora de entrada de la luna nueva esté cerca de las
12:00, la validez de las indicaciones relativas al efecto de las sangrías
no varía en absoluto.

EJEMPLO: LUNA NUEVA A LAS 11:58 HORAS: día 1. Luna nueva a las
12:02: día 0.

Si ya has averiguado el día 1 según estas instrucciones, ahora puedes dirigirte a la tabla siguiente para localizar qué día después de la luna nueva es el adecuado para practicar una sangría. A continuación de algunos días aparece, entre paréntesis, para qué es especialmente indicado realizar una sangría en esa fecha.

¡Las donaciones de sangre no son una sangría! El efecto sobre el organismo es mucho más débil, tanto para bien como para mal. Sin embargo, la tabla explica por qué en ciertos días posteriores al procedimiento el donante se siente rejuvenecido mientras que en otras ocasiones y circunstancias le invade un cansancio que dura bastante tiempo. Nuestro consejo a todos los servicios de donación de sangre: sería muy útil en favor de la calidad de la sangre donada desechar los primeros 50 ml. Este consejo no contradice en forma alguna el hecho de que la autohemoterapia se pueda aplicar con éxito para aliviar un gran número de dolencias. Y esto se debe a que la primera sangre extraída alberga la información del trastorno físico que se padece, de modo que cuando se la vuelve a introducir en el cuerpo del paciente, produce, por vías homeopáticas, la contrarreacción adecuada (ver la página 136).

Tabla de sangrías

Día 1	malo	
Día 2	malo	
Día 3	malo	
Día 4	muy malo	
Día 5	malo	
Día 6	bueno	(actividad renal)
Día 7	malo	
Día 8	malo	
Día 9	malo	
Día 10	malo	
Día 11	bueno	(anorexia nerviosa)
Día 12	bueno	(para todo el cuerpo)
Día 13	malo	
Día 14	malo	
Día 15	bueno	(anorexia nerviosa)
Día 16	muy malo	
Día 17	muy bueno (¡contar con precisión!)	
Día 18	bueno	(para todo el cuerpo)
Día 19	malo	
Día 20	malo	
Día 21	bueno	(para todo el cuerpo)
Día 22	muy bueno	
Día 23	bueno	(para el esqueleto, en casos de esclerosis múltiple y reumatismo)
Día 24	bueno	(para los pulmones y en casos de asma)
Día 25	bueno	
Día 26	bueno	(para la hipertensión, contra la fiebre)
Día 27	muy malo	
Día 28	bueno	
Día 29	malo	
Día 30	malo	

Días malos a lo largo del año

En algunos días del año los especialistas deberían abstenerse de practicar sangrías, independientemente del resultado deducido de la cuenta que se haya hecho a partir de la última luna nueva. Son los denominados *días adversos*, que también juegan un papel muy importante tanto en la agricultura como en la horticultura y la jardinería (ver nuestro libro *Von richtigen Zeitpunkt,* «La influencia de la luna»). En la siguiente tabla aparecen los días en los que una sangría resultaría desfavorable.

Mes	Día							
Enero	2	3	4	18				
Febrero	3	6	8	16				
Marzo	13	14	15	29				
Abril	19							
Mayo	3	10	22	25				
Junio	17 (muy malo)			30				
Julio	19	22	28					
Agosto	1 (muy malo)			17	21	22	29	
Septiembre	21	22	23	24	25	26	27	28
Octubre	3	6	11					
Noviembre	12							

Hoy en día gran cantidad de terapeutas, y también médicos, vuelven a confiar en las sangrías. Conocer el momento adecuado y la metodología exacta es un excelente plus para estos valerosos pioneros. Si piensas que una sangría te puede beneficiar, no tienes más que preguntar hasta que encuentres a un terapeuta competente que las practique. Si presta la debida atención a las importantes reglas que hemos detallado, nada puede ir mal.

Para la piel y el cabello

«Lo siento a flor de piel» es una frase hecha que demuestra, entre muchas otras, lo unidos que se encuentran el estado de nuestra piel y nuestro estado de ánimo (y de salud, en general).

Casi todos los trastornos orgánicos internos y los estados de intoxicación y envenenamiento, así como los problemas sanguíneos y circulatorios, pueden hacerse perceptibles en la superficie de nuestro cuerpo. Como si se tratase de una ventana, los trastornos nos miran a través de la piel. No hay grano, por pequeño que sea, que unos ojos expertos (los de un acupuntor, por ejemplo) no sepan identificar y relacionar, por el lugar donde ha aparecido, con el órgano que se encuentra afectado.

Si sufres cualquier tipo de problema en la piel —algo bastante habitual en nuestros días—, lo primero que debes hacer es investigar y tratar los verdaderos motivos subyacentes. Las explicaciones científicas no son determinantes para el médico naturópata. Para él lo importante es saber si la causa de la lesión viene de fuera (por ejemplo, parásitos) o de dentro. El mal de fondo debe tratarse exactamente igual que la propia alteración epidérmica. Las curas de desintoxicación como tratamiento concomitante (ver la página 140) pueden acabar con gran cantidad de trastornos de la piel.

Trastornos y enfermedades de la piel
Abscesos

Como si fuera un pequeño volcán, de repente se abre un absceso y nos habla de injurias y agravios que uno mismo no quiere confesarse.

Para el tratamiento de un absceso resultan muy efectivas las hojas de tusilago. Lo ideal es recogerlas en luna creciente y secarlas en luna menguante. Coloca las hojas en una cazuela esmaltada, vierte un poco de agua sobre ellas, hierve la mezcla y déjala reposar. Incluso puede bastar con cocerlas un poco al vapor.

Coloca ahora las hojas, calientes en la medida de lo razonable (no se trata de quemarse), sobre el absceso y repite el procedimiento mientras puedas tolerarlo. La duración de la aplicación puede ser de dos a tres horas, aunque algunos prefieren toda la noche. En luna menguante el absceso se abrirá fácilmente y después se curará muy deprisa. Para favorecer la cicatrización, deja de consumir vinagre durante algún tiempo.

Acné

Es frecuente que los jóvenes sufran de acné durante la pubertad, y a menudo es el resultado de no sentirse aceptados y de no saber cómo lidiar con sus nuevas sensaciones físicas. Y eso no debería sorprendernos ya que los propios adultos son ejemplo de la falta de naturalidad frente al propio cuerpo y la sexualidad.

Si el acné solo se trata desde «fuera», no se desarraiga el motivo. Haz una cura depurativa con ortigas, como se describe en el apartado de la desintoxicación (página 140). Las hojas de nogal o las raíces de diente de león son excelentes para limpiar las impurezas del rostro. Ponlas en agua fría durante doce horas. A continuación cuélalas y utiliza el agua, templada o fría, para lavarte la cara.

Alergias

Es muy importante que los alérgicos se observen a sí mismos atentamente: «¿Qué pensamientos, qué alimentos, el polen de qué plantas, qué materiales me provocan la alergia? ¿Con qué he tenido contacto antes de que se produjera el ataque?». En muchos casos la cólera (reprimida o abiertamente expresada) puede ser el detonante de su aparición: «¡Soy alérgico a esa persona!».

Por regla general, en el caso de alergia es fundamental fortalecer la capacidad inmunitaria. La depuración de la sangre y la estimulación de todos los órganos intoxicados –riñones, vejiga, vesícula biliar, intestino, bazo y sistema linfático– son de gran ayuda. Son también muy recomendables las sangrías y, particularmente, la reflexología podal. Hay que beber mucho, sobre todo entre las tres y las siete de la tarde, y no consumir albúmina animal (¡principalmente la de los huevos!). Una antigua ley no escrita dice que los niños, en especial los varones, no deberían tomar clara de huevo antes de cumplir los cinco años.

Los alérgicos deberían leer atentamente la siguiente parte, relativa a la alimentación saludable, pues los alimentos alérgenos no actúan todos los días con la misma intensidad. Con el calendario lunar podrás identificar qué influencia ejercerá la propiedad nutritiva del día y con qué fuerza actuará una sustancia desencadenante de alergia según el día.

Los colorantes aplicados a nuestras prendas de ropa actúan a menudo como desencadenantes de las alergias; también los pesticidas, los metales pesados y aproximadamente unos tres mil materiales utilizados en la construcción, así como los residuos de jabones y detergentes. Lava a conciencia cualquier prenda de ropa que te compres, no la uses antes de un primer lavado, y es preferible que ese primer lavado lo hagas en luna menguante. La ropa queda especialmente limpia, los detergentes se eliminan casi por completo y la suciedad de todo tipo se desprende más fácilmente (en especial durante los días de los signos de agua, sobre todo en Piscis, pero también en Escorpio o en Cáncer).

Naturalmente, no siempre es posible esperar la luna menguante para lavar toda la ropa de una casa pero si puedes ajustarte al máximo, los resultados te sorprenderán. En luna menguante puedes utilizar menos detergente y no tendrás problemas de calcificación en la lavadora. Si encuentras algo de cal en el filtro, añade un poco de vinagre al agua.

Erupciones cutáneas

Las erupciones cutáneas o la urticaria son fáciles de tratar con hojas de nogal, llantén menor o manzanilla.

Sumerge en agua fría durante un día las hojas de nogal desmenuzadas, cuela el líquido y utilízalo para lavados o compresas. Puedes triturar el llantén menor y darte friegas y masajes con el jugo obtenido. También puedes preparar una infusión y usarla para lavados o compresas. La manzanilla es adecuada tanto para lavados como para compresas; si preparas la infusión con leche en lugar de agua, obtendrás mejores resultados. En el caso de erupciones purulentas, es mejor que uses hoja de nogal en lugar de manzanilla.

Herpes simple

El herpes simple aparece como reacción a los sentimientos de ira acompañados de miedo a reconocerlos. Los posibles desencadenantes son múltiples y diversos: determinados alimentos (colorantes, conservantes, etc.), el metal de los cubiertos, los bordes de vasos usados, el exceso de sol, etc. Obsérvate a ti mismo: ¿qué has hecho, pensado o sentido antes de que apareciera el herpes? A veces no te quedará más remedio que hacer un poco de trabajo de detective y seguirle la pista a tu caso.

La crema *Rescue* de la terapia floral de Bach puede ser de gran ayuda cuando aparecen los primeros síntomas. También dan buenos resultados la cromoterapia y la acupuntura.

Prurito

El prurito consiste en una comezón que suele aparecer sin modificaciones visibles en la piel. En algunos casos es un indicio de enfermedades hepáticas, agotamiento nervioso o debilidad senil. Por regla general, estos picores son una señal que emite el cuerpo cuando quiere desprenderse de materias contaminantes, pensamientos negativos o radiaciones. La eliminación de la auténtica causa profunda debería ser, pues, lo prioritario.

Todas las medidas depurativas resultan más efectivas en luna menguante (ver la página 140). Beber mucho entre las tres y las siete de la tarde favorece la desintoxicación del organismo. Durante la luna creciente aplícate cremas o ungüentos –prescritos o preparados por ti–, ya que es un momento favorable para la absorción de sustancias. Los lavados con agua caliente, casi hirviendo, a la que hayamos añadido previamente vinagre de manzana o bien una infusión de milenrama, pueden aliviar los síntomas.

Hongos

Si te dejas llevar por ideas obsoletas y conceptos anticuados, los hongos (en piel, pies y uñas), en todas sus formas, encontrarán en ti un fértil caldo de cultivo. Florecen con cada pensamiento nostálgico, los abonas cada vez que te aferras al ayer y los alimentas con el miedo a los cambios.

Los baños y lavados con agua salada son un remedio muy efectivo contra hongos persistentes (en piel y pies), pero resultarán más eficaces si los realizas en luna menguante. Las friegas de alcohol con hierbas suecas funcionan bien en luna creciente. En el caso de hongos en las uñas, lo mejor es que te las cortes y limes *los viernes* (¡incluso las sanas!). Acto seguido puedes empapar un bastoncillo de algodón en un tónico de hierbas suecas o en aguardiente de frutas y humedecer el lecho ungular y las tiras entre el borde de la uña y la cutícula. Hay que tener en cuenta que el amargo sueco tiñe de marrón las zonas humedecidas. No es demasiado estético pero sí muy efectivo.

Neurodermitis

La neurodermitis afecta sobre todo a niños que están bajo presión, en especial los que sufren una presión tácita, ejercida por unos padres que abiertamente no parecen exigirles demasiado, pero que de una manera subliminal les demandan un rendimiento intensivo y constante, y depositan en ellos expectativas exageradas.

Para aliviar este trastorno de la piel queremos revelarte una antigua receta muy efectiva, aunque quizá cuando la leas arquees las cejas: humedece la zona de piel afectada con la orina de un niño menor de dos años. Si no tienes uno cerca, puede servir tu propia orina. Este remedio también ayuda sorprendentemente en los casos de psoriasis y herpes zóster.

Lee además el capítulo «La ciencia de la buena ubicación» y tómate muy en serio los consejos que allí aparecen en relación con los espacios energéticamente negativos. Muchos enfermos de neurodermitis duermen o trabajan en zonas de turbulencias. Es necesario cambiar de sitio la cama (o la cuna) y hacerlo sin pérdida de tiempo, sobre todo en el caso de lactantes y niños pequeños.

Las caléndulas recogidas en Capricornio o en luna creciente y preparadas en forma de ungüento durante la luna menguante son un buen remedio contra la neurodermitis (se debe aplicar en luna creciente).

Verrugas

Un poco de odio por aquí, un poco de hostilidad por allá y ya tenemos el caldo de cultivo perfecto para que prosperen las verrugas. Independientemente del remedio que se vaya a utilizar, las verrugas, los lunares y las ampollas solo deben eliminarse o tratarse en la fase de luna menguante. ¡Si al llegar la luna nueva el tratamiento no ha surtido efecto, debes interrumpirlo de inmediato y volver a comenzar en la siguiente luna llena que haya! Las verrugas tratadas en luna creciente vuelven a aparecer incluso con mayor virulencia. ¡Los tratamientos o las operaciones realizadas en luna creciente pueden tener un efecto muy desfavorable!

La savia de la celidonia (que crece en todos los sitios, incluso en las ciudades) es un remedio garantizado contra las verrugas. Comienza el tratamiento el día de luna llena y a partir de ese momento frota a diario las verrugas con savia fresca de celidonia. Es suficiente con romper una hoja y la savia, de color naranja, surge del tallo quebrado. Continúa este tratamiento hasta la luna nueva aun cuando las verrugas ya hayan desaparecido. Ten mucho cuidado con la ropa, ya que las manchas son muy difíciles de eliminar.

Según una tradición muy antigua, también puedes partir una manzana por la mitad y frotar con ella la verruga. Luego tira la manzana, o mejor entiérrala. Cuando la manzana se haya podrido, también habrá desaparecido la verruga. Se trata de un método que, según nuestra propia experiencia, siempre ha funcionado.

También es un buen remedio —aunque no tan rápido como la savia de celidonia— frotar las verrugas con nuestra propia saliva por la mañana y en ayunas (ver el tratamiento para las verrugas plantares de la página 96).

Úlceras de decúbito

Hay dos remedios muy antiguos que no han perdido nada de su efectividad y que funcionan muy bien como preventivos contra las úlceras o escaras de decúbito: vierte agua en un recipiente, pon un huevo fresco dentro y colócalo todo debajo de la cama. O bien pon una piel de corzo encima del colchón. Los resultados hablarán por sí solos.

Cuidados de la piel y del cuerpo

Todos los consejos y recomendaciones dados hasta ahora en lo referente a la salud en general sirven igualmente de gran ayuda para mantener la piel sana y fortalecer el organismo desde dentro. El gran secreto para que los cuidados corporales y de la piel den resultado suele ser, la mayoría de las veces, la regularidad. Si además utilizas a tu favor las energías de las diferentes posiciones de la luna, el éxito estará prácticamente asegurado.

Limpieza profunda de la piel

Lo mejor es realizarla durante la luna menguante, sobre todo cuando se necesitan pequeñas intervenciones para corregir irregularidades, granos, asperezas, espinillas o similares. En luna menguante no suelen quedar cicatrices. La selección de productos limpiadores para el cutis es muy amplia, pero si eliges las hierbas debes decidir qué efectos concretos pretendes alcanzar: antiinflamatorio (consuelda, tusilago, etc.), astringente (orégano, llantén menor, centaura, etc.)... A partir de la página 203 encontrarás información sobre las diferentes hierbas y sus usos. Por otra parte, si lo que quieres es que determinadas sustancias penetren y se mantengan en la piel, como por ejemplo las que contienen las cremas vitaminadas, reafirmantes o hidratantes, la fase de luna creciente será la más adecuada. Si también quieres tener en cuenta el Zodíaco, no debes desaprovechar los días de Capricornio. Son idóneos para cualquier tipo de tratamiento cutáneo.

Un magnífico método para la limpieza y el tratamiento de la piel consiste simplemente en echar las hierbas que hayas elegido en un cuenco con agua, removerlas varias veces en el sentido de las agujas del reloj y dejar el cuenco al sol durante algún tiempo. Luego usa el agua para lavarte la cara (o cualquier parte del cuerpo).

Los centros de estética podrían comprobar sin ningún esfuerzo la diferencia entre luna menguante y luna creciente: en las operaciones con luna menguante apenas quedan cicatrices.

Las erupciones cutáneas, vesículas, descamaciones o costras desaparecen mucho más rápido si se tratan en luna menguante.

Un último dato sobre el tema de la limpieza de la piel: hace poco una gran firma americana de cosmética realizó un estudio para determinar entre varias categorías profesionales femeninas cuáles tenían el mejor cutis. Nunca lo hicieron público ya que fueron las monjas las que ganaron por goleada debido a que no utilizan ningún producto para el cuidado de la piel. Naturalmente, tampoco queremos silenciar que este primer puesto, con toda seguridad, se debe también a otros motivos: se alimentan de forma mucho más sana, no padecen estrés y su piel no suele estar expuesta a las fatigas de la vida moderna en las ciudades o en el campo (¡demasiada radiación solar!).

Cuidado del cabello

Si a la hora de cuidar el cabello tienes en cuenta el momento idóneo, te ahorrarás muchos problemas. Los productos anticaspa y para el crecimiento serán innecesarios, el pelo fino adquirirá volumen y la propensión a la calvicie disminuirá.

Ve a la peluquería durante los días de Leo y observa lo que sucede (este consejo es especialmente interesante para los hombres). Las permanentes o moldeados, por el contrario, se conservan mucho mejor en los días de Virgo porque si se hacen en Leo, el pelo se riza demasiado. Si no tienes problemas capilares, debes cortártelo en Virgo, ya que tanto el corte como el peinado durarán mucho más tiempo. Y mejor que no te lo cortes en los días de Piscis y Cáncer.

Un remedio muy efectivo para favorecer el crecimiento del pelo es la raíz de bardana. Utiliza una decocción para lavarte el cabello o como último aclarado. Puedes desenterrar las raíces en luna menguante o adquirirlas en el herbolario. También actúa eficazmente el agua de abedul: emplea un frasco oscuro y rellénalo hasta el borde con hojas jóvenes (recolectadas en primavera), añade aguardiente de trigo y deja la botella cerrada al sol durante un mes, de forma que reciba los doce impulsos zodiacales. El proceso de colado y trasvase debes realizarlo en Aries, Leo o Virgo. Date un masaje en el cuero cabelludo con varias gotas de esta mezcla. También es eficaz el lavado con una cocción de hojas de abedul. Una receta antigua pero mucho más sencilla para conseguir un cabello hermoso consiste en sumergir hojas de abedul en agua fresca, dejarlas al sol un par de horas y luego lavarte la cabeza con esa agua.

Usando ortigas se obtienen resultados similares. Recoge las hojas en luna creciente y desentierra las raíces en luna menguante. Mete las hojas en un frasco, cepilla bien las raíces (se hace sin esfuerzo en luna menguante), introdúcelas también en el frasco y llénalo de agua.

De todas formas, a pesar de todo, ninguno de estos consejos es una garantía plena contra la caída del cabello, ya que a menudo lo perdemos debido a los efectos secundarios de determinados medicamentos o tratamientos, por cambios hormonales o por sobrecargas mentales. Tras los embarazos o durante el climaterio se puede producir una fuerte alopecia, aunque luego disminuya progresivamente. Un dato curioso para reflexionar: nos hemos enterado de que a un paciente que ya tenía una calva pronunciada le volvió a crecer el pelo tras hacerse quitar unos empastes dentales.

Cuidado de las uñas

El momento más adecuado para el cuidado de las uñas de pies y manos es cualquier *viernes después de la caída del sol*. En caso de no poder en viernes, tampoco lo hagas en sábado, pues es un día desfavorable para este propósito. Si se cortan o liman en viernes, crecerán más duras y resistentes y no se romperán tanto. Podrás prescindir de endurecedores, que en realidad suprimen el síntoma, pero no las causas. Por regla general, los días de Capricornio son favorables para todas las medidas relativas al cuidado de las uñas. Aunque te suene extraño, lame de vez en cuando el polvillo de las limaduras de las uñas (¡no pintadas!); sirve como remedio homeopático preventivo contra una gran cantidad de achaques corporales.

Si no puedes o no quieres tener en cuenta el momento apropiado, al menos sí debes abstenerte durante los inapropiados: los días de Piscis y Géminis.

Las uñas encarnadas deben corregirse o cortarse siempre en luna creciente; si se tratan en luna menguante, vuelven a crecer mal. La excepción sería la eliminación radical: esta pequeña intervención es mucho más eficaz si se realiza en luna menguante (hay que evitar en lo posible los días de Piscis).

Formas de terapia: del ejercicio a la homeopatía

En este apartado hablaremos sobre las formas de terapia más exitosas, que pueden ser aún más efectivas si se conocen y aplican los ritmos lunares. Si no hay ninguna relación reseñable con los ritmos, solo describiremos brevemente el método y el valor que le otorgamos. En este caso el «momento idóneo» para la aplicación de la terapia correspondiente se obtendrá tal y como se explica en el capítulo «Viaje a través del cuerpo».

De cualquier modo, no emitiremos ningún juicio comparativo sobre los beneficios de las terapias que expongamos, puesto que tú eres quien debe decidir a partir de la información que tengas y tu propio instinto. La imposición de manos, la oxigenoterapia, los masajes, la quiropraxia, las flores de Bach o el método Feldenkrais...: existen numerosas formas de terapia para los distintos trastornos o enfermedades. Cada una se diferencia de las demás en el material, el tiempo invertido, los costes, el objetivo de la terapia, la filosofía y muchos elementos más. En ocasiones también por la rotundidad con la que se afirma que es la única posible para la sanación. Todas estas diferencias no tienen la menor importancia, no solo en cuanto a las estadísticas que se refieren a la eficacia de la curación, tampoco en lo referente al reconocimiento recibido por parte de la medicina «oficial». Ninguna estadística del mundo es aplicable a casos especiales. Y gran número de métodos que se han mostrado útiles para combatir tu enfermedad no están reconocidos por la medicina convencional.

Lo decisivo aquí, en último término, es tu propio instinto. ¿Sientes el pálpito de que una determinada forma de terapia te puede ayudar? Si es así, adelante. No tengas en cuenta si quien la practica vive a la vuelta de la esquina, si es un chamán o si tienes que dirigirte a una clínica estadounidense mundialmente conocida. En realidad lo único que importa es que confíes en tu instinto y en la persona que te va a ayudar, en sus métodos. También es determinante, en gran medida, el *momento idóneo* en el que se toman las medidas pertinentes: solo entonces todas las reglas antes presentadas se pueden aplicar sin problemas a cualquier forma de terapia.

Y una vez que hayas tomado la decisión, confía en el curso de los acontecimientos y acepta tu destino. Ya sea un cirujano conocido en el mundo entero, un homeópata, un quiropráctico o un curandero, si es un filántropo nunca te asegurará que su método es infalible. Todas estas personas saben que la curación, en última instancia, no depende de ellos; la curación se da cuando se integran en una globalidad los poderes autocurativos del paciente, la aptitud de quien lo ayuda, el momento idóneo y, no menos importante, el destino personal.

¿Estás buscando «pruebas» de la efectividad de un método? ¿Es porque no confías en tu instinto o porque temes enfrentarte a tu destino? El hecho de que a tu vecino le haya ayudado un tratamiento no significa que a ti te valga. Que un método sea recomendado como muy efectivo desde todas las plataformas (en las revistas, por parte de la ciencia o la estadística, en televisión, en las redes sociales, etc.) no quiere decir, en absoluto, que a ti te vaya a servir. Y el hecho de que ayer te ayudara una terapia, no es garantía de que hoy vuelva a hacerlo, aunque sea frente al mismo problema.

Nosotros sabemos todo esto y por eso no queremos formar parte de los «ávidos de pruebas», que se quieren asegurar contra todo antes de hacer lo necesario y razonable. Intentamos transmitir, con palabras sencillas, unos conocimientos nada complejos basados en determinados ritmos de la naturaleza que funcionan con total simplicidad y no precisan de demostración. Por lo tanto, no esperes hasta que la ciencia se digne a confirmar que los ritmos lunares, la homeopatía o la quiropraxia «funcionan» de verdad. Limítate tan solo a probar los ritmos y comprobarás por ti mismo cómo todo se sucede de una forma muy simple, sin necesidad de invertir ni tiempo ni dinero. Debes confiar en el método que tú mismo has elegido, en tus propias fuerzas curativas y en el paso del tiempo: con eso es más que suficiente.

La necesidad continua de pruebas es casi una patología, una adicción. Aunque los resultados se conozcan desde hace siglos, se siguen exigiendo pruebas cada vez más aparatosas. Lo *importante* es que se investigue, aunque sean cuestiones cuyo valor está totalmente claro desde hace milenios (en el año 1992 se puso en marcha en Alemania una investigación «oficial» para determinar la utilidad y la validez de la acupuntura china. Y esto tan solo para «guardar las apariencias»). Los daños generados por aferrarse a lo insensato o por ignorar lo razonable son innumerables. ¿Es más fácil morir con la bendición científica? En la carrera interminable en busca de pruebas, lo que en realidad se busca, casi siempre, son honores y medallas. Un quiropráctico, por ejemplo, no se puede permitir ni un solo muerto; su fracaso sería un fracaso del método, un punto en contra del método. En la medicina convencional, sin embargo, un fracaso es una «fatalidad inevitable».

Conocemos curanderos y radiestesistas a los que acuden, casualmente siempre de noche, gran cantidad de médicos diplomados. El hecho de querer salvaguardar la propia imagen a cualquier precio y la búsqueda de pruebas son síntomas de la peor de las enfermedades que azotan nuestro mundo: la enfermedad del orgullo personal. En muchas ocasiones ha ocurrido que un producto de reciente creación, un nuevo medicamento, una amalgama para empastes, etc., han resultado nocivos después de años de utilización. Lo más grave es que en la mayoría de los casos sus inconvenientes eran conocidos, o supuestos, por los «círculos implicados» (fabricantes, científicos...). Los millones de empastes que hoy se hacen a diario en todo el mundo envenenan increíblemente el cuerpo humano, a pesar de que hoy en día los odontólogos conocen perfectamente su carácter nocivo (ver la página 153). Nunca se debería haber llegado a este extremo solo por orgullo personal (o por miedo a las denuncias y a las indemnizaciones por daños y perjuicios). Para salvar muchas vidas, bastaría un humilde: «Nos hemos equivocado, esto es dañino a largo plazo; por favor, no lo utilicen más».

Este ejemplo se puede aplicar a otros muchos casos, desde los aerosoles hasta las pantallas que emiten radiaciones. ¡Errar es humano! Sin rodeos y sin callejones sin salida no hay aprendizaje. ¿Qué satisfacción obtengo a la larga de algo que domino a la «perfección»? ¿Qué impresión nos causa una persona que «todo lo sabe y todo lo puede»? A veces la única oportunidad de curación para la enfermedad del orgullo consiste en quedar soberanamente mal y darse cuenta de que, sin embargo, todavía hay personas que te aceptan y te aman.

Equivócate, echa a perder tu imagen y enseguida descubrirás quién es el verdadero amigo. No te desesperes aunque «todos» te dejen en la estacada. Muéstrate tal y como eres y envía una cordial invitación al mundo, invitación que aceptarán aquellos que pueden amarte tal y como eres. Este tipo de personas existen y solo ellas merecen el título de «amigo».

Sigue tu propio instinto y ten el valor de distinguir, sin esperar ningún tipo de prueba, lo *tóxico* de lo bueno, tanto en lo físico como en lo psíquico y anímico. Solo así podrás vivir libre de ponzoñas. Obtendrás muy deprisa la capacidad de discernimiento a través de la información y de la mirada clara. En cambio, las personas ávidas de pruebas, hasta que consideren que está todo *demostrado*, no tendrán la más mínima oportunidad de actuar contra los tóxicos. Y te podemos asegurar que nunca se llegará a una conclusión definitiva. En el futuro no podremos permitirnos el lujo de comprobar la eficacia de un tratamiento antes de utilizarlo. También por motivos económicos: no podemos derrochar miles de millones para demostrar que las hierbas medicinales curan, que la tranquilidad anímica previene enfermedades y que la tierra es redonda. La respuesta a la pregunta «¿por qué y cómo funciona?» es oportuna y necesaria allí donde sea oportuna y necesaria. Muchas veces no lo es.

El ser humano tiene derecho a no ser intoxicado ni en la mente ni en el cuerpo, es algo que nos concierne a todos. Pero en caso de reclamación, a quien tienes que reclamar en primer lugar es a ti mismo.

Terapia del ejercicio físico

Todos los seres humanos nacen con predisposición a la actividad física. Todos llevamos música en la sangre. Da igual que estés delgado, lleno de energía, en la plenitud de tus años como deportista y dotado para el baile o que seas rechoncho y torpe como un oso o con una figura esquelética y envarada, vivir esta alegría innata o redescubrirla es una base muy sólida para mantenerte sano. Hay numerosos libros que exponen el motivo de esta predisposición. Pero una sola frase basta para explicarlo: lo que no se mueve, se degrada.

Son muy numerosas las influencias externas que, desde nuestra más tierna infancia, echan a perder la felicidad que sentimos ante esta actividad vital y, literalmente, paralizan partes de nuestro cuerpo, desde los carteles de «¡prohibido jugar a la pelota!» hasta las constantes advertencias de «estate quieto», tanto en el banco del colegio como en la silla de la oficina. Más adelante la traba serán los pensamientos del tipo: «¡No puedo hacerlo, no soy capaz. Soy torpe; si alguien me viera así...!», partiendo de la convicción errónea de que el movimiento, el baile o cualquier actividad deportiva deben circunscribirse a algunas normas o forma externas y exigencias alejadas de lo natural.

El verdadero sentido del movimiento no reside en realizar algo «correctamente». Muchos profesores y terapeutas de este ámbito nos transmiten –consciente o inconscientemente– el mensaje de que con el movimiento se debe alcanzar algún tipo de objetivo mensurable: «Pon la cabeza entre las piernas, levanta el brazo por encima de la cabeza, las piernas deben permanecer rectas; así no es correcto, lo estás haciendo mal...», o instrucciones semejantes que son un verdadero disparate y nos hacen olvidar lo que realmente es el ejercicio saludable, sobre todo en fisioterapia.

¡Los únicos objetivos del movimiento deberían ser el placer y el flujo de energía! Si solo puedes llevar el brazo hasta aquí y no más allá, no pasa nada. Si eso es lo más rápido que puedes correr, si no eres capaz de hacer tantas flexiones, saltar a tal altura o bailar durante horas, ¡fantástico! Nunca tomes como modelo a otra persona, menos aún a un entrenador o a un profesor de educación física, y no asumas sin cuestionártelo todo lo que dice un libro sobre las metas, marcas u objetivos.

De nuevo, la única medida para tus propósitos es tu instinto personal. Si percibes que con un mínimo ejercicio comienza a fluir poco a poco tu fuerza, limítate a experimentar esa fuerza. Estírate y despérezate durante un minuto (¡lo puedes hacer ahora mismo!), como harías por las mañanas antes de levantarte y *siente* lo que sucede. Nota cómo circula la energía por todo tu cuerpo ante el más mínimo movimiento y el placer que eso te reporta. Concéntrate solo en dicha energía y en dicho placer, lo de menos es lo lejos que has conseguido llegar, lo alto que has saltado o lo rápido que lo has hecho. Y da exactamente igual qué actividad te provoca esa estupenda sensación: deporte de equipo, gimnasia, baile, cortar leña o practicar aikido... No es el método en sí lo que produce ese flujo de energía, sino tu instinto satisfecho y tu autoconfianza. Lo único que debes tener presente es lo siguiente: en lo que se refiere al deporte y al ejercicio, lo que importa es el disfrute, la sensación placentera, no los resultados. Nunca debes sobrepasar tus límites, sobre todo los del dolor. Estírate por las mañanas todo lo que puedas, estés donde estés. Y nunca te compares con nadie. Tú eres único e irrepetible.

Los médicos recomiendan continuamente a sus pacientes hacer más ejercicio, practicar algún deporte, gimnasia, nadar, *ping-pong*, andar, correr..., lo que sea. Nosotros no queremos insistir porque sabemos que las exhortaciones y las pruebas no sirven para nada. Lo importante es comprender, y la mejor forma de hacerse entender es explicar las cosas de manera sencilla. Una antigua –y simplísima– regla de salud, aún vigente, afirma:

Hay que sudar una vez al día,
sentir verdadera hambre una vez al día,
cansarse una vez al día.

Es innecesario comentarlo, pero para los «ávidos de pruebas» y como anécdota, seguro que resulta interesante: la regla que acabamos de reproducir fue confirmada recientemente gracias a una investigación que se llevó a cabo en Estados Unidos sobre una muestra de cinco mil personas que habían llegado a los cien años y que gozaban de buena salud. El objetivo inicial de los investigadores era encontrar el secreto de la longevidad. ¿Qué puntos en común se observaban? ¿Era la alimentación, el estilo de vida, la actitud, la abstinencia, el ginseng, el ajo, misteriosos elixires de hierbas...? El resultado sorprendió a todos los científicos: ¡no había –con una única excepción– ningún punto en común! Algunos fumaban como carreteros, otros bebían medio litro de vino tinto al día, unos eran vegetarianos, había otros que se levantaban a la una de la madrugada para zamparse un enorme trozo de panceta, unos habían tenido quince hijos y setenta nietos, otros vivían como monjes, etc. Dicho con otras palabras, no hay ninguna receta universal que asegure la salud y la longevidad. Sin embargo, los resultados apuntaron hacia un elemento coincidente (la excepción que mencionábamos unas líneas antes): todos los encuestados *sudaban* mucho a diario, ya fuera porque daban larguísimos paseos, porque cortaban leña, porque bailaban, porque limpiaban..., por lo que fuera.

El ejercicio hace fluir la energía. La energía fluyente libera bloqueos en el cuerpo, la cabeza y el corazón. Esa liberación de bloqueos favorece la relajación, y esta aporta alegría y vigor. La alegría liberada ayuda a recuperarse y mantenerse sano en cuerpo, mente y espíritu. El entumecimiento es el principio de la muerte; el movimiento, el principio de la vida.

Masaje y trabajo corporal

Poco después de la Primera Guerra Mundial, un joven médico que trabajaba en uno de los numerosos orfanatos que había en Europa se percató de que los bebés de una determinada sección eran más alegres y activos que los de otras secciones. Además, parecían mejor alimentados, enfermaban en raras ocasiones y, en general, gozaban de un estado de salud mucho mejor que el resto. Aquello despertó la curiosidad del médico. Al principio, y de acuerdo con su formación, llegó a la conclusión de que alguien alimentaba a aquellos niños a escondidas más allá de las raciones diarias del orfanato. Sin embargo, al cabo de un tiempo constató que su alimentación era idéntica a la del resto de los acogidos de su misma edad. El motivo era otro. A diferencia del resto del personal, el responsable de esa sección hacía un «esfuerzo adicional»: antes de alimentarlos, sacaba a cada niño de su cuna, lo mecía, lo acariciaba y lo estrechaba entre sus brazos. Después les daba pacientemente el biberón y volvía a acostarlos. Entraba en contacto con ellos, de corazón a corazón, a través de la piel. Un camino directo, sin rodeos.

El movimiento experimentado de forma pasiva a través de las manos profesionales de un masajista puede convertirse a veces en un buen primer impulso para iniciar el movimiento saludable, tanto interno como externo. Existen muy pocas enfermedades físicas o síntomas carenciales psíquicos que no se puedan aliviar, o curar, mediante el roce afectuoso más o menos intenso: masajes, trabajo corporal (como se denomina ahora a determinadas formas de terapia por contacto), drenaje linfático, método Feldenkrais, técnicas Rolfing, reflexología podal, etc. Casi todos los profesionales de la salud están de acuerdo en cuanto al efecto positivo de los métodos terapéuticos de contacto. Y coinciden en señalar algunos puntos fundamentales:

PRIMERO: la mayoría de los procesos corporales dependen de que los líquidos fluyan sin obstáculos a través de los sistemas de órganos; los masajes y el trabajo corporal pueden favorecer de forma muy efectiva esta circulación. Cada célula del cuerpo debe recibir ininterrumpidamente nutrientes, oxígeno, hormonas, anticuerpos y otras sustancias inmunitarias. Cualquier tejido orgánico que sufra una interrupción prolongada de esos ciclos se debilitará y acabará destruido. Visto desde esa perspectiva, un masaje es una excelente medida preventiva contra enfermedades de todo tipo. Tiene un efecto desintoxicante y estabilizante sobre el corazón y la circulación y estimula la actividad de todos los órganos internos.

SEGUNDO: tanto los músculos como el tejido conjuntivo a menudo se endurecen, se acortan o se inflaman, lo que provoca una posición corporal alterada y una reducción de la movilidad. Después de una intervención quirúrgica o una lesión, los músculos se endurecen para proteger la zona afectada, al tiempo que el tejido conjuntivo cicatriza la herida. A veces estos procesos de protección resultan excesivos y no permiten la recuperación total de la movilidad. Negligencias, calambres, lesiones, enfermedades, cansancio, envejecimiento y otras muchas sobrecargas físicas, asociadas a menudo a la vida laboral, pueden llevarnos a endurecimientos, acortamientos e inflamaciones. Desde hace miles de años se han utilizado los masajes y el trabajo corporal para relajar los músculos, aliviar los calambres y eliminar los estados de agotamiento. El tejido conjuntivo se hace más flexible, desaparecen los bloqueos articulares y aumenta la capacidad motora libre de dolores.

Estos dos aspectos principales de los masajes y la terapia de trabajo corporal dependen en gran medida del momento en el que estos se realicen:

» PARA LOS MASAJES QUE TENGAN COMO FINALIDAD RELAJAR, ELIMINAR CONTRACTURAS Y DESINTOXICAR, EL PERIODO MÁS INDICADO ES EL DE LUNA MENGUANTE.

» SI EL MASAJE SIRVE FUNDAMENTALMENTE PARA REGENERAR Y FORTALECER, CON AYUDA, POR EJEMPLO, DE LOS ACEITES ADECUADOS, SE OBTIENEN MEJORES RESULTADOS EN LUNA CRECIENTE.

TERCERO: los masajes y el trabajo corporal no son realmente ninguna forma de terapia en el sentido en que lo entiende la medicina convencional, sino una forma de educar la percepción. No se añade ni se quita nada y no hay dosificaciones exactas ni estudios estadísticos del éxito. El masajista experimentado no trata problemas delimitados con un instrumental especializado para obtener determinados objetivos. Más bien genera cautelosamente una corriente de informaciones sensoriales destinadas a la mente del paciente, informaciones nuevas que contradicen la imagen mental de dolor y falta de movilidad y que le muestran al paciente que «puede» hacer mucho más de lo que cree. La mente es en realidad la que se ocupa de la «reparación», el ajuste adecuado de una postura corporal, una distribución eficaz de los líquidos, una mejor relación entre nervios y músculos.

Las friegas sobre la piel, la presión sobre tejidos profundos, el desplazamiento de estos tejidos...: así funcionan todas las formas de masaje y trabajo corporal, y a partir de estos caminos nuestro cuerpo se siente a sí mismo, y lo hace a través del movimiento y la fricción. Mientras que nos sentimos bien, muchas dolencias pasan inadvertidas. Por eso rara vez reconocemos a la primera los posibles peligros de los modelos de movimiento y postura que nos inculcan desde la niñez. Incluso después, cuando nos encontramos con un trastorno o una enfermedad, casi nunca sospechamos que la causa de todo podrían ser los patrones antiguos. Los masajes y el trabajo corporal, realizados con afecto y habilidad, pueden ayudarnos a salir de ese círculo vicioso entre unos hábitos defectuosos de postura y movimiento y la crispación crónica y falta de movilidad. Los masajes y el trabajo corporal, el deporte, la quiropraxia, las friegas y las presiones que nunca antes se habían sentido, así como los movimientos poco habituales, despiertan a largo plazo sensaciones desconocidas que la mente puede utilizar para obtener una nueva imagen del cuerpo y, de acuerdo con esa imagen, revivirlo más sano y más ágil.

No importa cuántas veces se mueva una persona, una fuerza poderosa lo invita a moverse tal y como siempre ha hecho. Sin embargo, si no se deja llevar por sus propios impulsos y reacciones, sino que se entrega a los nuevos movimientos que el masajista le muestra, estos pueden regalarle a su cuerpo unas sensaciones totalmente desconocidas, sensaciones que le ayudarán a ver con total claridad cómo su comportamiento habitual se convirtió en el desencadenante de molestias y dolores. Estos instantes de nuevas sensaciones le harán reaccionar y le mostrarán que nada puede obligarlo a mantener hasta el infinito los comportamientos habituales. En esos instantes la mente puede reconocer que goza de libertad de decisión para repetirlos o no. Cualquier médico sabe que esta actitud es mucho más valiosa que todos los medicamentos del mundo.

Estamos seguros de que en un futuro los masajes y el trabajo corporal recuperarán el puesto que merecen en la amplia oferta de formas de terapia válidas y efectivas. No podemos quedarnos parados, ni física ni mentalmente. Si lo hacemos durante cierto tiempo, será una invitación a la inmovilidad interior y a los trastornos físicos. Al igual que el barro, o nos mantenemos húmedos y moldeables o nos quedaremos secos y duros.

Si queremos aprender a aceptar el cuerpo como fuente de alegría, y evitar todo lo que nos provoca dolor, podemos utilizar los masajes y el trabajo corporal como una llave muy valiosa, ya que pueden aportarnos información sobre nosotros mismos con una profundidad que ni los consejos, ni las recetas, ni las operaciones pueden alcanzar; su valor es inestimable.

Quiropraxia

Todos nosotros, en cualquier momento de nuestra vida, estamos tan solo a unos pocos milímetros de enfermedades y trastornos, tanto leves como graves. Estos milímetros se sitúan en algún lugar de nuestra estructura ósea y marcan la diferencia entre una columna correctamente alineada y rodeada de musculatura relajada y una columna desplazada, apuntalada por músculos tensos que deben compensar la mala postura resultante. Estos milímetros se sitúan en una pelvis torcida que obliga a toda la musculatura de la espalda a ejercer presión sobre las vértebras y los cordones nerviosos. O se sitúan en el arco plantar, lo que también repercute en la postura corporal y, en consecuencia, en el estado de salud general.

Los patrones corporales rígidos y las posturas erróneas se desarrollan en muchas ocasiones como reacción frente a circunstancias adversas: accidentes, operaciones, enfermedades, miedos que se exteriorizan en una mala posición corporal (sobre todo en niños y adolescentes) y el estrés de la vida diaria. La desviación de la pelvis, el desplazamiento de una vértebra, el aparente acortamiento de una pierna y el más mínimo desplazamiento de la bóveda plantar, además de contracturas musculares y presión sobre los nervios, pueden generar interferencias en la espalda, lo que acarrea una gran variedad de episodios dolorosos y enfermedades (desde tensión y dolores musculares hasta zumbido de oídos, trastornos en la visión, ciática, lesiones en los discos intervertebrales, migrañas, trastornos cardiacos, digestivos y respiratorios y muchos más, que la mayoría de las veces son efectos secundarios de sobrecargas de músculos y nervios mantenidas durante largos años).

La forma en que tratamos nuestra columna resulta rayana en la crueldad, y más en lo que se refiere a la columna de nuestros hijos. Casi el 90% de los niños presenta algún problema postural, y lo cierto es que no les prestamos demasiada atención a estos problemas y, sobre todo, a las posibles secuelas posteriores, eso sin contar con que no les enseñamos a tener una relación correcta y natural con su propio cuerpo. Los niños naturalmente se mueven a su aire y mucho más que los adultos; por ese motivo su columna reacciona rápido y, por ejemplo, una vértebra desplazada a causa de un pequeño accidente puede recomponerse a una gran velocidad. A medida que crecen y se van convirtiendo en adultos, las influencias limitadoras del movimiento van actuando con mayor intensidad, bien porque se imponen unos pensamientos timoratos que se les han inculcado o bien por la tendencia a la inmovilidad en la actividad cotidiana de los adultos.

Como adultos, nos resignamos a la falta de movimiento impuesta, e incluso a las malas posturas corporales. Luchamos contra los dolores —que son meros indicadores de causas más profundas—, al principio con píldoras e inyecciones, hasta que finalmente —cuando son muy fuertes o, en el peor de los casos, nos han causado daños graves, irreversibles a veces, en la columna vertebral, en los discos intervertebrales o en los órganos internos— nos vemos obligados a reflexionar.

Pero también nuestra mente, nuestros pensamientos y nuestra actitud ante la vida pueden doblegar a la columna vertebral (literalmente). Pensamientos como: «Sencillamente no lo soporto, este asunto me deprime» o «Constantemente tengo que acomodarme a algo o a alguien. Tengo miedo, doy rodeos, me retuerzo, intentando ser justo». Unos ojos entrenados pueden, con solo observar la postura corporal de una persona, conocer su actitud frente a la vida. ¿Algo constituye una carga para él, se lo toma todo muy a pecho o viaja ligero de equipaje porque no hay nada que merezca la pena a excepción de la maduración de su alma? Se puede afirmar que prácticamente cada estado de rigidez corporal tiene su equivalente en el mundo de nuestros pensamientos. Una mente rígida conduce a un cuerpo rígido.

Es posible poner término a las contracturas musculares, a las articulaciones bloqueadas y a los problemas de columna cuando, además de a los masajes y el trabajo corporal, también se le haga justicia al arte de la quiropraxia, que bien se lo merece. Un quiropráctico especializado es como un arquitecto que conoce de memoria el «edificio humano». Sabe exactamente el trabajo conjunto que hacen los huesos y músculos y cómo conseguir, con un despliegue mínimo de energía, el máximo de firmeza y movilidad. Por desgracia, casi siempre lo visitamos cuando el dolor (la señal de que hay un flujo de energía bloqueado en el cuerpo) ya está ahí o bien cuando la lesión ya se encuentra muy avanzada. Incluso en estos casos sus métodos (una serie de maniobras y movimientos especiales) para recolocar una vértebra desplazada o nivelar una pierna acortada suelen ser una verdadera bendición para los pacientes.

Lo ideal sería no esperar a que tus trastornos posturales se hagan patentes por dolores o problemas orgánicos para acudir al quiropráctico, sino que lo visitaras desde ya como medida preventiva. Te servirá de gran ayuda incluso en el caso de que no tengas ningún motivo para temer algún defecto postural.

Pasa mucho tiempo hasta que un trastorno postural se hace sentir y penetra en nuestra conciencia. También es necesario esperar un tiempo para que una vértebra desplazada recupere su posición natural. Por eso nuestra recomendación es que visites al menos una vez al año al quiropráctico o a un médico especializado y que lleves también a tus hijos. Si no descubre ninguna anomalía, ¡podrás irte satisfecho hasta el año siguiente!

En caso contrario, primero se ocupará de que los músculos estén calientes (habitaciones a buena temperatura, envolturas de fango) y después se servirá de sus expertas maniobras para hacer crujir tu esqueleto desde la cabeza hasta los dedos de los pies. Arreglará tu columna y te enderezará la desviación de la pelvis. Una bendición que notarás en los minutos y horas posteriores al tratamiento.

Pero... tras este primer alivio que se hace evidente tras la sesión, viene otra fase que resulta decisiva. Los músculos que durante años se han acostumbrado al desequilibrio, se han endurecido, alargado o han perdido parte de su tensión natural (tono) harán todo lo posible para restablecer su estado anterior, la postura viciada, y la anterior presión sobre los nervios. A veces lo consiguen en cuestión de días o incluso de horas, cuando el cuerpo «olvida» el tratamiento del quiropráctico. Por ese motivo tienes que complementar el tratamiento con masajes, termoterapia, gimnasia o un entrenamiento orientado a cada músculo que ha aprendido a olvidar la arquitectura saludable del cuerpo. Un buen quiropráctico te aconsejará y te apoyará en este sentido.

Los días de *Capricornio* son, sin duda alguna, los más apropiados para hacer una visita al quiropráctico. Sin embargo, respetar el «momento» idóneo para realizar el tratamiento solo jugará un papel importante cuando sospeches que un determinado trastorno físico está relacionado con un desplazamiento de vértebras. En estos casos aplica lo que ya conoces:

TODO LO QUE HAGAS POR EL BIENESTAR DE AQUELLAS ZONAS DEL CUERPO Y ÓRGANOS REGIDOS POR EL SIGNO DEL ZODÍACO POR EL QUE EN ESE MOMENTO TRANSITE LA LUNA SERÁ DOBLEMENTE ÚTIL Y SURTIRÁ UN EFECTO DOBLEMENTE BENÉFICO. POR EJEMPLO, EN EL CASO DE MIGRAÑAS FRECUENTES, RESULTA MUY PROPICIO EL TRATAMIENTO QUIROPRÁCTICO EN LOS DÍAS DE ARIES.

Cromoterapia

Sin luz no hay vida. Y sin colores, tampoco, porque la luz se compone de colores, como queda patente en el arcoíris o en cualquier gotita de agua que hace que la luz solar se descomponga en sus diferentes tonalidades. Los colores armónicos nos producen un efecto muy parecido a los sonidos armoniosos y a la música. Los colores y sus combinaciones pueden animarnos, inspirarnos, ayudarnos a respirar mejor, estimularnos y curarnos, pero también tienen el poder de intranquilizarnos, hacernos sentir claustrofobia y opresión e incluso enfermarnos. Quien utilice ropa de cama morada o negra sabrá perfectamente de lo que estamos hablando.

«Incluso una taza de té te obligará a contestar si te la bebes», así reza un antiguo y enigmático proverbio afgano. Quizá entiendas mejor su significado si utilizamos otra imagen: «Un cuadro horrible de colores chillones produce un efecto sobre nosotros incluso aunque solo lo veamos por el rabillo del ojo». La luz y los colores también nos pueden envenenar.

Observa tú mismo: ¿cuántas veces en la actividad cotidiana el color de un objeto puede determinar una decisión o un sentimiento? ¿Cuántas veces lo que nos atrae no es el arroz, sino el amarillo del curry? Lo mismo ocurre con la ensalada y su verdor. ¿Cuántas veces el color de la ropa de la persona que tenemos enfrente, el color de los alimentos o de los coches, etc., puede influir en nuestro comportamiento? ¿Cuántas veces elegimos el color de la ropa según nuestro estado de ánimo? Los estrategas de la publicidad saben perfectamente cómo influirnos, y por eso camuflan los productos más venenosos en paquetes coloreados de verde inofensivo. Y nosotros los compramos...

Observa y obsérvate a ti mismo. Si así lo haces, la información que te ofrecemos a continuación te servirá como primer empujoncito. Poco a poco irás desarrollando tu propia intuición, entenderás lo que te «dicen» los colores, los efectos que tienen y cuál de esos efectos deseas o necesitas en este preciso momento (ya sea para vestirte, para pintar la pared, para meditar, para elegir tu alimentación...).

Y cuando hablamos de los colores de los signos del Zodíaco, no nos referimos a tu signo de nacimiento, sino a los colores de los signos del Zodíaco correspondientes a la posición actual de la luna. Con esta información puedes probar cómo te sientes si llevas en cualquier prenda de ropa el color correspondiente al signo de turno (por ejemplo, amarillo en los dos o tres días de Libra, Escorpio o Sagitario).

Rojo

El rojo es el color de la región de la pelvis, de la luna en los signos de Libra, Escorpio o Virgo. El rojo influye sobre el centro del coxis y estimula las energías creativas y vitales. Favorece la pasión y la espontaneidad, por lo que siempre se debe utilizar con discreción y mesura. Un pijama rojo solo es razonable si lo que buscas al acostarte es no pegar ojo.

En invierno, el rojo en los calcetines y en la ropa interior te ayudará a soportar mejor los días más fríos.

Este color activa el hígado y favorece la producción de glóbulos rojos. Si la zona roja, la de la pelvis, se debilita, con ella se debilitará todo el cuerpo. El rojo, como color de la fuerza desintoxicante mediante secreciones, alivia el estreñimiento y las obstrucciones con flemas y es muy favorable en los casos de ferropenia (falta de hierro), aumenta el nivel de adrenalina en la sangre, lo que contribuye a vencer la somnolencia y la apatía, y también es muy beneficioso para los resfriados y para la intolerancia al frío. Sin embargo, no se debería utilizar cuando haya algún tipo de inflamación. Su uso tampoco es conveniente para personas irritables.

Naranja

El naranja es el color de la región abdominal, de las vértebras lumbares (bazo) y de la parte superior de los muslos. Es el color de la luna en Virgo y en Libra. El naranja estimula el optimismo y la fiabilidad y despierta la autoconfianza.

Es apropiado como color dominante en las salas de espera de los consultorios y en las habitaciones de los enfermos. Las personas asustadizas, pusilánimes, miedosas... deberían llevar ropa naranja, aunque no de los pies a la cabeza. Demasiado naranja puede resultar contraproducente y favorecer la dependencia. Este color influye favorablemente sobre los problemas digestivos y cutáneos y las deposiciones dificultosas, sobre todo en los días de Virgo. Además, estimula el apetito y por tanto ayuda en los casos de anorexia. El cálido efecto del naranja relaja y elimina tensiones.

Amarillo

El amarillo es el color de la región del estómago y de la parte inferior del muslo; de la luna en Libra, Escorpio y Sagitario. Es el color de las energías mentales y analíticas, de la razón.

El amarillo estimula los jugos gástricos y ayuda en los trastornos digestivos y el estreñimiento. Calma los nervios y es eficaz contra los estados de agotamiento mental y nervioso (un buen color para las aulas, las habitaciones de estudio, las oficinas...). Vestirlo puede ser de gran ayuda para los estados depresivos. El amarillo es un tranquilizante para el bazo, activa el sistema linfático y ayuda en los trastornos hepáticos. Un paciente con el hígado sobrecargado o dañado debería vestir regularmente alguna prenda amarilla hasta que recupere su capacidad de desintoxicación. ¡Nunca se debe utilizar en caso de fiebre, inflamaciones agudas, diarrea o palpitaciones!

Verde

El verde es el color del pecho, el corazón y las rodillas; de la luna en Cáncer, Leo y Capricornio. Tiene un efecto equilibrador y neutralizante, es el color de la esperanza, la armonía, la sanación y la madurez natural.

El color verde influye sobre la hipófisis (glándula pituitaria) cooperando en la regulación del metabolismo. Vela por el equilibrio entre el hígado y el bazo y tiene un efecto regenerador sobre los músculos y el tejido conjuntivo. El efecto calmante que ejerce sobre los ojos es muy beneficioso.

Azul

El azul es el color de la región de los hombros y el cuello así como de las piernas y los tobillos; de la luna en Tauro, Géminis, Cáncer y Acuario, de la fuerza creadora y de la comprensión profunda, las creencias y la entrega.

El azul se puede utilizar en caso de fiebre y por regla general tiene un efecto refrescante, por lo que también es adecuado para las quemaduras. No es apropiado como color de la pared en un ambiente de trabajo, a no ser que al mismo tiempo se combine con otros colores cálidos. Quien deba tratar con mucha gente a lo largo del día puede ponerse ropa azul para protegerse mejor contra los pensamientos negativos de los demás. Es un color que tranquiliza, relaja y abre la mente a las ideas creativas sin la interferencia de influencias externas.

Índigo y violeta

El índigo y el violeta son los colores de la región de la cabeza y de los pies; de la luna en Aries, Tauro y Piscis, del conocimiento intuitivo, de la percepción profunda y de la modestia.

El índigo ejerce su efecto sobre los ojos, la nariz y los oídos; el violeta estimula el bazo y con ello toda la capacidad inmunitaria. El violeta también es un depurativo sanguíneo y frena el apetito. Es beneficioso para personas inmersas en procesos creativos, calma el sistema nervioso y por tanto desbloquea.

Blanco

El blanco no es realmente un color, ya que en realidad todos los colores se concentran en él. Quien viste de blanco se muestra abierto a todas las fuerzas de su entorno. Las paredes blancas tienen un efecto neutro, unificador y tranquilizador. La luz del sol es blanca ya que reúne todos los colores: un breve baño de sol al día, de unos diez minutos, le otorga al cuerpo la posibilidad de regenerarse y obtener todas las vibraciones que necesita a partir del espectro cromático del sol.

Si estás enfermo, utilizar ropa de cama y pijamas blancos te ayudará a asimilar con mayor facilidad las vibraciones y colores que necesitas para tu restablecimiento. Por esta razón, el blanco también es adecuado para las paredes y la ropa de cama en clínicas y hospitales; lo ideal es combinarlo con algunos cuadros bellos que infundan optimismo. Pintar las paredes de colores en los hospitales —tan de moda hoy en día— puede ser contraproducente si la elección de esos colores no corre a cargo de un experto en el tema.

Negro

El negro no es un color, el negro se «traga» los colores y las vibraciones. Uno de los motivos principales por los que se utiliza como color de luto es que su portador se protege así de todos los pensamientos y vibraciones de su entorno que en los momentos de pérdida pueden añadir aún más dolor. Muchos jóvenes hoy en día visten de negro o colores muy oscuros y con ello nos envían el siguiente mensaje: «Necesito tranquilidad interior» o «Dejadme en paz, la presión es demasiado grande».

Estas breves indicaciones dejan claro el motivo por el que hoy en día la *cromoterapia* y la *cromopuntura* se cuentan entre los métodos utilizados por muchos médicos y terapeutas. La antiquísima ciencia empírica de la acupuntura se apoya en el hecho de que nuestra piel actúa como un amplificador que absorbe todas las informaciones recibidas y las transmite hacia nuestro interior. Son numerosos, y están rigurosamente definidos, los puntos y zonas de la piel que suponen una puerta de acceso a determinadas corrientes de energía, órganos y regiones corporales. Su estimulación, por ejemplo a base de masajes, presión, agujas, corrientes eléctricas o una emisión luminosa con distintos colores, tiene un efecto muy favorable sobre el órgano correspondiente.

La cromoterapia, es decir, una emisión de luz que se desplaza a través de hojas coloreadas o se emite con lámparas de color (¡luz roja!) se aplica con éxito para combatir todo tipo de dolores, en especial los de huesos y articulaciones. También está indicada para acelerar la soldadura de las fracturas óseas, reparar lesiones en los cartílagos, el tratamiento postoperatorio de heridas quirúrgicas y trasplantes, las quemaduras y las varices (¡estas últimas solo se deben tratar en luna menguante!). En casi todas las enfermedades de la piel (desde el herpes y los eccemas hasta las reacciones alérgicas) se puede emplear para mitigar molestias y también para sanarlas. La cromopuntura se ha mostrado especialmente efectiva contra los dolores de cabeza y las migrañas. Su ventaja frente a la acupuntura clásica con agujas es que no produce ningún daño en la piel y no existe peligro de infección o contagio.

Quien medite con colores para curarse debería visualizar siempre los colores de la mitad superior del cuerpo, aunque el trastorno se asiente en la parte inferior. Por ejemplo, el azul de la región de los hombros aunque lo que se deba remediar sea un trastorno en la pierna. Cuando los colores de la mitad superior se equilibran, esto se refleja automáticamente en la parte inferior del cuerpo. No te concentres en un solo color, examina siempre todos los colores corporales.

Lo semejante se cura con lo semejante (similia similibus curantur): *homeopatía/terapia de las flores de Bach*

«¿Qué he ganado yo con todo esto?», «¿Por qué *siempre* me toca a mí?», «¿Por qué me dejo engañar una y otra vez por falsos amigos?», «¿Por qué meto la pata continuamente?», «¿Por qué siempre me relaciono con la gente equivocada?», «¿Por qué siempre se aprovechan de mí?».

Preguntas como estas a veces nos las planteamos a nosotros mismos cuando el destino nos envía una (aparente) desgracia, en forma de accidente, enfermedad grave o pérdida. No te lo creerás en principio, pero la respuesta a todas estas preguntas es la misma que se daría a estas otras preguntas: «¿Cómo funciona la homeopatía y cómo influye en mi cuerpo la terapia floral de Bach?» o «¿Por qué basta una inyección para defenderme de ciertas enfermedades?.

La homeopatía es igual de antigua que la terapia floral del doctor Bach; en realidad ambas nacieron mucho antes de que las descubrieran (o más bien redescubrieran) las personas cuyos nombres asociamos inmediatamente con ellas. Que «lo semejante se cura con lo semejante» es algo que saben muchos que nunca han escuchado la palabra *homeopatía*. El polvo de la limadura de las propias uñas como remedio curativo y reconstituyente, la propia saliva para frotarse los párpados, las corvas o pequeñas lesiones, la propia orina para las erupciones cutáneas o para las quemaduras leves (con el asombroso resultado de su inmediata curación sin ampollas ni cicatrices) y mucho más. Viejas medidas que se aplican con éxito desde hace siglos.

También se utiliza desde hace mucho tiempo la terapia floral como método efectivo contra determinadas enfermedades o para el fortalecimiento general del organismo. Los indios navajos de Norteamérica doblaban el tallo de las flores, sin arrancarlas, y las sumergían en un cacharro con agua expuesto al sol durante un breve espacio de tiempo, y luego se bebían el agua, con el mismo objeto y el mismo efecto que conocemos hoy en día.

Quizá consigamos en este apartado hacerte comprender el significado y el gran valor de los métodos homeopáticos y revelarte al mismo tiempo la conexión que hay entre tu propio ser y gran cantidad de acontecimientos de tu vida (aparentemente casuales).

El término más ajustado y preciso para describir la mala suerte, las coincidencias desafortunadas y las situaciones críticas es *examen*. De hecho, existe un motivo por el que una y otra vez llegamos a las mismas situaciones complicadas, por el que siempre nos topamos con problemas de naturaleza semejante, con la misma piedra en definitiva: no hemos aprendido la lección inherente a esa aparente mala suerte. Y, según esto, podemos estar seguros de que una y otra vez pasaremos por la misma experiencia reiterada, de que una y otra vez seremos «víctimas» de la misma adversidad, *hasta* que hayamos comprendido su significado o hayamos muerto.

Así es precisamente como funciona la vida. Nosotros no vivimos un proceso de aprendizaje sino un proceso de descubrimiento. No aprendemos porque adquirimos conocimientos, sino por el descubrimiento de correlaciones que existen desde que el mundo es mundo. Y no hay ni una sola correlación en el universo que no *se dé en nosotros mismos*. ¿Qué habría que aprender que no sepamos ya desde hace mucho tiempo? ¿Qué nos queda por adquirir que no poseamos ya? Lo decisivo es descorrer el velo que cubre nuestros propios conocimientos.

Una vez que acepto sin condiciones y aprendo a amar todo lo que la vida me envía en forma de experiencias, sucesos, pruebas y circunstancias favorables (cada experiencia particular), estaré preparado para dar el siguiente paso. Lo semejante busca siempre lo semejante. Y lo semejante solo puede ser superado por lo semejante. Seguiremos cometiendo el mismo error hasta que ese error esté «curado» a través de la aceptación y de la verdad.

Sentir ira y rabia frente a determinados acontecimientos, personas o cosas mientras las veamos como algo ajeno, algo que no nos pertenece, que no *somos* nosotros: una vez que reconozcamos que no somos eso, que nos perseguimos a nosotros mismos y que luchamos contra nosotros mismos, podremos liberarnos y continuar nuestro camino.

El vecino desagradable seguirá siendo desagradable hasta que lo aceptemos tal y como es, sin condiciones, hasta que hayamos descubierto en nosotros mismos al «vecino desagradable», hasta que reconozcamos que no somos distinto a él, que, si después de mi examen, le abrimos la puerta o no lo dejamos entrar jamás dependerá de nuestra intuición y no tendrá nada que ver con la moralidad.

Sentiremos ira ante la explotación y nos utilizarán hasta que aceptemos que nosotros mismos somos un explotador, y siempre con la esperanza de que la explotación que creemos sufrir valga la pena algún día. Cuando descubramos a nuestro propio explotador interior, dejarán de aprovecharse de nosotros.

Seguiremos siendo unos explotadores en la medida en que nos utilicemos y nos consumamos por dentro debido a nuestra codicia y nuestro miedo. Una vez que hayamos reconocido nuestra propia manipulación y nuestra impotencia, dejaremos de ser unos explotadores.

Hay algo en nosotros que nos lleva a vivir lo mismo una y otra vez, porque nosotros mismos lo invitamos (aunque lo creamos casual). Si nos vemos como víctimas, estaremos provocando la aparición del victimario. Si somos victimarios, siempre encontraremos víctimas. En ambos casos todo permanecerá como antes, hasta que reconozcamos en nosotros mismos al antagonista.

Si acogemos sin condiciones a un extraño, a un compañero incómodo y mentiroso, y lo aceptamos como propio e igual, reaccionaremos con todo nuestro ser ante esa información, nos reconoceremos a nosotros mismos en él, y con la ayuda de estos nuevos datos sobre nosotros, desarrollaremos nuestro instinto y haremos lo adecuado; despedirnos de una lección y dar paso a la siguiente.

El secreto de la curación reside siempre en la aceptación sin condiciones, en dejar entrar, en no luchar más contra el supuesto «villano», un ser extraño y desconocido. Consiste en la comprensión nítida de que todo lo desconocido, repulsivo y desagradable también está en nosotros.

Si asumimos esta identificación, eso que nos produce temor y rechazo ya no nos será desconocido. Solo a partir de ese momento es posible el cambio, la curación. Mientras nosotros sigamos luchando contra lo extraño, seguirá siendo extraño y luchará contra nosotros. En el momento que lo abracemos y lo dejemos entrar, será parte de nosotros mismos y podrá disolverse con la comprensión. La comprensión nos aporta todo lo necesario para llegar a la raíz más profunda de nuestros problemas.

Así funcionan las vacunas, así funciona la homeopatía, así funcionan la vida y el amor.

En el caso de las vacunas, el cuerpo recibe agentes patógenos debilitados, reacciona ante la información que contienen y gracias a esta información tiene la oportunidad de inmunizarse.

Los remedios homeopáticos actúan como la música de la radio: la orquesta ya no está ahí, han pasado años desde que se grabó el concierto, los instrumentos están en sus estuches o quizá a estas alturas dormirán en el depósito de chatarra, es decir, falta lo material, lo palpable. Sin embargo, la «información», el efecto que tu pieza favorita provoca sobre tu espíritu, es la misma: te hace sentirte feliz, a pesar de que aparentemente ahí no hay nada, ni un solo átomo de la orquesta que en su día tocó la música. Del mismo modo, en un remedio homeopático «nada» está ahí, nada que se pueda medir o pesar. Solo la información. ¿Cuándo entenderemos que la felicidad que sentimos es la que nos sana y nos mantiene sanos, y no los instrumentos, ni los músicos, ni los medicamentos? Lo que obra el *milagro* no es lo material, no es lo palpable.

EL MOMENTO ADECUADO PARA LA HOMEOPATÍA: TODOS LOS REMEDIOS Y MÉTODOS CUYO OBJETIVO SEA LA DESINTOXICACIÓN Y LA DEPURACIÓN SON MUCHO MÁS EFECTIVOS EN LUNA MENGUANTE. TODOS LOS REMEDIOS CUYO OBJETIVO SEA LA RECONSTITUCIÓN Y EL FORTALECIMIENTO LO SON EN LUNA CRECIENTE.

LA AUTOHEMOTERAPIA DEBE REALIZARSE EN DÍAS DE TIERRA (TAURO, VIRGO, CAPRICORNIO). SI COINCIDEN CON LUNA CRECIENTE, SE REFORZARÁ EL EFECTO POSITIVO, PUESTO QUE EL CUERPO ESTÁ MÁS PERMEABLE. EN CUANTO COMIENCE A SURTIR EFECTO DEBES INTERRUMPIRLA. AJUSTARSE RÍGIDAMENTE A UN ESQUEMA PUEDE RESULTAR CONTRAPRODUCENTE.

LAS FLORES DE BACH CASI SIEMPRE CUMPLEN UNA FUNCIÓN RECONSTITUYENTE Y FORTALECEDORA; POR ESO SUELEN SER MÁS EFECTIVAS EN LUNA CRECIENTE.

Métodos de desintoxicación

Existen numerosos caminos por los que el cuerpo se puede desprender de materias dañinas, productos metabolizados y contaminación. El hígado, los riñones, el intestino, la piel, los pulmones..., todos colaboran para liberarnos de lo que es nocivo y superfluo. Por tanto, lo que fortalece a estos órganos ayuda a la capacidad del cuerpo para desintoxicarse. Algunos métodos de desintoxicación son tan efectivos frente a los más diversos trastornos y enfermedades que nosotros los recomendamos una y otra vez. Y para no tener que repetirlos, los hemos reunido en este apartado.

Ortiga: de mala hierba a hierba medicinal

Un tratamiento depurativo a base de ortigas puede ser muy efectivo para aliviar o curar gran cantidad de problemas físicos. Si una persona sana practica una cura de primavera con infusiones de ortigas, acabará de inmediato con el cansancio o astenia primaveral. La cura estimula la vejiga y los riñones, favorece la actividad de los órganos digestivos y aporta al organismo gran cantidad de vitaminas y minerales. Si haces la cura para mantener bajo control un trastorno físico o una enfermedad, debes prepararte para un posible empeoramiento inicial de los síntomas (tal y como ocurre con la homeopatía y otras terapias naturales). Es lo que se conoce como crisis curativa: durante un corto espacio de tiempo se recrudecen los dolores y las molestias o incluso se produce una transmisión del trastorno a otros órganos o zonas corporales. No te desanimes si esto ocurre, ¡más bien al contrario! Es lo mismo que ocurre con las vacunas: indica que tu cuerpo va por el camino adecuado, que reacciona y que provee de nuevas fuerzas a la zona afectada. Unos síntomas y dolores más intensos son, en último término, una señal de que el cuerpo está esforzándose para quebrantar los bloqueos en los conductos de energía de la zona enferma, de un modo semejante a como el agua presiona un dique.

En luna menguante (si es posible entre las tres y las siete de la tarde) bebe tanta infusión de ortigas como te sea posible o bien mezcla suero de leche con dos cucharadas soperas de zumo de ortigas (lo encontrarás en tiendas de productos ecológicos y dietéticos; este método solo es adecuado para personas sanas). Suspende el proceso en luna nueva, espera catorce días y repite la cura hasta la siguiente luna llena o hasta que la dolencia haya mejorado o finalizado. Para personas sanas son suficientes dos tratamientos de catorce días, ambos en luna menguante; para la desintoxicación de enfermedades o trastornos de la piel deberás hacerlo durante tres periodos de catorce días.

Lo mejor es recoger las ortigas en luna menguante. Utiliza solo las hojas jóvenes, sécalas y almacénalas también en luna menguante. Las plantas no se deben lavar antes de ponerlas a secar (un consejo: si utilizas hojas frescas para, por ejemplo, una ensalada, pásales por encima varias veces un rodillo de cocina; así reventarás los forúnculos que contienen el agente urticante y ya no picarán).

Si la luna, a la hora de la recolección, se encuentra en signos de tierra (Virgo, Tauro, Capricornio), recoge más hojas de las que necesites para la aplicación diaria y seca las restantes para el invierno. En esa estación son excelentes para depurar la sangre. No obstante, las personas sanas no necesitan realizar una cura depurativa en invierno. Sin embargo, la infusión de ortigas es muy recomendable tras una comida especialmente copiosa (por ejemplo, en Navidad).

El poder del aceite de girasol

Un método antiguo y efectivo para desintoxicar y fortalecer todo el cuerpo y, al mismo tiempo, descontaminar los dientes es el llamado *oil pulling* (enjuagues con aceite). Cada paso del método es importante y debe tenerse muy en cuenta si se quiere obtener el máximo rendimiento. Así funciona:

» Haz tus enjuagues por las mañanas, en ayunas y antes de lavarte los dientes, con una cucharada de aceite de girasol puro y prensado en frío. Sabemos que en nuestras latitudes del hemisferio norte, desde Rusia (país de origen del método) hasta Norteamérica, el aceite de girasol es el que da mejor resultado. Puede que en otras regiones del mundo sus aceites autóctonos sean también apropiados, pero eso es algo de lo que no tenemos constancia.

» *Hazlo con bastante brío, haciendo ruido* y usando todos los músculos de tu cara, como lo haría una persona maleducada. De esta manera, a través de los nervios gustativos y el cerebro, el cuerpo y todos tus órganos internos obtendrán información precisa sobre lo que entra en ese momento en tu organismo.

Cuanto mejor estén informados la lengua, la nariz y el paladar, mejor podrá sintonizarse el cuerpo. Cuando este reciba la información «aceite de girasol», sabrá que ha entrado una sustancia que puede «eliminar» todo lo indeseable, incluso las radiaciones negativas.

» Lo ideal es que el enjuague dure unos veinte minutos y que *no te tragues* el aceite. Pásalo por la cavidad bucal y los dientes y presiónalo contra los espacios interdentales; tienes que hacerlo de manera enérgica pero lenta para no generar un excesivo flujo de saliva. Si notas el irresistible impulso de tragártelo antes de tiempo, no lo dudes y escúpelo.

» Cuando termines, escupe el aceite y aclárate muy bien. Se habrá transformado en una sustancia tan cargada de toxinas que allí donde caiga no permitirá que crezca la hierba. No te debe sorprender el aspecto lechoso del líquido.

» El momento más adecuado para una cura de este tipo: luna menguante. Su duración debe ser por lo menos de ocho días, pero si puedes hacerlo durante catorce, mejor que mejor.

Brottrunk

Se trata de una bebida preparada a base de pan biológico fermentado, con un sabor ácido y refrescante y que se puede comprar en comercios especializados en ecología y dietética. Es un remedio formidable para mantener bajo control de forma natural las malas digestiones, y favorecer así la capacidad de desintoxicación del cuerpo. Este producto fermentado contiene ácido láctico, que regenera la flora intestinal y ayuda a combatir la hiperacidificación de la sangre.

Tómalo a diario, durante un periodo prolongado de tiempo, toma un vaso y enseguida empezarás a notar su efecto. Sin diluir tiene un sabor peculiar que no gusta a todo el mundo, pero puede mezclarse con agua (o quizá con otras bebidas; puedes ir probando). Aun cuando te sientas sano y en forma, la bebida de pan fermentado te ayudará a sentirte aún mejor de lo que estás.

Ayuno

El ayuno es otra buena medida para la desintoxicación y el restablecimiento. Sin embargo, rara vez hace perder peso a largo plazo. Las causas del sobrepeso se mantienen invariables y los antiguos hábitos de comida y pensamiento casi siempre regresan. Si quieres ayunar, debes beber mucho, pues todos los órganos que has de desintoxicar van a necesitar mucho líquido que estimule su funcionamiento y la eliminación De nuevo, es vital actuar en el momento idóneo: por regla general lo mejor es realizarlo en luna menguante ya que, como hemos venido viendo, la disposición a la desintoxicación del cuerpo está en su punto álgido. No es casual que la cuaresma, tiempo de ayuno después de los carnavales, sea un momento, dependiente de la luna, especialmente estratégico para mantener una «dieta cero». También los días que transcurren desde el primer domingo de adviento hasta el 24 de diciembre (tiempo de ayuno también, aunque mucho menos conocido) son muy favorables para vivir con sobriedad y desintoxicarse.

Como ya hemos comentado, la desintoxicación orgánica es especialmente eficaz el día de luna nueva, aunque comer puede ralentizar o interrumpir el proceso. Sin embargo, en luna llena el cuerpo asimila muy bien todos los alimentos, por lo que es interesante que durante estos días se coma poco o incluso nada.

Reflexología podal

Los masajes de reflexología podal, que realmente pertenecen al ámbito de la fisioterapia, son excelentes para una desintoxicación eficaz. Cada órgano y cada región corporal «finalizan» en un determinado punto de los pies, muy delimitado. De modo semejante a la acupresión (presión sobre ciertos puntos de todo el cuerpo), estas zonas se pueden estimular por medio de una presión y una frotación suaves y con ello hacer llegar oleadas de energía a los diversos órganos, estimulando su función normal.

Estos masajes son útiles para hacer diagnósticos: si cierto punto de los pies te duele o está marcado por un engrosamiento y endurecimiento de la piel, es señal de que el órgano correspondiente se encuentra afectado. Por lo tanto, un calzado no adecuado perjudica tanto a nuestros pies como a todo el organismo.

También en el caso de la reflexología podal a menudo al principio del tratamiento se produce un empeoramiento de los síntomas de la enfermedad. Como dijimos, a pesar de las molestias y el malestar, este empeoramiento es buena señal; aguanta un poco y no tires la toalla: si están bien realizados, los masajes son sin duda beneficiosos y te ayudarán a mejorar e incluso a curarte. En este caso, el momento en el que se realicen no es un factor determinante, pero la fuerza de los días de Piscis puede ayudar a garantizar los resultados. En estos días hay que dar el masaje con un cuidado especial debido a que estamos mucho más sensibles. Quien vaya por primera vez a un terapeuta o a un masajista para recibir este tipo de tratamiento hará bien si decide no hacerlo en días de Piscis. Los masajes destinados a estimular la desintoxicación de órganos son, por regla general, más efectivos en luna menguante que en creciente.

Por supuesto, existen otros muchos otros métodos de desintoxicación que no son menos efectivos. También en este caso es importante que sigas tu instinto: los métodos que aceptas y en los que confías suelen ser los más eficaces, aunque de nuevo hay que dejar claro que en este tema, como en casi todo, no se puede generalizar. Que a ti te funcione no quiere decir que funcione para todos. Cada cuerpo es único, y por lo tanto se desintoxica de forma distinta; además, hay diferentes niveles de intoxicación. Cuando alguien dice: «Yo tengo plena confianza en este o aquel método», seguro que tiene motivos para confiar, pero que a él le haya beneficiado dicho método no garantiza que en tu caso funcione.

Hay muchos terapeutas que dominan el arte de encontrar el método de desintoxicación cortado a la medida de cada uno. Los buenos homeópatas llevan a cabo verdaderas obras maestras en el tratamiento individual de sus pacientes. Como ya se ha dicho: tu confianza es decisiva. Ya sea el método seleccionado por instinto o siguiendo el consejo de un experto, en último término lo que decide el resultado final es tu poder de autocuración y tu voluntad de estar sano.

«No toques con hierro»: sobre intervenciones en el cuerpo

El famoso médico griego Hipócrates (460-370 a. de C.) escribió en su diario: «No toques con hierro ninguna parte del cuerpo que esté regida por el signo zodiacal por el cual esté transitando la luna». Quiso decir, en términos categóricos, que un médico no debe realizar ninguna intervención quirúrgica en una parte del cuerpo que esté regida por el signo zodiacal del momento.

Por ejemplo, nada de operaciones de corazón en días de Leo, de cadera en días de Libra, de rodilla en días de Capricornio, etc. Recuerda la regla:

TODO LO QUE HAGAS PARA EL BIENESTAR DE CUALQUIER REGIÓN CORPORAL U ÓRGANO QUE ESTÉ REGIDO POR EL SIGNO DEL ZODÍACO POR EL QUE ESTÉ TRANSITANDO LA LUNA TENDRÁ EL DOBLE DE EFECTO Y SERÁ DOBLEMENTE BENEFICIOSO, CON LA EXCEPCIÓN DE LAS INTERVENCIONES QUIRÚRGICAS EN ESA ZONA.

A simple vista se puede comprender esta excepción a la regla. Aunque se practiquen con la *intención* de servir al bienestar del órgano en cuestión o de todo el cuerpo, en *el momento* de la operación y en los inmediatamente posteriores pueden tener un efecto contraproducente y agravar la situación. ¡Esto es válido también en los casos de extirpación total de un órgano! Una operación practicada en el momento menos indicado dificulta el trabajo del cuerpo para recuperarse de la pérdida. La regla general para las intervenciones quirúrgicas de cualquier índole es:

SI PUEDES ELEGIR, DEBES OPERARTE SIEMPRE EN LUNA MENGUANTE. EL PERIODO DE LUNA CRECIENTE ES DESFAVORABLE, TANTO MÁS CUANTO MÁS SE ACERQUE A LA LUNA LLENA. EL DÍA EXACTO DE LUNA LLENA ES EL MÁS NEGATIVO EN ESTE SENTIDO. LAS INTERVENCIONES QUIRÚRGICAS EN REGIONES DEL CUERPO QUE ESTÁN REGIDAS POR EL SIGNO ZODIACAL POR EL QUE ESTÁ TRANSITANDO LA LUNA EN ESE MOMENTO TIENEN UN EFECTO DEBILITANTE Y PERJUDICIAL; POR TANTO, TIENEN MÁS POSIBILIDADES DE FRACASAR QUE SI SE REALIZAN OTROS DÍAS.

Si tienes la posibilidad de elegir fecha para una operación, también deberás tener en cuenta el recorrido del sol y evitar el signo del mes. Por ejemplo, no se deben practicar operaciones de corazón en agosto, cuando el sol está en Leo. Las correspondientes épocas del año para todas las regiones corporales aparecen en el capítulo «Viaje a través del cuerpo».

La transición de los influjos entre dos signos del Zodíaco sucede de forma paulatina. El relevo de fuerzas no se puede determinar en un momento específico. Cuando, por ejemplo, en el calendario se indican dos días de Piscis, en el primer día por la mañana actúa aún, aunque sea levemente, la influencia de Acuario mientras que el segundo día por la tarde hay ocasiones en que se puede notar la de Aries con su influencia sobre la zona de la cabeza. Si, según el calendario, el influjo de Piscis dura tres días, el primer día hasta aproximadamente el mediodía se teñirá del influjo de Acuario mientras que en el tercer día aparece con bastante fuerza el de Aries.

Por este motivo ya hemos indicado que, en el caso de poder elegir una fecha, también conviene evitar los signos vecinos del que rige la región corporal, por ejemplo en operaciones de mandíbula sería recomendable también evitar los días de Tauro y Aries.

Quizá te preguntes lo siguiente: ¿qué pasa entonces con la influencia negativa de los días de Libra cuando caen en el periodo favorable de luna menguante (de octubre a abril) en una operación de cadera? En estos casos prevalece el siguiente principio: la influencia favorable de la luna menguante es mucho más intensa que el efecto negativo de los días de Libra. Y para seguir con el mismo ejemplo, a continuación te ofrecemos una relación de influencias positivas y negativas en el caso de una operación de cadera:

Buena	Luna menguante, no en Libra
De buena a media	Luna menguante en Libra
Mala	Luna creciente en otros signos
Muy mala	Luna creciente en Libra
La más desfavorable	Luna llena en Libra

Esta relación se puede adaptar sin problemas a otras intervenciones y regiones del cuerpo.

¿Por qué es tan importante tener en cuenta el momento idóneo de una operación? Tal y como ya se ha dicho, cualquier cirujano a lo largo de su carrera lo podrá comprobar después de acumular experiencia y recopilar y asociar los diferentes resultados: las complicaciones e infecciones posoperatorias son mucho más frecuentes cuando se opera en luna creciente; además, los periodos de curación y convalecencia son mucho más largos. En luna llena son frecuentes las complicaciones, en especial las hemorragias intensas y difíciles de contener. La cicatrización es más compleja y molesta, y existe el peligro de que queden marcas poco estéticas.

La información que aportamos a continuación es especialmente interesante para los cirujanos plásticos: después de un accidente grave con frecuencia se necesitan varias intervenciones de reconstrucción estética. Muchos pacientes, sobre todo los más jóvenes, se desesperan al ver su imagen en el espejo o al sentir la reacción del entorno ante su aspecto, aun después de haberse sometido a dolorosas operaciones plásticas. En una sociedad superficial donde el aspecto físico se considera fundamental, las cicatrices pueden acabar incluso con las ganas de vivir. Por ese motivo en este tipo de intervenciones es especialmente importante no tomar a la ligera el tema del momento adecuado.

Las cicatrices no son solo un problema estético: también bloquean y perturban la energía y pueden dañar al organismo, especialmente cuando se interrumpen los arcos de las zonas reflejas en las manos o los pies. Muchos terapeutas, masajistas y médicos dominan el arte de resolver estos bloqueos, por ejemplo con acupuntura, pero sería una gran ventaja poder abordar el mal de raíz y evitar la formación de cicatrices; basta con elegir el momento adecuado.

La regla más importante es, por lo tanto, que las intervenciones quirúrgicas, si es posible, se realicen en *luna menguante*. Muchos médicos desconocen por completo esta información puesto que aún no tiene cabida ni entre los reglamentos científicos ni entre los protocolos hospitalarios. Pero ahora tú dispones de este conocimiento y *tú* mismo puedes decidir lo que quieres hacer. La exigencia de que un obstetra debe lavarse las manos necesitó décadas para ser asimilada como norma ineludible (e indiscutible).

Unas palabras en cuanto a las *operaciones urgentes:* naturalmente, no se puede elegir la fecha de la intervención quirúrgica después de un accidente o en un estado agudo que necesite una acción inmediata. Cuando un apéndice amenaza con reventar, a nadie le interesa la posición de la luna. Y eso está bien así. En la vida de una persona hay muchas cosas que dependen exclusivamente de su libre decisión (muchas más de las que nuestros miedos nos quieren hacer creer), pero otras muchas están condicionadas por el destino, que nos hace ser espectadores, y se escapan de nuestras manos (entre el cielo y la tierra se dan muchos acontecimientos que no alcanzamos a entender).

Si un médico te recomienda una intervención inmediata, escúchalo y no te dediques a mirar el calendario (en un accidente, por supuesto, algo así es impensable). Ten confianza y déjate llevar por la sabiduría de aquellos que te han enviado esta situación como oportunidad inmejorable para aprender y despertar. Y si antes o después compruebas que determinados acontecimientos, vistos desde el punto de vista del ritmo lunar, han sucedido en un momento «inadecuado», no tengas ningún miedo. Respira hondo y habla contigo mismo: «Esté donde esté la luna, yo confío en mi capacidad de autocuración y en los que me ayudan, y antes o después entenderé el sentido de lo que me está ocurriendo». Con eso ya habrás conseguido mucho más que los que se operan en el momento propicio convencidos de que, siendo así, no les puede pasar «nada malo». En la vida no existen garantías de nada, con una sola excepción: todos nosotros recibimos las lecciones que necesitamos. Y si no sucede hoy, sucederá, como muy tarde, mañana por la mañana.

A la pregunta de cómo uno, como paciente, le puede indicar al médico la fecha en que quiere ser operado o incluso cambiar la programada por él, le dedicamos a este un importante apartado al final de este capítulo. Las ideas y las sugerencias que te ofrecemos pueden resultar de gran ayuda para que el conocimiento de los ritmos lunares reciba la divulgación que merece.

Los ritmos lunares en odontología

¿Cuál es el estado de salud de tus dientes? No te avergüences de admitir que llevas varios empastes, y algunas fundas o puentes. No estás solo en esto, porque se calcula que aproximadamente el 90% de la población se encuentra en las mismas circunstancias que tú. La buena noticia es que las fuerzas de influencia de los ritmos lunares también se pueden utilizar para la curación y el cuidado de los dientes. Sin embargo, la noticia menos buena es que necesitarás grandes dosis de paciencia y disciplina para erradicar los hábitos responsables del estado actual de tu dentadura y obtener así, a largo plazo, una mejoría evidente. No encontrarás aquí una receta milagrosa que solucione tus problemas dentales sin tener que preocuparte del cuidado diario de los dientes. En el mejor de los casos las líneas siguientes te ayudarán a aligerar este esfuerzo indispensable.

No es nada extraño que hoy en día haya niños de apenas cuatro años con piezas empastadas: el estado de su dentadura es, en muchos casos, un reflejo de su estado general, una consecuencia de los hábitos alimentarios y también del hecho de que hemos olvidado cómo saborear la vida y comérnosla a bocados sin miedo. Quien sienta permanente temor ante las consecuencias de sus decisiones perderá la oportunidad de aprovechar el momento; pocos de nosotros hemos crecido en circunstancias complicadas que nos obligaran a abrirnos paso a «dentelladas», asumiendo nuestra responsabilidad. Y eso también tiene su efecto sobre los dientes.

El deterioro dental marcha al compás de todos los demás estragos de la civilización moderna: una alimentación antinatural, descuido, trastornos físicos que afectan a los dientes a través de las vías energéticas y reflejas y la actitud interior del hombre moderno. Para prevenir todo esto sería casi suficiente con seguir una alimentación natural rica en vitaminas y minerales. Esta alimentación se debería implantar desde la infancia o incluso, mucho mejor, iniciarla ya en el embarazo. Aunque el lavado diario de dientes se hiciera sin dentífrico, con una alimentación natural los dientes no estarían tan dañados como lo están en la actualidad. De ese modo los dulces, cuyo carácter nocivo afecta sobre todo al

DE LAS SANGRÍAS A LOS DIENTES

ámbito psíquico (ver la página 239), no encontrarían tan fácilmente terreno abonado para atacar a los dientes. En la siguiente parte podrás leer lo que entendemos nosotros por alimentación natural.

Se ha prestado muy poca atención al peligro que amenaza a todo el cuerpo si se producen *focos purulentos* en los dientes, aunque se trate de inflamaciones microscópicas en la raíz de los dientes. Estos focos pueden hacer perder la razón, literalmente, al que los padece. Numerosos trastornos crónicos, enfermedades y estados dolorosos, como los trastornos de la columna vertebral, la sinusitis, el reúma, los estados de agotamiento general, etc., se derivan de focos ocultos de infección dental.

En estos casos no es raro que los enfermos deambulen de médico en médico sin que ninguno dé con la causa orgánica. Muchas veces bastaría con el saneamiento de uno o varios dientes o con la extracción del «malhechor» para conseguir alivio o incluso la curación total. Por desgracia, algunos de estos focos de infección y zonas alteradas no aparecen a primera vista en una radiografía. Ahora bien, un terapeuta especializado puede descubrir si la causa del mal corporal debe buscarse en la raíz de alguna pieza dental. La acupuntura, la acupresión y los masajes de reflexoterapia en manos y pies son unos buenos emisores de señales para descubrir los trastornos que pueden darse en los circuitos de energía entre los dientes y el sistema orgánico.

¿De qué manera el conocimiento sobre las fuerzas de influencia de los ritmos lunares puede ser una ventaja en las consultas odontológicas tanto para el paciente como para el médico? A continuación incluimos una lista con las medidas más frecuentes de saneamiento y mantenimiento, cuyo éxito o fracaso, a corto o largo plazo, dependen en parte de la posición de la luna.

Eliminación del sarro

El sarro se suele formar debido a una higiene deficiente. Si no se trata, puede llegar a producir caries, retroceso de las encías (recesión gingival), inflamación (periodontitis o piorrea) y, en último término, caída de piezas dentales. Cualquier dentista nos puede explicar cómo lavarnos los dientes adecuadamente. Es mucho menos importante el dentífrico utilizado que el modo en que se maneja el cepillo y la frecuencia de lavado.

El momento adecuado para realizar la eliminación del sarro es la luna menguante, pues se limita su reaparición. Lo ideal sería hacerlo en días de Capricornio con luna menguante, pero no es absolutamente imprescindible.

Naturalmente, no siempre es tarea fácil tener en cuenta el momento idóneo, ni mucho menos ajustar la actividad de la consulta médica a los ritmos lunares. Sin embargo, puede que te sean útiles algunas de las indicaciones sobre este tema que añadimos al final del capítulo.

Fundas y puentes

Cualquier odontólogo podría comprobar sin ningún problema la influencia de los ritmos lunares con solo examinar las fichas de sus pacientes y comprobar los casos en los que las fundas o los puentes se han estropeado antes de tiempo y no han durado lo que deberían. Una comparación entre la fecha de colocación y el calendario de fases lunares confirmaría la siguiente regla:

Si es posible, la colocación de fundas y puentes debe realizarse en luna menguante. Serán mucho más resistentes que si se colocan en luna creciente.

Periodontitis

El tratamiento de la periodontitis en las zonas más inflamadas será solo una medida provisional si no se localizan las causas. Pero una vez que se conocen las causas, si todo se mantiene como antes —hábitos de alimentación, higiene deficiente de los dientes, radiación negativa que estos reciben por comerse las uñas, etc.—, el problema reaparecerá y acabarás recurriendo a una prótesis dental. Y si ya tienes esa prótesis dental (y la puedes utilizar), con el paso del tiempo siempre irá a peor si no realizas un masaje adecuado de las encías.

EL MOMENTO IDÓNEO PARA EL TRATAMIENTO ODONTOLÓGICO DE LA PE-
RIODONTITIS ES LA LUNA MENGUANTE, EVITANDO LOS DÍAS DE ARIES Y TAURO.
LAS ENCÍAS INFLAMADAS SE CURAN RÁPIDAMENTE Y SE MANTIENE A RAYA EL SAN-
GRADO. ¡ESTE TRATAMIENTO ES EN REALIDAD UNA PEQUEÑA INTERVENCIÓN!
LOS QUISTES EN LAS ENCÍAS (ÉPULIS) SE TRATAN EN LUNA MENGUANTE;
NUNCA EN ARIES O TAURO.

En el caso de encías ligeramente inflamadas (gingivitis), debes hacerte con un cepillo de dientes blando y masajear la zona varias veces al
día con mano firme. No utilices dentífrico, antes de efectuar el masaje
debes sumergir el cepillo en una infusión de salvia. En el caso de inflamaciones agudas, puedes enjuagarte con una infusión de manzanilla y
luego realizar un suave cepillado.

Extracciones

Si tienen que extraerte una pieza dental (por ejemplo, las muelas
del juicio, que pueden precisar de una operación quirúrgica, o una
extracción para atajar un foco infeccioso en la raíz), es importante
que tengas en cuenta el momento idóneo. Puede ahorrarte más de un
disgusto. El hueco dejado por la pieza extraída y los focos infecciosos
sanan con mayor facilidad y no es raro que los síntomas físicos y los
dolores desaparezcan de inmediato.

PARA LAS EXTRACCIONES DENTALES ES MEJOR ELEGIR LA LUNA MENGUANTE,
EN ESPECIAL CUANDO SE TRATA DE LAS MUELAS DEL JUICIO U OPERACIONES EN
LA MANDÍBULA, Y NUNCA HACERLO EN DÍAS DE TAURO O ARIES. SI ES POSIBLE,
TAMBIÉN HABRÍA QUE EVITAR LOS SIGNOS DE AIRE (GÉMINIS, LIBRA, ACUARIO).

Consejos para la salud dental y la eliminación de empastes

El hecho de que en luna creciente el cuerpo absorba mucho mejor
todas las sustancias que se le suministran puede ser, en ocasiones, un
inconveniente. Un empaste de amalgama de mercurio (aleación con
zinc, cobre, plata u oro) deja más mercurio tóxico en la sangre aplicado
en luna creciente que aplicado en luna menguante. Poco a poco se está

demostrando que el mercurio en la boca (y por ende en todo el cuerpo) no es precisamente un *aliado* para nuestra salud. Nosotros sabemos sin lugar a dudas lo nociva que resulta la amalgama. Y tú también lo vas a saber a la luz del siguiente dato: «En Estados Unidos cada amalgama extraída de la boca de un paciente debe colocarse en tres recipientes de metal, metidos por tamaños uno dentro de otro, cerrados herméticamente y con el distintivo de una calavera, y estos recipientes deben ser retirados de la consulta del dentista por una empresa dedicada a la recogida de residuos especiales» (fuente: *Biologische Medizin*, número 6, 1991, p. 888). En otros muchos países occidentales también existen empresas de residuos tóxicos que se ocupan de este trabajo.

¿No resulta curioso que la amalgama sea tratada, con razón, como basura de alta toxicidad que se debe eliminar de forma muy especial y, al mismo tiempo, nos quieran convencer de que esta basura no ocasiona ningún daño a nuestro cuerpo?

Si de aquí en adelante quieres seguir haciendo de conejillo de Indias frente a la poderosa neurotoxina que contiene la amalgama de mercurio, allá tú. Pero si has decidido retirar tus viejos empastes, deberías tener en cuenta los siguientes puntos:

» El trabajo debe hacerse siempre en *luna menguante*. El cuerpo asimila mucho menos todas las sustancias respiradas o ingeridas que cuando lo hace en luna creciente.

» Si es posible, no permitas que te quiten muchos empastes de una vez ni que lo hagan sin sujeción del diente y sin protección contra la posibilidad de tragado («ataguía dental»); solo así se podrán aspirar bien los restos generados con el taladro. Después de la perforación debes enjuagarte tanto como te sea posible. Habla con tu dentista y dile que te retire pocos empastes de una vez y deja que pase al menos un mes hasta que proceda con los siguientes.

» Pídele a tu terapeuta o a un médico de tu confianza que te prescriba un remedio homeopático para neutralizar los venenos liberados (depuración, autohemoterapia, etc.).

¡Comienza con la desintoxicación y la depuración una vez que hayas terminado con el último empaste! De lo contrario, el remedio desintoxicante o depurativo utilizado podría rajar y aflojar los empastes que aún te queden y liberar en tu cuerpo los tóxicos.

Si antes de eliminar los empastes bebes mucha *leche* (no pasteurizada ni homogeneizada), la caseína contenida en ella puede absorber el mercurio que puedas tragar durante el proceso.

» Después de todo lo que sabemos, lo cierto es que aún no existe un sustituto ideal de la amalgama. O su resistencia es limitada o bien no se conocen los efectos a largo plazo de esta sustitución. Una sustancia de vidrio sintético, muy cara, comercializada con el nombre de Charisma, es hasta ahora la mejor elección. Un conocido toxicólogo alemán recomienda no utilizar ningún tipo de metal en odontología, y menos aún varios metales al mismo tiempo. Incluso el oro puede presentar ciertos inconvenientes cuando, por ejemplo, debe convivir durante décadas con empastes de amalgama: el oro, como antagonista del mercurio, impediría que los residuos de la amalgama pudieran disolverse en los huesos y después eliminarse.

Higiene y profilaxis dental

Aunque lo hemos oído en miles de ocasiones, rara vez se tiene en cuenta: sigue una dieta natural rica en vitaminas y minerales y lávate los dientes regularmente, si es posible tres veces al día. Lavarse los dientes es importante en cualquier posición de la luna. Todas las medidas preventivas para la higiene de los dientes y las encías en las que haya que aportar sustancias (enjuagues, suministro de minerales) deben suprimirse en luna creciente debido a que el cuerpo las absorbe en exceso.

Además, los dientes pueden absorber radiaciones nocivas. Puedes informarte más sobre este tema en la parte IV. En este punto solo queremos señalar que los dientes irradiados tienen un efecto debilitador sobre las encías y, a través de los arcos reflejos, sobre muchas zonas del cuerpo y órganos que están asociados a los dientes. El *oil pulling* (descrito en la página 142) también es muy eficaz para descontaminar la zona bucal. Su efecto no depende de la posición de la luna. Muchas personas con problemas dentales y que se encuentran en situaciones de gran esfuerzo y agotamiento físico han utilizado esta técnica con mucho éxito. Y muchas de ellas hoy en día nunca salen de viaje sin llevar en su maleta una botellita de aceite.

Como *medios naturales para la limpieza de los dientes* puedes utilizar la sal marina, el *brottrunk* o diversas infusiones de hierbas (salvia, manzanilla para las inflamaciones o bolsa de pastor si existe sangrado intensivo de las encías); todos ellos eliminan el sarro dental –si se utiliza una buena técnica de lavado– y fortalecen las encías. Algunos dentistas disponen ya de extracto de bolsa de pastor por si se presenta una fuerte hemorragia. Desde muy antiguo se ha recomendado masticar hojas de zarzamora como un excelente remedio contra el sangrado de las encías.

Sin embargo, el mejor producto natural, prácticamente desconocido, para la higiene de los dientes es la *ceniza de madera de haya*. El efecto es formidable y cumple con todos los requerimientos que la odontología le exige a un producto de higiene dental. También se puede detener una recesión gingival avanzada si se utilizan unos buenos métodos de masaje y limpieza. Es muy sencillo: coloca un montoncito de cenizas en el borde del lavabo e impregna con ellas el cepillo húmedo el tiempo necesario hasta que las haya absorbido. Al principio notarás una sensación arenosa y sequedad en la boca, pero desaparecerán completamente con el enjuague.

Técnica de limpieza de dientes: enseñar a los niños la verdadera técnica de limpieza de dientes es la «historia interminable», eso sin contar con que la mayoría de los padres ni la dominan ni la practican. La adopción de este hábito cotidiano es, para los niños de la era tecnológica, un procedimiento aburrido a pesar de que el sabor de la pasta de dientes suele ser agradable para que los pequeños se animen a ponerse delante del lavabo.

Pero eso no es suficiente a no ser que el objetivo sea allanar el camino de los niños hacia la «dentadura postiza». Hay que lavar los dientes después de cada comida y antes de irse a la cama. ¡Tras el último lavado no debes comer absolutamente nada! Basta un sorbo de refresco para dar al traste con toda la buena higiene de la jornada. No utilices cepillos muy grandes (mejor pequeños que demasiado grandes) y masajea las encías en la dirección que marque la dentadura, en la mandíbula superior de arriba hacia abajo y en la inferior de abajo hacia arriba.

El factor decisivo es la *costumbre*: pasa mucho tiempo hasta que las encías se inflaman y hasta que las caries se extienden por toda la dentadura. Durante ese tiempo nos hemos acostumbrado a las técnicas deficientes de limpieza, ya no nos molesta la desagradable sensación de pasar la lengua sobre una áspera capa de sarro y se nos ha olvidado por completo la agradable sensación de unos dientes pulidos y unas encías sanas (casi como si el sabor extraño en la boca, la superficie rugosa de los dientes, el sangrado de encías o la sensibilidad al frío y al calor fueran un designio de la Providencia, un fenómeno obligado en nuestra civilización). Este estado lleva muchísimo tiempo firmemente implantado y ahora necesitaremos paciencia y constancia para acostumbrarnos a practicar mejores técnicas de limpieza y con ello mejorar nuestra salud dental...

Si estás esperando que te demos instrucciones precisas, no tenemos más remedio que desilusionarte: la decisión de hacer algo por tus dientes está en tu mano, lo mismo que la decisión de perseverar con tus hijos y tratar su resistencia con suavidad pero con firmeza.

Debes tener en cuenta que el mejor sustituto para los empastes es una dentadura sana; el mejor antídoto para la recesión gingival, mantener unas encías saludables, y el mejor tratamiento de una herida después de una extracción, sencillamente, no tener esa herida. El mejor remedio contra la escualidez de tu cartera después de colocarte una prótesis dental, no necesitar esa prótesis.

Sobre el trato con los médicos

Para finalizar esta parte del libro queremos darte unas cuantas claves para el trato con los médicos. Después de este corto viaje a través del cuerpo seguro que ya te has familiarizado con el conocimiento de los ritmos lunares, y estás preparado para rastrearlos en el día a día y descubrir sus grandes beneficios.

Es posible que ahora te estés formulando la siguiente pregunta: «¿Cómo va a reaccionar mi médico u odontólogo cuando quiera cambiarle la fecha de una consulta acordada porque cae en un día desfavorable?», o bien, de un modo algo más general «¿Estará abierto a estos conocimientos?».

Comencemos con algunos hechos y preguntas que puedes contestarte tú mismo:

» En el año 1991 los médicos alemanes prescribieron medicamentos por valor de veintiséis mil millones de marcos alemanes. Dos tercios de esos medicamentos no se los tomó nadie. La mitad de ellos aterrizaron en la basura. ¿Qué conclusión podemos sacar de todo esto?

» Un médico necesita, de media, siete minutos de tiempo para estar con su paciente. En Francia un médico recibe de veinte a treinta pacientes al día mientras que en Alemania son cincuenta o sesenta. ¿Cómo se explica esta diferencia?

» Los bancos conceden a los médicos jóvenes unos créditos enormes para montar sus consultas. ¿Cómo influye esto en el médico, en la marcha del consultorio y por último en los pacientes?

» En Holanda el 44% de los pacientes abandonan las consultas sin ninguna receta. En Alemania esto no sucede nunca. ¿Son más sanos los holandeses?

» En las farmacias danesas se ofrecen siete mil medicamentos distintos; en las estadounidenses, cien mil. ¿Acaso es la constitución física de los daneses más sencilla?

» Rara vez un médico se somete a operaciones no vitales (vesícula biliar, histerectomía, hemorroides, amígdalas, etc.); la tasa de sus intervenciones es un 80% menor que la de la población. La frecuencia de operaciones en abogados es igual de baja que en los médicos. ¿Será que los médicos y los abogados, en contra de cualquier experiencia y estadística, llevan una vida más saludable?

» En Estados Unidos el 75% de todos los pacientes tienen en cuenta, además, la medicina «alternativa», visitan homeópatas, quiroprácticos, chamanes... sin informar de estas terapias alternativas a los médicos que los atienden. ¿Por qué?

Todos estos hechos y las respuestas que te has dado a ti mismo no son en modo alguno un motivo para ir echando pestes de los médicos, ni tampoco sirven para condenar sin más a la medicina convencional. Se basan en un único factor común: nuestra ignorancia y nuestra inmadurez.

Si personalmente empiezas a conocer tu propio cuerpo y tus propios pensamientos, tus ritmos y tus necesidades personales, tus debilidades y tu belleza..., si comienzas a aceptarte a ti mismo tal y como eres, de los pies a la cabeza, y si te amas, nunca tendrás problemas a la hora de descubrir al médico que más te convenga. ¡Y eso es lo único que cuenta! Para ti ya no importa el estado, tan alejado de la naturaleza y de la vida, en que se encuentre nuestra medicina actual. Despotricar sobre la medicina convencional se ha convertido casi en un deporte popular, pero a ti, personalmente, no te conduce a nada. Lo único sensato es tu despertar personal acerca tanto de tu propio cuerpo como de los pensamientos con los que influyes en él, tanto para bien como para mal. Luego ya no tendrás problemas para encontrar buenos médicos y sanadores, los hay por todas partes.

A nosotros nos resulta complicado entender por qué la medicina se ha enclaustrado en su actual callejón sin salida. De hecho, los buenos médicos no tienen fácil eso de ser buenos.

La medicina moderna es una medicina de ficheros: en el curso de su desarrollo ha catalogado enfermedades, pero no seres humanos completos, que comen, beben, piensan, sienten y actúan (y que enferman a causa de sus pensamientos y sus sentimientos). Existen bacterias y virus, pero ninguna idea de conjunto de las circunstancias vitales de un individuo, en las que un cuadro pesimista firmado por un artista melancólico y colgado de la pared de una habitación puede abrir las puertas de par en par a esos microorganismos. Hay píldoras y jarabes, pero muy raras veces tiernos abrazos y contactos cariñosos que son mil veces más efectivos que cualquier medicamento. Hay escalpelos y bisturíes, pero escasea la disposición a reconocer la «vesícula biliar de la habitación 786» como lo que realmente es: un ser humano. Hay máquinas que analizan el estado de nuestra sangre, pero casi nunca se ayuda a despertar el instinto para emplear el poder de curación que contienen los pensamientos afectuosos.

Nos hallamos ante una medicina interesada casi exclusivamente en investigar, en conseguir el dinero para la investigación y en la «lucha contra la enfermedad», y que apenas presta atención a encontrar caminos para aumentar la confianza en la profesión médica y, sobre todo, que ignora la importancia vital de la autoconfianza y la autorresponsabilidad por parte de los pacientes.

Y, además, aun hoy persiste una terrible arrogancia. Existen, desde siempre, grandes corporaciones médicas que actúan como un grupo exclusivo y han desarrollado un lenguaje secreto, encriptado, cerrado ante cualquier señal que les indique que se encuentran en el camino equivocado. Y esto es válido para cualquier grupo profesional (médicos especialistas, profesores, abogados, políticos...) y en general para cualquier grupo humano que crea hallarse por encima de los demás. Esto es especialmente trágico en el caso de la medicina debido a que los directamente afectados por su ceguera somos todos nosotros, tantas veces confundidos con terminología incomprensible y tratados como conejillos de Indias. La tendencia a la generalización ha ocasionado que muchas personas sientan desconfianza previa hacia la labor de *todos* los médicos y renuncien precipitadamente a toda esperanza. Esta desconfianza salpica a los buenos facultativos.

Con este libro queremos ayudar a disminuir el número de víctimas de la ceguera y la desconfianza y allanar un camino intermedio. Nuestro objetivo consiste en volver a despertar en ti la confianza y la esperanza, sobre todo la confianza en tu propio instinto y en tu capacidad de discernimiento.

Las facultades de medicina, los seguros médicos, la política y la sanidad forman hoy en día un conglomerado destinado a ponérselo todo muy complicado a los buenos médicos, en especial en cuanto a la prevención, pero también en lo referente a la curación. Además, hoy en día, casi siempre, el poder adquisitivo y las notas escolares son los que deciden quién puede estudiar medicina y quién no. ¿Te acuerdas de tus días de colegio? ¿Te acuerdas de los «empollones» de tu clase? Estaremos cometiendo un enorme error si solo permitimos estudiar medicina a los que han tenido buenas notas en la escuela. Con raras excepciones, los muy estudiosos son personas que temen a *la vida*.

De hecho, tienen miedo precisamente a las experiencias que les harían ser buenos médicos, es decir, las experiencias que te llevan a conocer la vida en toda la extensión de la palabra, con sus luces y sombras, y que son caldo de cultivo de la empatía, la solidaridad, la comprensión, la tolerancia y el amor hacia todos los seres humanos. Es como soltar a un grupo de bibliotecarios en la jungla: lo único que verán por todas partes allá donde vayan es madera con la que poder hacer libros.

Sin embargo, a los buenos médicos (al igual que a los buenos pastores espirituales) nada de la naturaleza humana les es algo ajeno. Los gamberros y rompecorazones, los que hacían novillos y los que siempre estaban castigados podrían haberse convertido en los mejores médicos, médicos rebosantes de humanidad, puesto que desde su imperfección, su experiencia vital y su mente abierta estarían preparados para conocer, comprender y aceptar sin reservas a cualquier ser humano.

Afortunadamente, muchos de los gamberros de clase, a base de paciencia, han seguido la llamada de su corazón; naturalmente, también existen buenos médicos entre los primeros de la clase que se han entregado en cuerpo y alma a la vida y a la sanación y han llegado a ser también unos excelentes profesionales en todo sentido. Sin embargo, han llegado a serlo *a pesar* de la formación, y no *a causa* de ella. Su corazón, tras muchos ensayos y errores, se ha abierto para comprender las verdaderas causas de la enfermedad.

En primer lugar a través del autoconocimiento, después por una actitud humilde frente a nuestro «jefe común», a través de la experiencia personal, ese elemento que es el condimento secreto de este libro. Este tipo de médicos consiguen incluso zafarse de la presión del corporativismo, de las mutuas de salud, de los laboratorios y de las asociaciones profesionales que han convertido la enfermedad en algo muy rentable.

Desde la aparición de nuestra obra *Von richtigen Zeitpunkt* («La influencia de la luna»), las cosas, por suerte, han cambiado mucho. Ha crecido considerablemente el número de médicos abiertos al conocimiento de los ritmos de la naturaleza y lunares. Muchos de ellos han podido corroborar el efecto benéfico de su aplicación incluso en cuadros clínicos crónicos, una experiencia que los ha hecho inmunes a cualquier forma de descrédito. Estos médicos ya no se sorprenden si alguien les pide realizar un análisis de sangre en una determinada fecha, o si un paciente desea posponer una operación. Sin embargo, todavía están en minoría.

¿Qué puedes hacer cuando tú mismo, poco a poco y a partir de tu propia experiencia, has ido ganando confianza en estas reglas, pero tu médico quiere realizar una intervención o cualquier otra medida en un momento adverso? Si llegas a la conclusión de que tu médico no quiere entender los motivos que te hacen modificar la fecha de una operación, y si no te explica su diagnóstico ni sus intenciones o métodos terapéuticos en un lenguaje asequible, ¡está claro que debes cambiar de médico y buscarte uno al que realmente le interese el ser humano en toda su complejidad!

No te justifiques, no te disculpes, no inventes excusas. No estás obligado a nada de eso. Ese médico necesita un poco más de tiempo para abrirse a la evidencia.

Una cosa debe quedar siempre muy clara: un médico solo te puede ayudar cuando tú mismo te ayudas. Él no es ningún dios. A menudo oirás argumentos «inteligentes» contra los ritmos lunares o comentarios irónicos del tipo: «Si todo el mundo viniera con el calendario lunar debajo del brazo...».

La integración del conocimiento de los ritmos naturales y lunares en la medicina actual no se puede lograr de un día para otro. Sin embargo, las dificultades que puedan ponerte en cuanto a la modificación de fechas no deben hacerte desistir, tú ya conoces la importancia de las reglas del momento adecuado. A ti personalmente (y nos dirigimos precisamente a ti, lector) te corresponde desde el principio hacer valer tus derechos y tomar la decisión de no sufrir por la estrechez de miras de otros o por «las circunstancias», ni en la enfermedad ni en ningún otro ámbito de la vida.

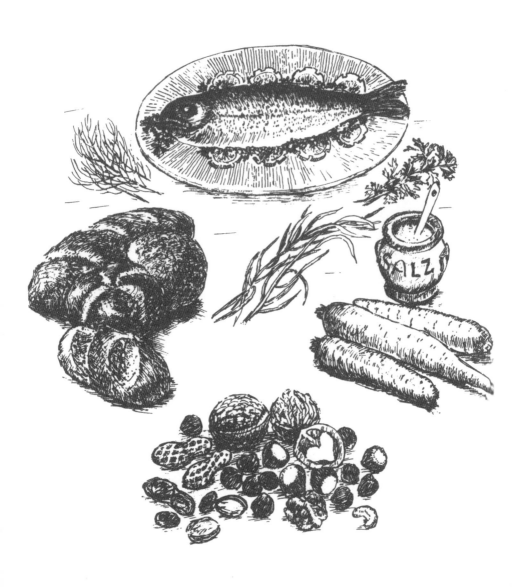

PARTE II

Muy sencillo: la alimentación

El secreto de la alimentación sana:
come lo que te gusta,
sigue tu instinto
y fuma tu pipa en paz y sosiego.

Pero ¿cómo despierto a una lengua narcotizada?
¿Cómo limpio unos oídos taponados?
¿Cómo calmo el estruendo en la cabeza y el corazón?

Desde las patatas hasta el caviar, desde los asados a las coles de Bruselas, hasta cacao: hay una gran variedad de alimentos, y entre ellos, diariamente, elegimos unos cuantos y les permitimos el acceso a nuestro cuerpo. Nuestra supervivencia depende de ellos, y sin duda también nuestra salud; y para muchos de nosotros suponen un elemento importante en nuestra alegría de vivir.

En contraposición a lo que nos han intentado hacer creer durante décadas, en esta selección de alimentos carece de importancia para la salud la cantidad que comamos y la composición. Si en estas líneas esperas encontrar el milésimo consejo para llevar una dieta equilibrada, si esperas tablas de vitaminas, calorías y componentes, lo mejor será que te saltes esta parte. No podemos, ni queremos, ayudarte en este sentido.

El tema de la alimentación llena hoy en día miles de libros y manuales más o menos útiles. Muchos de ellos acaban acumulando polvo en las estanterías debido a que sus recomendaciones no son fácilmente aplicables a nuestra actividad cotidiana o porque los autores han olvidado que, como afirma el dicho, no solo de pan vive el hombre: imágenes bonitas y apetitosas pero sin contenido *alimenticio*.

Por tanto, en estas páginas tan solo queremos mostrarte el camino para que tú mismo decidas alimentarte de una forma sana, para que tú mismo encuentres un modo, que te resulte fácil, de acceder a los alimentos naturales y genuinos, proveedores de vida, sin tener que ceñirte a reglas absurdas y a veces costosas. Pero antes de que te expliquemos las bases elementales de una alimentación saludable y te demos algunas nociones de botánica, deja que barramos todos los clichés que desde hace décadas siembran el desconcierto sobre el tema de la alimentación. Aquí, como en el resto del libro, no haremos nada para justificar nuestras afirmaciones. Sería un desperdicio de papel. Confiamos en ser capaces de despertar tu memoria, para que recuerdes lo que ya sabes. Ese es nuestro objetivo, también en lo que respecta a la alimentación.

En la jungla de las reglas de la alimentación

¿Crees que es posible vivir alimentándose a diario con media taza de maíz y otra media de cerveza de maíz y al mismo tiempo correr de veinte a cuarenta kilómetros al día? Naturalmente, nos vas a decir que no. Sin embargo, los indios tarahumara, del norte de México, viven con este frugal alimento, y lo hacen desde hace siglos. Además, una vez a la semana realizan una maratón de cuarenta a ochenta kilómetros. Después de la carrera sus pulsaciones pueden ser incluso más bajas que al comienzo. En cambio, si siguen una dieta «sana y equilibrada» y rica en vitaminas y minerales, sufren enfermedades de corazón, hipertensión, afecciones cutáneas y caries, dolencias antes completamente desconocidas para ellos. Investigadores occidentales interesados en aquel fenómeno siguieron ese mismo régimen alimenticio y necesitaron aproximadamente un año para conseguir un rendimiento físico similar.

Cientos de ejemplos como este se pueden encontrar a lo largo y ancho del mundo, desde las tribus de esquimales que se alimentan exclusivamente de carne y grasa hasta los faquires de la India que comen tan poco que, según todas las reglas de la trofología o ciencia de la nutrición, hace mucho tiempo que deberían haberse extinguido pasando por los agricultores montañeses del Tirol que, de acuerdo con los criterios actuales, viven de una forma totalmente insana pero llegan a los noventa años sin enfermedades. Nada en el mundo, en lo que se refiere a la alimentación, arroja el mismo resultado para *todos* los individuos; de hecho, la experiencia personal es lo único que hace que nos alimentemos de forma saludable y energética. ¿Te acuerdas del resultado de la investigación realizada con cinco mil ancianos centenarios? No había ningún punto en común en cuanto a sus hábitos de alimentación. ¿Qué podemos deducir de todo esto?

Llevan décadas contándonos cuentos de viejas; a diario nos bombardean con opiniones, convicciones e ideas equivocadas que nos quieren inculcar en cuanto al tema de la alimentación equilibrada, en especial en lo que se refiere a dietas adelgazantes.

Nos venden regímenes hipersaludables que además nos hacen perder peso rápidamente y sin esfuerzo. Estamos rodeados de una jungla de curas de adelgazamiento, recetas de cocina y sugerencias de dietas... en los libros, la radio, la televisión y, sobre todo, las revistas. Nos llegan datos enmarañados y contradictorios, amparados todos, según quieren hacernos creer, en el «descubrimiento científico más reciente», con la garantía de que el *descubrimiento científico más reciente* de ayer hoy ya está obsoleto. Anteayer la fibra era totalmente «innecesaria» y se eliminaba de la alimentación mientras que hoy en día se recomienda su ingesta en grandes cantidades, es un elemento vital y se vende con gran reclamo publicitario. Se enriquece de forma artificial con vitaminas y otros suplementos mientras que antes se dedicaban a refinar todos los alimentos, eliminando por completo la fibra.

Anteayer las patatas y los espaguetis eran estigmatizados como los grandes *engordadores*, ayer la dieta de la patata se convirtió en la dieta estrella para perder peso y hoy la pasta ha alcanzado la categoría de alimento energético. La grasa (colesterol), en cambio, tiene actualmente muy mala prensa (curioso, porque un ser humano no puede sobrevivir sin grasa). Hace unos treinta años la trofología determinó el consumo diario de proteína; hoy en día recomienda solo una quinta parte de la cantidad que recomendaba entonces.

¿Qué nos dirán mañana? Si no nos decidimos a guiarnos por nuestro propio instinto, hacia lo saludable y natural, sin tener en cuenta lo que dicen los demás, estaremos saltando constantemente de unos hábitos a otros, de un consejo a otro. ¿Por qué todo esto? ¿Por qué las dietas, la comida cruda, la macrobiótica? ¿Por qué tal cantidad de directrices y leyes? Por una sola razón: para que las cajas registradoras tintineen, las ediciones aumenten y los investigadores investiguen.

Pero la realidad es otra: la alimentación que te mantiene saludable y vital es algo que hay que descubrir motu proprio. Puedes cambiarla de hora en hora, de día en día, de edad en edad e incluso de lugar en lugar. Y para adelgazar, si es realmente necesario, lo que debes hacer es modificar tu actitud *mental* frente a la comida y no dedicarte a buscar una dieta o alimentación especial.

En todas las épocas los médicos han hablado de la alimentación equilibrada, pero la palabra *dieta* no existía como tal. Siempre recomendaban encarecidamente una alimentación razonable y armoniosa que, con la ayuda de distintas hierbas, tendría un efecto tanto preventivo como curativo. En este capítulo no vamos a hablar de alimentos prescritos para determinadas enfermedades; son tan importantes que se les debe prestar la debida atención.

Y nosotros lo confirmamos: no hay ningún manual universal para una alimentación saludable, ninguna dieta o ningún consejo médico que tenga validez eterna. No hay absolutamente nada a lo que uno pueda ceñirse, nada que aporte una certeza absoluta. No existe una alimentación adecuada para todo el mundo. Solo existe una alimentación sana y adecuada *para ti*. Y no la vas a encontrar ni en revistas femeninas, ni

MUY SENCILLO: LA ALIMENTACIÓN

en libros de cocina, ni de boca de un consejero médico, ni en manuales de alimentos naturales. Evidentemente, es cierto que el alcohol, el azúcar blanco o la harina refinada son alimentos degradados e inertes, que no producen ningún efecto positivo sobre el cuerpo humano, pero sus efectos negativos varían mucho de una persona a otra, e incluso de una época a otra. Y a veces ni siquiera se manifiestan. Ya sea una dieta disociada, una renuncia total al dulce o a la carne o un estricto régimen de alimentos crudos según el profesor X..., a la larga nada te servirá, eso te lo podemos garantizar.

Solo vale tu propio instinto: tu corazón y tu alma deben percibir una sintonía íntima con lo que ingieres en cada momento, para poder disfrutar y digerir comidas y bebidas saludables. Lo que comas y bebas, y cuándo lo hagas, es algo que debes saborear en paz, dejándote de cálculos sobre componentes, calorías o contenido de grasa, que lo único que hacen es arruinar tu sano apetito. Tu percepción personal, natural, te indicará de inmediato los límites lógicos de cantidades, contenido de calorías, etc.

Olvídate definitivamente de todas las dietas y recetas milagrosas y escucha lo que te dice tu cuerpo en tu día a día. Tú eres único y nadie te conoce mejor que tú. Tampoco te dediques a luchar contra los ataques de «glotonería», tan solo investiga y reflexiona sobre sus verdaderas causas y actúa en consecuencia y con afecto. Nadie se mantiene delgado, saludable y mucho menos feliz a base de prohibiciones, penitencias y lamentos. El calendario lunar puede resultar de gran ayuda.

La única pregunta que debes tener en cuenta antes de una comida es: «¿Qué efecto tiene, en este preciso instante, esta comida, este alimento, esta taza de café, sobre mi cuerpo, mi mente o mi sistema inmunitario?». Dicho con otras palabras: «¿Estoy *recibiendo energía vital*?». Nunca encontrarás la respuesta en una guía práctica. Tú eres el único experto. Tú mismo debes descubrir qué alimentos o qué «estimulantes» te dañan o qué otros te benefician en cada momento. Tu instinto personal es el que ha de guiarte.

169

1. Los seis pilares para una alimentación y digestión saludables

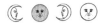

En el campo de la alimentación también puedes recuperar esa responsabilidad que tantos «sectores interesados» nos quieren quitar de las manos. Más allá de todas las reglas y leyes actuales referentes a una alimentación saludable, quisiéramos mencionarte seis principios fundamentales, que apuntan a un solo objetivo: que encuentres tu camino, personal e intransferible, hacia una alimentación sana. Encuentra tu ritmo, actúa con independencia sin dejarte llevar por influencias externas, y te asegurarás el éxito. Sigue un camino trazado por tu propio instinto y guiado por tu infalible sentido del gusto, no hagas ningún caso a las guías prácticas ni a las tablas de calorías. En las páginas siguientes encontrarás las *recetas* necesarias. Sus ingredientes son los siguientes:

1. El amor pasa por el estómago.
2. El ritmo personal de la alimentación.
3. Comer productos locales.
4. Comer con los ojos, la nariz y la lengua.
5. La combinación y secuencia adecuadas.
6. Escuchar al cuerpo.

El amor pasa por el estómago

Dos cardiólogos estadounidenses, Meyer Friedman y Ray Roseman, investigaron durante seis meses a un grupo de asesores fiscales. Se les pidió que escribieran en un cuaderno, con toda precisión, su forma de alimentarse; los investigadores querían comprobar de qué manera repercutía su alimentación en su sistema cardiovascular. A principios del mes de abril, época de más trabajo para los asesores fiscales en Estados Unidos, se observó una apreciable subida del nivel de colesterol en sangre hasta llegar a valores muy superiores a lo normal ¡a pesar de que sus hábitos alimentarios no habían cambiado en absoluto! Después de la entrega de las declaraciones de impuestos, a finales de abril, y con un claro descenso del trabajo, también descendía el nivel del colesterol hasta situarse en cifras normales, y esto sin ayuda de ningún tipo de terapia, medicamento o cambios de alimentación.

Por tanto, ¿qué papel jugó la alimentación en el incremento del nivel de colesterol?

En un estudio llevado a cabo en la década de los setenta, se alimentó a varios conejos con un pienso rico en grasa a fin de investigar su relación con la aparición de enfermedades cardiacas. Todos los grupos analizados arrojaron resultados coincidentes, con una sola excepción: en un determinado grupo, curiosamente, se registró un 60% menos de síntomas patológicos. Nada en los cuerpos de los conejos indicaba el motivo por el que la alimentación «provoca-infartos» hacía menos estragos en aquel grupo que en el resto de los animales.

Pasado algún tiempo, se descubrió por casualidad que el estudiante encargado de alimentar a «sus» conejos, los cogía en sus manos y los acariciaba cariñosamente durante algunos minutos. Estudios posteriores en otros animales confirmaron también esta correlación.

Por tanto, ¿cómo evitaba el estudiante que los conejos padecieran enfermedades cardiacas?

Con estos ejemplos queremos recordar lo que todos nosotros vivimos a diario por experiencia propia: todo lo que sucede antes, durante y después de cocinar y comer, tanto en la cabeza como en el corazón de los que participan, influye en el efecto saludable de la alimentación, y por tanto en nuestro cuerpo y nuestro estado de salud, en la misma medida (o incluso más) que las meras cantidades e ingredientes de nuestras comidas. Los pensamientos y los sentimientos con los que cocinas y los que te acompañan mientras comes determinan en gran parte la utilidad y el valor nutritivo de lo ingerido. Es así de sencillo.

La mejor comida, la comida natural saludable, se transforma en tu cuerpo en veneno, en grasa superflua y en debilidad general si cocinas y comes en una atmósfera viciada, ya sea por falta de cariño a la hora de prepararla, por miedo al sobrepeso, por estrés en cualquiera de sus formas, etc. «¡Eso engorda con mirarlo!» Quien piense así tendrá toda la razón. Son precisamente sus pensamientos los que transforman la comida en grasa superflua.

«El amor pasa por el estómago». Este dicho contiene una gran verdad, al igual que este otro: «El desamor pasa también por el estómago». Puede que no conozcas esta expresión, pero no es menos cierta. Una comida en casa de la abuelita no solo es buena porque cocine según sus antiguas recetas y porque conozca los gustos de la familia, sino porque el amor que pone al prepararla, los pensamientos cariñosos hacia sus hijos y nietos y lo feliz que se siente al hacerlo se transmite por vía directa a la comida, sin que importe lo que prepare, qué ingredientes use, en qué cantidades, cómo presente los platos o cuánto tiempo pase en la cocina.

Un pan con mantequilla preparado de buen grado y sin esperar nada a cambio es mil veces más saludable y aporta mucha más energía que un banquete de seis platos con el que el cocinero simplemente quiera impresionar al comensal.

Una zanahoria pelada con mucho amor (porque uno sabe que a quien va dirigida le encanta comerla así) le sienta mejor a la digestión y a todo el cuerpo que las zanahorias compradas en una tienda ecológica de postín y que solo se han adquirido porque son muy «saludables».

Incluso un café liofilizado es mucho más saludable que el mejor café recién molido si el corazón de quien lo prepara está pleno de cálida benevolencia hacia el receptor.

Cuando veas consejos del tipo «según los estudios más recientes», debes pensar qué habría sucedido si uno de aquellos asesores fiscales estadounidenses hubiera ido al médico en el momento en que los análisis reflejaban el pico de colesterol. Lo más probable es que el doctor le dedicara algún buen consejo: «¡Coma más sano o se va a encontrar con un infarto!». Le habrían prescrito una dieta y, en el peor de los casos, además una medicación. Habría ocurrido lo que sucede en muchas ocasiones frente a un elevado nivel de colesterol, algo que sabe cualquier médico: a pesar de todos los medicamentos, de todas las reglas y dietas, el nivel de lípidos en la sangre no habría bajado cuando le hubiesen realizado el siguiente análisis. Más bien al contrario, porque en ocasiones puede estar más alto que al principio del tratamiento. ¿Por qué? Porque un sentimiento, el *miedo* que provoca el hecho de saber el nivel de colesterol, hace que este suba más y más. El miedo del asesor a perder un cliente. El miedo de los pacientes a las frases sin filtro de su médico: «Lamento comunicarle...». Es un poder que muchos facultativos ejercen de forma inconsciente y cuyo efecto es debilitante incluso en personas sanas (que acuden por prevención, análisis rutinarios, etc.). Además, los medicamentos bloquean la capacidad del propio cuerpo para regular rápidamente los niveles de colesterol, y eso trastoca sus reacciones naturales. El único remedio efectivo es comprender que el colesterol alto está condicionado por el estrés, que la presión y el miedo los genera uno mismo, que nadie puede hacer más de lo que está haciendo y que la paz interior normalizará el nivel de colesterol. Y ese remedio nunca se prescribe y, lo que es peor, en raras ocasiones se acepta.

Tal vez digas: «¡Yo no puedo controlar la actitud del que prepara la comida en el comedor de la empresa, del restaurante, o de los platos precocinados!». ¡Claro que puedes! Simplemente observa el efecto de la comida. ¿Cómo te sientes después? Y luego deja que tu instinto decida si la próxima vez prefieres comerte un sándwich vegetal que tú mismo o alguien bien dispuesto hayáis preparado, en lugar de tragarte una comida hecha chapuceramente o un plato precocinado. Nosotros sabemos por experiencia propia lo buena que está la comida de un restaurante cuyo cocinero está enamorado o disfruta de un matrimonio feliz.

En cada acción, y no solo a la hora de comer y de cocinar, la buena intención es mucho más importante que la mente. Comemos atmósfera, amor, pensamientos y sentimientos, y así nos restablecemos o nos debilitamos. Quien no confíe en su instinto no podrá observar la diferencia que existe entre la sopa de la abuela preparada con cariño a partir de tomates naturales y un plato precocinado calentado en un microondas y elaborado con tomates de invernadero, de maduración forzada. Pero la diferencia es un hecho. Quizá pertenezcas a ese grupo de personas que intuyen esa diferencia sin exigir «pruebas» de inmediato. Las pruebas llegarán más tarde, incluso demasiado tarde para algunos.

El ritmo personal de la alimentación

¿Te ha sucedido alguna vez que un mismo alimento te ha sabido más salado durante unos días que otros? ¿Que en algunas ocasiones tu plato favorito te sienta estupendamente, sin efectos secundarios desagradables, mientras que otras veces te sienta como un tiro?

Que una comida nos siente bien o mal, que nos engorde o no, es algo que a veces también tiene que ver con la posición de la luna. Con los mismos hábitos y cantidades de alimento es más frecuente sentirnos llenos y que engordemos en luna creciente que en luna menguante. En ese tiempo (luna creciente) el cuerpo no solo absorbe mejor los medicamentos, el alcohol, la nicotina, las cremas o incluso los baños de sol, también los alimentos. Si tienes problemas de peso, presta atención a tus hábitos de alimentación durante la luna creciente. Las comidas caseras sustanciosas no tienen por qué engordar; sin embargo, tomadas en luna creciente pueden hacer que tu peso se dispare rápidamente a las alturas. Con esto no queremos decir que en luna creciente debas alimentarte a base de semillas y ensaladas. Como en el resto de las cosas, en el justo medio está la virtud.

Y a la inversa, en luna menguante frecuentemente se puede comer más de lo habitual sin que haya aumento de peso. En ese momento el cuerpo reacciona bastante bien a las comidas copiosas. Incluso cuando las tomas justo antes de irte a la cama.

A veces nos resulta fácil modificar una costumbre cuando tenemos buenas razones para hacerlo. Los esfuerzos para mantener tu peso ideal desaparecerán si entiendes el lenguaje de tu cuerpo: observa la diferencia entre la luna creciente y la menguante en lo que concierne a tu alimentación, come lo acostumbrado en la fase menguante y modérate un poco en la creciente.

Si en luna llena y luna nueva decides hacer un día de ayuno o uno de solo fruta, y los miércoles y los viernes no comes carne (esta antigua regla no ha perdido en absoluto su vigencia), habrás conseguido la fórmula ideal para adelgazar de forma natural y sin ninguna clase de dieta. En luna llena el cuerpo almacena demasiado, en luna nueva su disponibilidad para desintoxicarse está en el nivel más alto: en este día todas las energías están dirigidas hacia la depuración y la desintoxicación, y el organismo, libre del trabajo digestivo, se deshace de sus reservas y de las toxinas almacenadas.

No solo las fases lunares influyen en la alimentación y la digestión, también lo hacen las fuerzas marcadas por la posición de la luna en el Zodíaco.

Hoy en día se habla continuamente de la importancia de una alimentación equilibrada, orientada a cubrir en la medida de lo posible la demanda diaria de nutrientes (proteínas, carbohidratos, grasas, minerales, vitaminas, etc.). Este criterio ignora el hecho de que no todos los días el cuerpo asimila de igual manera dichos componentes.

Muchos padres podrían confirmar este punto, si lo asociaran a las repentinas «fases de voracidad» que atraviesan a veces los niños. Durante varios días parecen no tener fondo y devoran bocadillos o se atracan de dulces o alimentos muy salados.

El miedo a que durante estas fases se estén alimentando de forma inadecuada es totalmente infundado. Por una parte, estos episodios suelen durar un par de días y, por otra, en esos días el cuerpo, en realidad, está recibiendo lo que necesita. Antes se daba por descontado que lo ideal era seguir una dieta disociada puesto que se conocía que la receptividad del organismo variaba según el día. Era muy raro que sobre la mesa se pusieran al mismo tiempo verduras, guarniciones variadas, carne, queso y alimentos crudos. Hoy en día la comida se ha convertido en tarjeta de visita o símbolo de prosperidad, hemos olvidado totalmente el valor de lo sencillo. Y ahora debemos asumir las consecuencias: una gran variedad de enfermedades son producto de una alimentación errónea en nuestra sociedad opulenta. El consejo de masticar lentamente no solo tiene sentido porque el estómago digiere mejor la comida muy triturada, sino también porque, por medio de la masticación lenta, todos los órganos digestivos, a través de los nervios gustativos, el cerebro y los circuitos nerviosos, reciben información precisa sobre el tipo de alimento que llega y pueden adaptarse mejor a él. El caos informativo que desencadena la variedad de alimentos en un plato puede trastornar esta adaptación. Nuestro sentido del gusto puede reaccionar con mayor precisión a la información sencilla, y el estómago, el páncreas y la vesícula biliar son capaces de realizar su trabajo de forma más rigurosa.

¿A qué influencias prestaban atención nuestros antepasados antes de poner la mesa? La siguiente tabla describe la interacción entre la posición de la luna en el Zodíaco y la «cualidad nutritiva» de un día.

Signo del Zodíaco	Cualidad nutritiva	Parte de la planta	Sistema de órganos
Aries	Proteína	Fruto	Órganos de los sentidos
Tauro	Sal	Raíz	Sistema circulatorio
Géminis	Grasa	Flor	Sistema glandular
Cáncer	Carbohidratos	Hoja	Sistema nervioso
Leo	Proteína	Fruto	Órganos de los sentidos
Virgo	Sal	Raíz	Sistema circulatorio
Libra	Grasa	Flor	Sistema glandular
Escorpio	Carbohidratos	Hoja	Sistema nervioso
Sagitario	Proteína	Fruto	Órganos de los sentidos
Capricornio	Sal	Raíz	Sistema circulatorio
Acuario	Grasa	Flor	Sistema glandular
Piscis	Carbohidratos	Hoja	Sistema nervioso

Cuando la luna está en Aries, Leo y Sagitario, en el mundo vegetal dominan los días de fruto: en esos días es especialmente favorable la siembra, el mantenimiento, la cosecha y el almacenamiento de los frutos. Tales días ofrecen mejor cualidad proteínica, con especial influencia sobre los órganos de los sentidos. En Tauro, Virgo y Capricornio, los días de raíz, predominan las mejores cualidades de la sal que son favorables para la nutrición de la sangre. Géminis, Libra y Acuario, los días de flor, son perfectos para las cualidades de la grasa y los aceites e influyen en nuestro sistema glandular. Cáncer, Escorpio y Piscis, los días de hoja, ofrecen una buena cualidad de los carbohidratos y actúan sobre el sistema nervioso.

¿Qué significa «cualidad nutritiva»? ¿Qué quiere decir que cuando la luna está en Piscis predominan buenas cualidades de los carbohidratos? Los olivareros saben que hay días en los que obtienen de sus frutos casi el doble de aceite que en otros. Muchos de ellos conocen la relación existente y utilizan el calendario lunar para cosechar en los días de grasa, es decir, en los días de Géminis, Libra y Acuario. Los plantadores de té en China a la hora de cosechar siempre se guían por el calendario agrícola, que tiene muy en cuenta el recorrido de la luna.

Explicado de forma sencilla, el calendario lunar (el recorrido de la luna por los signos del Zodíaco), a intervalos de dos o tres días, anuncia unos impulsos cambiantes sobre la alimentación y sobre la capacidad del cuerpo para aprovechar dicha alimentación. Los carbohidratos de una ración de espaguetis se comportan de una forma distinta en los días con cualidad nutritiva de carbohidratos, los días de Cáncer, Escorpio y Piscis. La capacidad del cuerpo para aprovechar de forma óptima estos espaguetis no es la misma en todas las personas ni durante todos los días. Dicho con otras palabras, la armonía entre el tipo de alimentación y el cuerpo, y por tanto la salud y el bienestar, depende también del momento preciso en que se come.

A pesar de toda la información contenida en este libro, no existe un método sencillo para manejar estas influencias, no hay una receta infalible. Nuestro consejo es que te observes, saques tus propias conclusiones y tomes las medidas precisas.

Pongamos un ejemplo: imaginemos que te gusta mucho un guiso de verduras con salchichas. Aunque siempre te resulta delicioso, te das cuenta de que no siempre te sienta igual. Ciertos días te sientes lleno e incómodo, con gases y todo tipo de sensaciones desagradables. Anota las fechas exactas en que comes este guiso y describe cómo te has sentido cada uno de los días. Al cabo de un tiempo podrás comprobar por ti mismo, y en tu caso particular, la relación entre alimento y día.

Sobre la base de la percepción personal es muy sencillo hacerse con una lista de días «buenos» o «malos» para los distintos alimentos. Nosotros no podemos hacer la lista por ti, ni ofrecerte sugerencias precisas porque cada persona reacciona de forma distinta a las cualidades nutritivas:

» A algunos les gustan y soportan perfectamente los platos ricos en grasas en los *días de grasa* —Géminis, Libra y Acuario—, mientras que otros, en esos días, no toleran ni siquiera su olor. Presta atención a qué es lo que te apetece en esos días y cómo te sientes después de comerlo. Puede que descubras que tu tolerancia a la grasa es menor y tu sistema glandular se ve alterado. Y observa también si durante esos días fluctúa tu nivel de colesterol.

» Algunas personas digieren especialmente bien el pan en los *días de carbohidratos* —Cáncer, Escorpio y Piscis— y en cambio a otras se les cierra el estómago con solo dos rebanaditas. Si en estos días te apetecen especialmente las comidas harinosas y al mismo tiempo tienes tendencia a coger peso, eso significa que tu sensación de hambre está canalizada hacia el alimento «equivocado», cualesquiera que sean los motivos (ver «sobrepeso» en la página 79). Si ese es tu caso, puedes hacer un experimento: durante algunos meses, en Cáncer, Escorpio y Piscis, come solo pan rico en fibra y de fácil digestión y evita todas las comidas con alto contenido en hidratos de carbono (cereales, patatas, etc.). Quizá baste con ese pequeño cambio.

» Algunos disfrutan más de los alimentos salados en los *días de sal* —Tauro, Virgo y Capricornio— que en cualquier otro día, mientras que otros llegan a rechazar el más mínimo regusto salado. Para muchas dolencias y enfermedades es muy recomendable seguir una dieta baja en sal, por ejemplo en caso de padecer hipertensión. Si un médico te la ha prescrito, debes ser especialmente cuidadoso durante estos días, pues Tauro, Virgo y Capricornio potencian el efecto dañino de la sal. Desgraciadamente, en estos días de sal es cuando más suelen apetecer los alimentos salados. Si te dejas llevar por el lema «solo por esta vez», puedes echar por tierra el resultado de todo un mes de abstinencia. En la buena preparación está la mitad de la victoria: tendrás que redirigir el apetito con un poco de disciplina.

» En los *días de proteína* –Aries, Leo o Sagitario–, algunas personas toleran muy bien la fruta o los huevos, pero otras todo lo contrario. De nuevo, nuestro consejo es que te observes y tengas en cuenta en qué sentido te afectan a ti en particular.

Debes tener paciencia: al cabo de unas cuantas semanas o meses de haber tomado nota y haber cotejado los datos con el calendario lunar podrás determinar perfectamente los efectos que tienen sobre ti las diferentes cualidades nutritivas, qué te sienta bien y qué no en los diferentes días. Tu resumen personal podría ser algo así: «En Aries, Leo y Sagitario, todo lo que tenga que ver con fruta me sienta bien. En Tauro, Virgo y Capricornio, no tolero bien la verdura de raíz y ni los alimentos salados. En Géminis, Libra y Acuario, me afectan menos de lo que suelen. En Cáncer, Escorpio y Piscis, mejor evitar la pasta, el pan y demás carbohidratos».

Esta lista personal puede ser un instrumento muy útil, especialmente para los alérgicos: los alimentos alérgenos tienen efectos distintos según los días del mes. Con el calendario lunar podrás descubrir perfectamente la forma en que la cualidad nutritiva influye en el conflicto entre el cuerpo y el alimento. En cualquier caso, la renuncia a determinados alimentos en determinados días del mes, según lo que hayas averiguado como resultado de tus anotaciones, no es tan difícil de llevar como una dieta estricta y perpetua.

Según las circunstancias, por ejemplo si tienes que comer el menú que hacen en tu empresa, te será prácticamente imposible guiarte por tu lista. Pero puedes continuar anotando los efectos de los diferentes grupos de alimentos en los diferentes días y atesorar esa información para cuando puedas elaborar tus propios menús. Quizá encuentres vías para trabajar conjuntamente con otros y hacer que la comida de la empresa se vaya orientando poco a poco hacia las verdaderas necesidades de los trabajadores.

En un sentido general, no existen alimentos que engorden o adelgacen. Cada uno reacciona a la comida y la bebida de forma muy personal y a cada uno le afecta de manera particular si la luna en ese momento se encuentra en Aries o Capricornio. Si a alguien, algunos días, solo le apetecen ensaladas o frutas y en otros momentos solo comería pan y verduras de raíz, esa persona no debe preocuparse por estar alimentándose de forma incompleta. Quizá lo que ocurre es que se le ha despertado su instinto natural.

3. Comer productos locales

En tu comida diaria, dales absoluta prioridad a los alimentos *locales*. Si sigues este consejo, habrás asimilado un pilar básico de la alimentación saludable. Y esto es así, por dos motivos: primero, todo lo que crece y se desarrolla en una determinada región aporta los elementos protectores y nutritivos que precisan los individuos de dicha región, siempre y cuando las plantas y los animales crezcan sin contaminarse con abonos químicos o fumigaciones tóxicas. Esta característica no solo se limita a los componentes de las plantas locales: su fuerza es también consecuencia de determinadas radiaciones que poseen y que no pueden ser destruidas al cocinarlas en casa. Las plantas y los animales locales son capaces de terminar con todas las influencias del entorno que debilitan al ser humano (bacterias, radiaciones, contaminación del aire, etc.). Esta capacidad se transfiere a quienes las ingieren y fortalece su capacidad inmunitaria.

Los alimentos importados de países lejanos, tanto vegetales como animales, han tenido que ir adaptándose a otros lugares y necesidades diferentes de las locales, –en algunos casos hasta tal punto que, tomados en grandes cantidades, tienen un efecto verdaderamente debilitador en el país de destino–. Cuando las patatas llegaron a Europa y se convirtieron en un alimento básico, durante décadas fueron muchas las personas que murieron por enfermedades debilitadoras del sistema inmunitario debido a que el organismo de los europeos no estaba adaptado a ese producto.

En cuanto a la capacidad de adaptación de las plantas y animales a determinados ambientes, veamos el siguiente ejemplo: la «gobernadora» (*Covillea tridentata*) es una planta mexicana que crece en rocas calizas sobre una capa muy delgada de humus. Cuando se analizan químicamente sus componentes, se encuentran en ella el doble de sustancias (metales, minerales, etc.) de las que tiene la tierra en la que crece, materias que ella misma no genera sino que ha ido asimilando del aire del entorno. A todas las plantas y animales les sucede lo mismo que a la «gobernadora»: asimilan todo lo que hay en su entorno, tanto lo positivo como lo negativo. El cuerpo utiliza lo positivo para reconstituirse y fortalecerse, y lo negativo (radiaciones, bacterias, ciertos tóxicos) lo emplea como información y como si fuera un remedio homeopático (ver la página 136).

Todos confiamos en el hecho de que lo local es más sano que lo foráneo: ¿Por qué crees que un vino griego *Retsina* bebido en una taberna de Atenas sabe mucho mejor que la misma botella consumida en Berlín o París? ¿Por qué soportamos mucho mejor los platos mexicanos picantes en Oaxaca que en Fráncfort o en Viena? ¿Por qué la tortilla española nos sienta peor cuando la tomamos en Alemania?

Los ingleses tienen un dicho: *When in Rome, do as the Romans do*, que es el equivalente a nuestro «donde fueres, haz lo que vieres».

No importa donde estés: entabla amistad con los (aún) desconocidos, y aliméntate con los productos locales. Sin duda cuando viajamos, nuestro cuerpo necesita un tiempo para adaptarse a un entorno que le es ajeno, así como a una alimentación a la que no estamos acostumbrados. Sin embargo, precisamente comer estos alimentos puede facilitarnos enormemente el proceso de adaptación. Observa al típico turista en el extranjero, que reclama lo «habitual» (y lo recibe, puesto que el cliente es el rey). ¿Y qué es lo que ves? ¿Personas flexibles, relajadas y deportistas que se interesan por lo desconocido y lo nuevo?

Naturalmente, también hay que entrenar el sentido del gusto: quien durante años y años solo ha consumido alimentos tratados con pesticidas, abonados y desvalorizados procedentes de grandes fábricas y enormes criaderos de animales que luego han sido preparados por las industrias alimentarias no podrá entender este consejo debido a que su cuerpo no será capaz de captar la diferencia. En Estados Unidos los niños ponen mala cara cuando tienen que beber un zumo de naranja recién exprimido, y no ese brebaje amarillo y dulce al que están acostumbrados (5% de zumo, 30% de componentes que fomentan su consumo, 65% de agua).

También en este caso el justo medio es el objetivo: naturalmente, está claro que no debes renunciar por completo a tus apreciados plátanos, a las verduras y frutas exóticas o a un maravilloso churrasco argentino. La clave es la mesura. Lo ideal, sin necesidad de renunciar a ciertos placeres, sería dar prioridad a los alimentos locales. Al menos las frutas, verduras y hortalizas deberían proceder de tu entorno, y lo perfecto sería que fueran de tu propio huerto (se pueden cultivar muy bien en las grandes ciudades en huertos verticales y hasta en el alféizar de la ventana). Estas pequeñas centrales energéticas de la naturaleza nunca te dejarán en la estacada en lo que se refiere a mantenerte saludable.

Haz una prueba: sigue durante varias semanas con disciplina una dieta a base de productos naturales de cultivo biológico y experimentarás cómo tu cuerpo despierta y empieza a recordar lo que realmente necesita. A partir de ese momento descubrirás algo sorprendente: comerás mucho menos porque habrás recuperado el sentido natural que te indica que has ingerido lo suficiente, ni más ni menos de lo que tu organismo necesita. ¡Mantendrás el peso casi sin darte cuenta y sin mortificarte!

Haz un experimento más: cocina los alimentos durante más tiempo del habitual, pero utilizando menos temperatura de la que suelas usar normalmente. Deja a un lado todos los potenciadores artificiales de sabor y las mezclas ya preparadas de especias y aderezos semejantes, cocina en cacerolas esmaltadas y hazlo con cucharas de madera. Durante o después de la cocción no dejes que ningún cubierto de metal entre en contacto con la comida. Para sazonar utiliza solo hierbas y condimentos frescos dosificados cuidadosamente. ¡Y luego convida a tu nariz y a tu lengua, a todos tus sentidos y a tu cuerpo, a una pequeña fiesta!

La ciencia dice que las ollas a presión trasladan la salud a la mesa debido a que conservan los nutrientes. Sin embargo, nosotros no nos alimentamos de lo que dicen los análisis químicos, sino de las vibraciones, los colores, los sonidos y el amor.

El segundo motivo para aconsejar el consumo de productos locales: apoyar al pequeño agricultor de tu país y de paso colaborar en la consecución de un entorno ecológico y saludable.

Lo que sucede en el ámbito de la agricultura, no solo en Europa sino en todo el mundo, es, dicho *delicadamente*, inhumano. La política, en el mejor de los casos, está administrada por gente que no le da importancia a la naturaleza, que la siente como algo ajeno y deja todas sus decisiones al respecto a los científicos y las frías estadísticas. Y en el peor de los casos, que se rige exclusivamente por intereses «económicos».

Detrás de la mayoría de las políticas económicas se esconde la intención de tener libre el camino, ir eliminando, poco a poco, a los pequeños agricultores y fomentar la producción «a gran escala». Numerosas medidas de ayuda a países en vías de desarrollo, tanto en el pasado como en el presente, no tienen otro objetivo que fomentar la dependencia del tercer mundo (África, Asia, América Central, etc.) al estilo de vida de las naciones industrializadas. Un ejemplo muy reciente: hace poco se descubrió en Nueva Guinea una tribu de setenta y nueve miembros que nunca habían tenido ningún contacto con la civilización. «Como primera medida de socorro se les ha enviado ropa y menaje para cocinar», informaba un periódico. «Dios nos proteja de los tontos bien intencionados y nos procure adversarios inteligentes», dice una antigua sentencia...

La misma torpeza se comete con la agricultura: la única esperanza de conseguir alimentos de alta calidad, producidos en armonía con las leyes naturales y sin dañar el medioambiente reside en los pequeños agricultores y las pequeñas empresas a lo largo y ancho del planeta. Las grandes empresas agrícolas, por motivos «económicos», no prestan atención a estos detalles; para ellas prima la velocidad y el volumen, y lo que acaban ofreciendo son productos insanos.

En la era de los comedores de empresa y de la comida basura ya nadie piensa en el origen de los alimentos y mucho menos en su armonía natural. Para conservar esta armonía, los alimentos deben crecer libres de fertilizantes químicos y pesticidas. No pueden ser de primera calidad una vez que sus propiedades naturales han sido destrozadas por productos químicos o procesos mecánicos. Todas las sustancias complementarias, las vitaminas, los minerales y los oligoelementos –incluso los que les aportan el color y el aroma naturales– han sido gravemente dañados o eliminados.

La política agraria enemiga del hombre no escatima en medios y caminos, y sus efectos no solo se dejan sentir en la contaminación de las aguas o en los residuos tóxicos sino también en la manera artificial de hacer que los costes de almacenamiento sean más elevados que los de transporte. O cuando se mantienen artificialmente bajos determinados precios, para que sea más rentable comprar en lugar de ser autososte-nible. Hoy en día los ganaderos deben pagar para poder deshacerse de su leche, eso después de que la industria láctea haya fomentado su pro-ducción. En Austria se exporta la leche, en el extranjero se transforma en mantequilla, mantequilla que Austria importa y que es más cara que en el país que la ha producido. La lista de ejemplos es interminable y las consecuencias son evidentes: a los de arriba no les conviene que los alimentos producidos por los pequeños agricultores, que ponen todo su afecto y cuidado y trabajan en armonía con la naturaleza, lleguen a nuestra mesa.

El argumento de que hoy en día nadie quiere ser un pequeño agri-cultor es una soberana tontería. Quien transforma el suelo fértil en un desierto no debe quejarse de que allí no crezca nada. Quien amordaza a una persona no debe asombrarse si no escucha su voz. En todas las épocas ha habido y habrá suficientes personas con corazón y manos fuertes para quienes la satisfacción de producir calidad y salud en armonía con la naturaleza es más importante que el crecimiento empresarial o que el tamaño de sus campos y establos.

Solo un apunte más: la política está orientada casi exclusivamente a aquellos para quienes lo «grande» es lo bueno y casi no ofrece incentivos o condiciones favorables a lo bello y a lo natural. ¿Cómo se puede llamar a una política agraria que da dinero a los agricultores para que abandonen sus granjas y dejen que sus campos se conviertan en eriales para luego vendernos estas acciones como proezas en defensa del medioambiente? Confiamos en que tú mismo sabrás encontrar la definición de semejantes hazañas.

Todos nosotros ya estamos familiarizados con las consecuencias de esta política, puesto que las sufrimos. Sin embargo, no todo el mundo sabe lo grande que es la fuerza de un solo ser humano. Y no todo el mundo sabe que cada uno de nosotros, con nuestros pensamientos y acciones, podemos hacer algo para frenar este desarrollo equivocado y darle una nueva dirección. Tú eres el cliente y por lo tanto tú mandas.

Si decides consumir productos locales, ya estás haciendo mucho para frenar esta caída en picado. Ve ganando poco a poco el control de lo que llega a tu mesa en cuanto a su procedencia y calidad y decide si los innecesarios transportes deben seguir contaminando el aire, si hay que dejar secar nuestros campos y convertirlos en desiertos industriales o en eriales yermos o si la tierra está a nuestra disposición tal y como Dios lo desea y el hombre lo necesita. Está claro que un comprador sin ideales solo sabe que necesita una manzana. Él paga la manzana, mercancía por dinero, y final de la discusión. Le da exactamente igual si procede de Sudáfrica o de los manzanos de un agricultor de su comunidad. Lo principal es la manzana y que ningún gusano se acerque a ella. Sin embargo, el agricultor sabe perfectamente que sin árbol no hay manzana. Y un árbol necesita espacio y cuidados. El hecho de que el consumidor final no deba preocuparse del árbol no quiere decir que deba serle indiferente, ni tampoco el estado del suelo en el que está plantado, ni el sol, el viento, las nubes sobre él, su fuerza vital y la energía que ha absorbido y se ha concentrado en cada uno de sus frutos. Sin árbol no hay manzana. Quizá un consumidor no pueda ver en su vida el árbol del que procede su manzana, pero nunca verá la manzana si el árbol no puede crecer en ningún sitio.

Una gran parte de los miedos y dependencias de nuestro tiempo se generan por pensar sin tener en cuenta los contextos. Pero ¿qué es el miedo sino «no entender»? Quien a menudo cae en situaciones en las que ya no puede ver más allá debería empezar a mirar hacia dentro. La solución surge más rápido de lo que puedas imaginar.

También hay muchos que piensan: «Cuanto más lejano y exótico sea el país del que viene mi verdura, mejor impresión causará a mis clientes/familiares. ¿Cómo voy a ofrecer lo que crece justo en la esquina, y ni hablar de las insignificantes manzanas del agricultor que vive justo al lado?». Contra semejantes ideas existe un remedio fantástico: nunca vayas a comer a casa de nadie que razone de ese modo, no dejes que te inviten semejantes fanfarrones. Cocina tú mismo con todo lo que crece en tu tierra e invita solo a auténticos amigos verdaderos. A todos les sabrá bien.

Si te decides a seguir nuestras indicaciones, con el paso del tiempo encontrarás respuesta a dos importantes preguntas. En primer lugar: «¿Dónde puedo encontrar alimentos saludables cultivados orgánicamente?».

Es totalmente inútil quejarse de alimentos fertilizados y sin ningún valor nutritivo. Debes tener el coraje de no comprarlos. La publicidad no solo no es rigurosa sino que, sin ningún cargo de conciencia, intenta convencernos de que un envase verde garantiza que el contenido es saludable. Si solo has comido verduras y frutas de invernadero, importadas, con pesticidas y sin ningún valor, date el placer de preparar y comer tu plato preferido a partir de un cultivo local y biológico. Si has comprobado la diferencia, sabrás por qué es necesaria una reorientación. A lo mejor también te anima saber que existen una gran cantidad de productos del campo y otros alimentos que se pueden almacenar muy bien. Si estás decidido a tomar este camino, no te resultará complicado, junto a tus amigos o vecinos, encontrar los proveedores. Busca la tienda, el puesto de verdura, el agricultor que puedan suministrarte lo que realmente te alimentará a ti y a tu familia. Seguro que hay alguno muy cerca de tu casa.

La segunda pregunta es la siguiente: «¿Cómo puedo cultivar yo mismo alimentos saludables?».

Por desgracia, en este libro no hay espacio para incluir un breve manual de horticultura, pero, como ya se ha comentado, quien tiene su propio huerto conoce los distintos resultados que ofrece la cosecha, incluso bajo las mismas condiciones (suelo, clima, cuidados). A veces la cosecha es buena, otras menos buena e incluso a veces resulta mala. Quien quiera trabajar en el futuro sin fertilizantes químicos ni pesticidas se alegrará al leer que el arte de saber hacer las cosas en el momento oportuno favorece en gran medida esta intención, e incluso en ocasiones la hace posible (como horticultor o agricultor, como propietario de un huerto o aun si solo dispones de un balcón o del alféizar de tu ventana). Además, para la conservación y el almacenamiento sin conservantes artificiales ni sustancias tóxicas, el momento de la recolección es de vital importancia. Tener en cuenta los ritmos lunares te será de gran ayuda para evitar la química y, en consecuencia, llevar a tu mesa solo productos saludables.

La naturaleza ya se ha ocupado de que nadie tenga que desplazarse mucho para obtener lo que su cuerpo necesita. Lo que necesita nuestro corazón está aún más cerca, a menos de un palmo de distancia...

Comer con los ojos, la nariz y la lengua

Haya sido cocinado con amor o sin él, comido en el momento adecuado o no, elaborado con productos locales o importados, solo tú puedes distinguir entre la comida que te aporta energía vital y los alimentos que debilitan tu organismo.

Come con los ojos, la nariz y la lengua. Deja que sean los colores, el olor y el sabor de un alimento los que decidan lo que puede entrar en tu cuerpo y lo que tiene prohibido el acceso. En resumen, escucha la melodía de tu comida.

Ya se trate de una sinfonía de Beethoven o de una pieza de música popular, de la diversidad de sonidos de un *sitar* indio o de la guitarra de Eric Clapton, cada uno de nosotros conoce una determinada música, un fragmento, una melodía que consigue alegrarnos el corazón y que nos ayuda en los estados depresivos. La música no tiene siempre el mismo efecto: de vez en cuando hasta tu canción favorita puede llegar a aburrirte o incluso perderse sin dejar ninguna huella en tus conductos auditivos y circunvoluciones cerebrales.

Con la comida ocurre exactamente igual: los ojos, la lengua y la nariz son los «oídos» con los que podemos detectar y percibir la comida antes de que desaparezca en las profundidades del estómago y los órganos digestivos. Dales a tus «oídos» una oportunidad a la hora de comer, escucha la melodía de los alimentos, observa sus colores, huele su aroma, paladéalos con toda tranquilidad y ten el valor de confiar plenamente en lo que te indican tus órganos sensoriales. Todo tu cuerpo, y no solo el cerebro, reacciona en décimas de segundo ante esta información con un: «¡Sí, en este preciso momento esto es bueno para mí!», o bien: «¡No, no es lo adecuado!». Esto último puede significar lo siguiente: «¡Para esta comida en particular no es este el momento idóneo!», o «¡En general estos alimentos no me sientan bien!».

Confía en el veredicto. Poco a poco irás desarrollando tu instinto y no necesitarás el calendario lunar ni conocer las cualidades nutritivas, ya que tu cuerpo conoce perfectamente sus propios ritmos y necesidades. Lo único que hay que hacer es adiestrar ese instinto. Si quieres descubrir por ti mismo lo que, en cada momento, te sienta bien y lo que no, confía en él. Una vez que confíes en él, podrás deshacerte con toda tranquilidad del convencimiento de que hay alimentos que siempre son buenos, que nos benefician a todos y en todo momento: «Las verduras crudas siempre son saludables. Las infusiones de manzanilla siempre ayudan. La mantequilla es dañina/saludable para todos». No debes asumir por completo estos pensamientos ni difundirlos. No aceptes generalizaciones y deja que tu instinto hable. Lo que es bueno para ti puede no serlo para tus hijos, incluso puede hacerles daño, sobre todo si los obligas a comerlo.

La combinación y secuencia adecuadas·

La elección de la secuencia y combinación de alimentos tiene gran influencia en su efecto y digestión.

Puede que te sorprenda esta vieja sentencia: lo crudo siempre se debe comer antes que lo cocinado. Y además en este orden: fruta y frutos secos antes que la ensalada y la verdura cruda. Después cuajada, pan o leche (siempre y cuando incluyas estos alimentos en tu menú). Y, por último, las comidas que son algo más complicadas de digerir, como las ricas en grasas, la carne, la verdura cocida, los huevos y el queso. Los dulces siempre van al final. Si estás acostumbrado a otra secuencia y mezclas crudos y cocinados, prueba durante una semana a cambiar este orden. El resultado hablará por sí mismo.

Lo que combinas en un mismo plato también tiene importancia. Cualquier agricultor u horticultor lo sabe: la selección correcta de las plantas sobre la superficie de cultivo allana el camino de regreso a la agricultura conforme a las leyes naturales. Los «cultivos mixtos», como se los denomina hoy, tienen un valor increíble puesto que las plantas se ayudan entre sí y consiguen mantener en jaque a las plagas.

Las plantas alimenticias que pueden convivir en la naturaleza se combinan con armonía en nuestra mesa. Dos tipos de verdura en un mismo plato no son fáciles de digerir. Quien tenga un estómago delicado no debería comer así, sino ingerir en orden uno detrás de otro. Las verduras que no congenian en el huerto tampoco lo hacen en el plato.

La regla básica es procurar una relación equilibrada de los vegetales que crecen sobre la superficie con los que crecen debajo. Todo desequilibrio en esta relación (por ejemplo, *solo* patatas y cebollas o *solo* tomates y alubias) tiene consecuencias no solo sobre el cuerpo sino también sobre el estado de ánimo.

Hay multitud de libros de horticultura en los que puedes consultar qué plantas conviven armónicamente en el huerto y, por tanto, también en el plato. La siguiente tabla muestra un resumen de las distintas posibilidades de combinación.

Verdura	Combina favorablemente con...
Patatas	Coles, espinacas, alubias, colinabo, eneldo
Zanahorias	Cebollas, espinacas, lechuga
Pepinos	Cebollas, judías verdes, apio, remolacha roja, perejil, lechuga, colinabo, coles, alubias
Guisantes	Apio, lechugas
Apio	Alubias, espinacas, cebollas, judías verdes, tomates, puerros, colinabo, coles, pepinos
Espinacas	Tomates, judías verdes, colinabo, zanahorias, patatas, coles
Tomates	Apio, espinacas, cebollas, perejil, colinabo, lechuga, coles, puerros, alubias, zanahorias
Lechuga	Cebollas, tomates, judías verdes, alubias, rabanitos, rábanos, eneldo, guisantes, pepinos, fresas, zanahorias, puerros
Cebollas	Tomates, fresas, pepinos, perejil, lechuga, colinabo

Malas combinaciones tanto en el huerto como en el plato: las judías con la cebolla, el perejil con la lechuga, el repollo con la cebolla, la remolacha roja con los tomates, las patatas con la cebolla, los tomates con los guisantes, la lombarda con los tomates y los guisantes con las judías.

Si las patatas forman parte de tu lista de alimentos habituales y tienen un papel importante en tus menús, deberías añadirles perejil fresco, cebollino u otras hierbas frescas. Muchas de estas hierbas llevan energías muy poderosas que contrarrestan la pesadez subterránea de la patata, crecida bajo tierra.

Escuchar al cuerpo

No solo es importante escuchar la música de los alimentos, sino también la música del cuerpo. Entender perfectamente sus sonidos y señales y aprender su idioma es imprescindible para una alimentación y digestión saludables.

REGLA NÚMERO UNO: no comer nunca más de lo que nos dicta la sensación de hambre. El cuerpo necesita unos cinco minutos para indicarnos que estamos superando la barrera de la saciedad. Por lo tanto, si durante una comida ya te sientes saciado, es señal de que has comido «cinco minutos de más». Sería de gran ayuda, por tanto, que dejaras de comer cuando sientas una mínima sensación de hambre. Después de un corto espacio de tiempo habrá desaparecido. (Excepción: si tu apetito debe saciar otro tipo de hambre, el hambre espiritual, ninguna comida del mundo podrá saciarlo, ni siquiera la más exquisita).

Cuando estamos resfriados, por ejemplo, no tenemos hambre. ¡Y así debe ser! No comas nada, al menos nada difícil de digerir, y además debes beber mucho. Cualquier animal enfermo o herido sabe instintivamente lo que le resulta adecuado: deja de comer todo tipo de alimento sólido y descansa. Cada proceso de digestión consume energía y mientras dure el proceso, el cuerpo dispondrá de muy poca para otras funciones.

REGLA NÚMERO DOS: hace referencia a los procesos de digestión y eliminación. Muy pocos temas en la previsión de la salud y el tratamiento de enfermedades son tratados de forma tan superficial y negligente como nuestros procesos digestivos. Una muestra de ello es el estado de muchos lavabos públicos: pocas veces son lugares a los que resulte agradable entrar, y su atmósfera no invita precisamente a la relajación necesaria para entregarse a uno de los procesos más naturales y «más liberadores» del mundo.

El enorme despilfarro de papel higiénico en los países occidentales también es una señal segura del estado de nuestra alimentación y de una digestión trastornada, de la que somos directamente responsables. Con motivos fundados, los terapeutas y médicos de antaño preguntaban por el estado de las deposiciones de sus pacientes y a partir de ahí extraían las claves para el diagnóstico y la terapia correspondientes.

En casa y en el colegio tampoco nos lo ponían muy fácil. En casa, obligándonos a ir al baño en determinados momentos (antes de salir, antes de viajar, antes de ir a dormir...) y en el colegio, haciéndonos esperar a que llegara el recreo. Poco a poco el intestino se acostumbra al maltrato y a que se ignoren sus señales y se vuelve perezoso, contribuyendo a la autointoxicación. Así, por ejemplo, el desequilibrio de los procesos digestivos desemboca en el estreñimiento, y las toxinas, que normalmente se eliminan con unas deposiciones regulares, se mantienen en el cuerpo durante demasiado tiempo. Casi todos lo hemos experimentado en alguna ocasión: se ignora durante unos minutos la orden de evacuar el vientre, y pueden pasar horas o incluso días hasta que regrese.

Naturalmente, no siempre es algo sencillo interrumpir una clase en el colegio o una reunión en la oficina diciendo: «Hay un tema urgente que me obliga a pedirles una interrupción...». Pero la alternativa es la autointoxicación. Olvida las miradas de soslayo y haz algo beneficioso para tu salud.

En el otro extremo estaría aquella persona constantemente obsesionada con la «regularidad» y que adapta su reloj de acuerdo con sus deposiciones. Error también, porque en ocasiones cierta «impuntualidad» del intestino tiene sus buenas razones. Cada individuo presenta su propio ritmo, y el objetivo es conocerlo y facilitarlo.

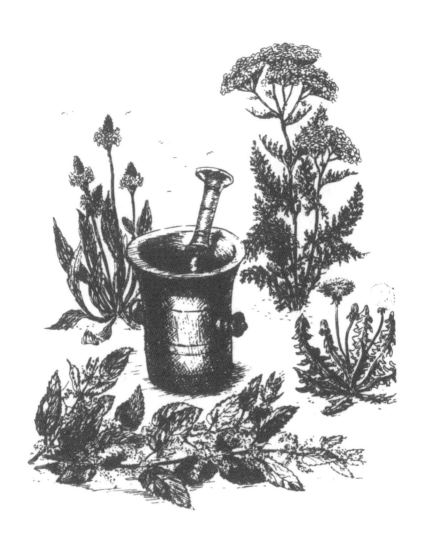

2. Breve tratado de herbología

Después de leer lo que vamos a exponer a continuación, anótalo en tu cabeza y, pasado algún tiempo, vuelve a ello. A primera vista, la información te parecerá increíble pero es totalmente cierta y está corroborada por la experiencia directa de varias generaciones.

En los alrededores de una casa aislada la naturaleza siempre deja crecer una gran variedad de hierbas medicinales; solo ocurre cuando el terreno es natural y no está abonado ni fertilizado artificialmente. El tipo de hierbas que allí crezcan dependerá de las necesidades de las personas que vivan en esa casa y de las plantas que necesiten para su bienestar, así como para prevenir, aliviar y curar las posibles enfermedades que allí se sufran. Si uno de los habitantes tiene algún punto débil o sufre una dolencia determinada, al mismo tiempo, o incluso antes de que el problema se manifieste, en las inmediaciones de la casa aparecerá, como caída del cielo, la correspondiente hierba medicinal. Cuando los habitantes de la casa se muden y se instale en ella otra familia, también cambiarán las hierbas del entorno y empezarán a crecer las que se ajusten a las necesidades de los nuevos habitantes.

¿Qué te parece esta información? ¿Por qué algunas personas piensan que la naturaleza debe ser «dominada» cuando en realidad ella nos abraza de forma tan sabia y generosa? ¿Sabías que muchas de nuestras «malas hierbas» (desde la ortiga, pasando por el egopodio y la margarita, hasta llegar al diente de león) tienen gran poder curativo? ¿Por qué tu intención, como la de la mayoría, es exterminarlas sin piedad en lugar de cerciorarte de sus beneficios? ¿Qué nos impide actuar de acuerdo con lo que sabemos desde lo más profundo de nuestro corazón: que de hecho nosotros solo somos hojas en el árbol de la naturaleza?

Puede que ahora veas con otros ojos el variado y multicolor mundo de las hierbas medicinales y las plantas aromáticas, que son centrales energéticas en formato mini. Prácticamente todos los achaques y todas las enfermedades se pueden aliviar e incluso curar a base de hojas, flores, frutos o raíces de plantas. Quien emplee en su cocina las hierbas, y lo haga con amor y sabiduría, no solo pondrá sobre la mesa unos platos sabrosísimos, sino que también aportará salud a los comensales. Muchas de nuestras hierbas culinarias tienen propiedades preventivas y curativas (del perejil al puerro, pasando por el romero y la salvia, el levístico y la artemisa). Desgraciadamente solo se las valora como potenciadores del sabor, una característica totalmente insignificante si se conocieran sus increíbles propiedades.

La intención de la tabla comparativa del contenido de vitamina C que aparece en la página siguiente no es demostrar las ventajas de utilizar las hierbas silvestres, sino solo mostrarte lo que nos perdemos diariamente cuando ingerimos verduras sin fuerza ni sabor que seguramente han sido cultivadas en invernadero. Esta tabla también se podría trasladar al resto de las vitaminas así como a las proteínas y los minerales: siempre saldrán mejor paradas las hierbas y verduras silvestres que las de cultivo o invernadero.

El motivo principal para el ocaso de la herbología en los últimos siglos no se debe buscar tan solo en la aparición de la industria farmacéutica, sino sobre todo en el hecho de que dos de sus «secretos» han quedado relegados al olvido. Nuestra misión es volver a descubrirlos.

Secretos de la herbología

Quizá alguno de vosotros haya oído algún relato o haya vivido alguna experiencia personal con excéntricos monjes herbolarios o con rústicos agricultores que, con la imposición de algunas plantas secas o ayudándose de extraños y hediondos elixires, habrían curado enfermedades y lesiones graves en un corto espacio de tiempo. Nosotros no conocemos todos los secretos y recetas de estos personajes, pero en las páginas siguientes te revelaremos los más importantes. En este capítulo, como en el resto, confiamos en que antepongas tu propia experiencia a todas las teorías. Por eso no nos vamos a meter en las luchas entre los partidarios de las diferentes doctrinas y dejaremos que tú mismo formes tu propio juicio.

*Contenido (valores medios) de vitamina C
(mg en 100 g) de las partes comestibles*

Verduras de cultivo		Plantas silvestres	
Endibias	10	Margaritas	87
Escarola	10	Tusilago	104
Lechuga	13	Pamplinas	115
Judías verdes	20	Diente de león	115
Espárragos	21	Acederas	117
Guisantes verdes	25	Hierba francesa	125
Puerros	30	Celedonia (ficaria)	131
Canónigos	35	Armuelle (quinoa)	157
Col china	36	Malva silvestre	178
Acelgas	39	Perifollo	179
Col rizada	45	Espárragos de pobre	184
Repollo	46	Egopodio (pie de cabra, angélica menor)	201
Lombarda	50	Cenizo blanco	236
Espinacas frescas	52	Acanto	291
Berros	59	Barbarea (hierba de santa Bárbara)	314
Coliflor	73	Ortiga	333
Col verde	95	Laurel de san Antonio (hoja estrecha)	351
Brócoli	114	Pimpinela mayor	360
Coles de Bruselas	114	Argentina	402
Valor medio	47,2		209

Fuente: Kultur Gemüse: Souci y colaboradores.

Uno de los secretos de todo buen herbolario es haber llegado a comprender que cada planta con poderes curativos despliega *su poder como un todo* y que sus principios activos ni remotamente obtendrán los mismos resultados en su forma químicamente pura.

Cada hierba contiene una gran cantidad de principios activos, y todavía hoy se siguen encontrando otros nuevos en plantas ya más que conocidas. Tras numerosos cambios en el modo de ver las cosas en la medicina, nuevamente se reconoce que el todo siempre es más que la suma de las partes, que los meros principios activos de una hierba medicinal, incluso en dosis tan elevadas que apenas son tolerables, a largo plazo resultan menos eficaces que los que procura la planta entendida como un todo. Quien divida una hierba medicinal en sus distintas partes para separar los principios activos hará igual que quien intente diseccionar a un pájaro cantor para descubrir el secreto de su canto, o quien lea la partitura de una serenata de Mozart y piense: «¡Cuánto papel desperdiciado entre las notas!».

Utilizar las sustancias activas puras es tan absurdo como afirmar que la fibra es innecesaria en la alimentación, afirmación impuesta por los expertos en dietética de finales del siglo XIX. Naturalmente, las plantas contienen sustancias que parecen inútiles o ineficaces cuando se separan y se prueban —con los limitados métodos de que dispone la ciencia— en personas y animales. Algunas de estas sustancias aparentemente inútiles, según la dosificación, pueden incluso tener un efecto más o menos tóxico. No hay que olvidar, en este sentido, que la naturaleza, en su sabiduría, ha incorporado estas sustancias venenosas en las plantas para que sirvan de protección y antídoto contra la sobredosis de las sustancias curativas que contiene la planta. Cada principio activo «bueno» en forma pura ejerce, en altas dosis, un intenso efecto tóxico a veces de igual fuerza que los componentes de débil toxicidad de la planta.

Es totalmente inútil intentar desmontar el trabajo conjunto, la armonía de todas las partes de una planta. La naturaleza no trabaja de forma tan complicada como para demandar de nosotros un gran esfuerzo, un gran despliegue de trabajo y costes para extraer lo «bueno» de las hierbas medicinales antes de poder utilizarlas.

Que una hierba medicinal solo surta efecto como totalidad es algo que ya conocía desde antiguo el saber popular y no debe caer en el olvido a pesar de los esfuerzos de la industria farmacéutica y de los organismos oficiales responsables de la salud, con sus peritajes financiados por ellos mismos. Hace un siglo, la medicina reconocida pensaba de forma distinta a la de ahora, y dentro de cien años mirará hacia atrás con displicencia al observar el estado de conocimiento actual. Sin embargo, tú no necesitarás esperar esos cien años para que las investigaciones bendigan las propiedades de la ortiga. Nadie puede obligarnos a creer que la salvia solo es eficaz cuando se cultiva en grandes plantaciones, rociada de pesticidas, y llega a nosotros en forma de tubos, bolsitas de infusión o píldoras.

Por tanto, no te amilanes y utiliza la totalidad de una planta medicinal o bien una de sus partes: fruto, raíz, hojas, flores... Hay montones de excelentes manuales que pueden guiarte en este sentido.

¿Qué hierba medicinal es la más efectiva? ¿Qué piensas tú?

Una semilla de salvia escoge un determinado emplazamiento para brotar, crecer y madurar. En otro lugar no agarraría. En el lugar «adecuado» germina, soporta el sol, lucha contra el viento y el mal tiempo para imponerse, echa raíces profundas para alcanzar la humedad y los minerales vitales necesarios para su existencia, crece en la proximidad de otras muchas plantas y, para sobrevivir, se adapta a las radiaciones de la atmósfera y demás influencias negativas de su entorno. Esta salvia silvestre, recolectada después por manos expertas, secada o almacenada en el momento adecuado con cariño y esmero y transformada en infusión contra las molestias del hígado y la vesícula biliar, será bebida en el momento idóneo por alguien que vive en el mismo entorno y bajo las mismas condiciones climáticas que la propia planta. Dicho con otras palabras, la salvia creció para esa persona que lo necesitaría.

Otra semilla de salvia crece en una plantación lejana, es sembrada en un invernadero en un momento cualquiera; quizá haya sido mimada; es regada, cuidada, tratada con pesticidas, libre de malas hierbas, y echa raíces planas y endebles para, finalmente, ser recogida en un momento cualquiera y vendida a un laboratorio farmacéutico. Allí será manufacturada, se aislarán sus principios activos y se usarán para hacer un preparado contra las molestias del hígado y la vesícula biliar. Por último irá a parar a las farmacias de cualquier país y un médico se la prescribirá a un enfermo. Y esta es la pregunta: *¿para qué creció esta salvia?*

Este ejemplo oculta el segundo gran secreto de los expertos en hierbas medicinales: el momento idóneo de cosecha, la subsiguiente elaboración, y la utilización, así como la residencia ecológica de la planta, determinan su eficacia.

SI TIENES EN CUENTA LAS TRES CONDICIONES (MOMENTO IDÓNEO PARA LA COSECHA, MOMENTO IDÓNEO PARA LA ELABORACIÓN Y MOMENTO IDÓNEO PARA LA UTILIZACIÓN), SE MULTIPLICAN LOS EFECTOS POSITIVOS DE LA PLANTA Y ESTA ES CAPAZ DE MITIGAR Y CURAR ENFERMEDADES Y TRASTORNOS CRÓNICOS QUE NO RESPONDEN A LOS MÉTODOS TERAPÉUTICOS CONVENCIONALES. SI LA PLANTA PROCEDE DE UNA ZONA CERCANA AL DOMICILIO DE QUIEN PADECE EL TRASTORNO, AUMENTA EL PODER CURATIVO.

El momento idóneo para la cosecha

Para comenzar, algunos consejos sobre la recolección de hierbas silvestres: por respeto hacia la naturaleza y hacia los demás, recolecta solo la cantidad que necesites para cada caso o bien una pequeña reserva preventiva para el invierno (esto incluye las malas hierbas). Limítate a recolectar las hierbas que conoces bien y que puedes identificar con total seguridad. No las arranques todas, llévate solo las que sean estrictamente necesarias. Siempre son menos de las que tú piensas. Debes proceder con cuidado de no desenterrar la raíz ya que, de lo contrario, la planta se desarraigará y no volverá a brotar.

Las escasas hierbas que están oficialmente protegidas solo se pueden comprar en las herboristerías autorizadas, aunque en tal caso no siempre tendrás seguridad en cuanto a datos importantes como la procedencia o el momento de la recolección. Pero no te preocupes, el espíritu de la planta estará vivo y, si la utilizas en el momento adecuado, sin duda te será útil, especialmente si crees en ella y en tu propio poder de autocuración.

La energía de una hierba silvestre no siempre está repartida uniformemente por toda la planta. Algunas épocas no son nada recomendables para la recolección debido a que en ese momento el principio activo puede estar en la raíz mientras que tú vas a utilizar las flores. También podría suceder que estés recolectando las flores o las hojas justo en el momento en que el poder curativo se encuentra en los frutos. Para la elección del momento idóneo debes tener en cuenta tu propio instinto y las circunstancias meteorológicas. Para recolectar las flores los mejores días suelen ser, como es lógico, los días de flores (Géminis, Libra y Acuario); sin embargo, si el cielo está cubierto y hace frío, no será el momento más indicado. Los consejos sobre el momento adecuado de la recolección son válidos siempre y cuando imperen unas óptimas condiciones meteorológicas. No pierdas de vista el *hoy* y sus circunstancias.

La mejor estación del año

La planta posee su mayor poder curativo cuando aún es joven. El esfuerzo que ha debido hacer para germinar y crecer también incrementa la energía que nos aporta. En las plantas jóvenes es más sencillo separar los diferentes principios activos; en las adultas a veces no es posible hacerlo (como es el caso, por ejemplo, del ácido silícico). Por ese motivo la primavera casi siempre es la estación más propicia para la recolección de hierbas. Sin embargo, también es posible encontrar plantas todavía jóvenes en otras estaciones (o al menos con hojas jóvenes) que te permitirán cubrir tus necesidades.

El mejor momento del día

Si lo que te interesa son las *raíces*, lo mejor es desenterrarlas por la noche, de madrugada o por la tarde a última hora cuando empieza a anochecer. La última hora de la mañana, cuando el rocío se ha secado, es el mejor momento para recolectar las *hojas*. Las *flores* deben estar totalmente abiertas y ser recogidas a plena luz del sol. Si están a punto de marchitarse, su poder curativo es escaso. Las *semillas* y los *frutos* se pueden recolectar durante todo el día porque son mucho menos sensibles que las demás partes de la planta; no obstante, se deben evitar las horas de calor del mediodía.

Posición de la luna en el Zodíaco

A la hora de recolectar y utilizar la hierbas medicinales, juegan un importante papel tanto las fases de la luna como la posición de esta en el Zodíaco. Una hierba medicinal es especialmente efectiva cuando se la recolecta para la curación o fortalecimiento de la zona del cuerpo que esté regida por el signo del Zodíaco del día de la recolección. Las hierbas recogidas en los días de Tauro ayudan especialmente en las dolencias de cuello. La ortiga blanca recolectada en días de Libra es muy apropiada para preparar una infusión contra la cistitis. Puedes guiarte por la tabla siguiente:

Signo	Recoger hierbas para...
Aries	Dolores de cabeza y afecciones de los ojos
Tauro	Dolores de cuello y afecciones de los oídos
Géminis	Contracturas en la cintura escapular, inhalaciones en caso de afecciones pulmonares
Cáncer	Bronquitis; trastornos gástricos, hepáticos y de la vesícula biliar; afecciones pulmonares
Leo	Trastornos cardiacos y circulatorios
Virgo	Molestias de los órganos digestivos y del páncreas, afecciones nerviosas
Libra	Trastornos en las caderas, enfermedades de riñón y vejiga
Escorpio	Enfermedades de los órganos sexuales, buen día para recoger todo tipo de hierbas
Sagitario	Afecciones venosas
Capricornio	Trastornos de huesos y articulaciones, enfermedades de la piel
Acuario	Afecciones venosas
Piscis	Trastornos en los pies

Y no olvides que para proceder a la recolección es importante confirmar que el tiempo será seco. En ocasiones tendrás que esperar algunos días hasta que se den las mejores condiciones.

Luna llena y Escorpio

La luna llena y la luna en Escorpio son el momento ideal para todas las hierbas y para todos sus campos de aplicación. Durante la luna llena la planta está más activa que nunca; seguramente sea ese uno de los motivos por los que los curanderos salían (y salen) por las noches a buscar sus remedios, provocando la desconfianza de los legos. En las noches de luna llena el poder curativo se encuentra en su punto más elevado.

La recolección de las diferentes partes de la planta
» El momento adecuado para desenterrar las *raíces* es al principio de la primavera, cuando la planta aún no está en pleno crecimiento, o bien en otoño, cuando se está replegando de nuevo y las energías curativas bajan entonces a la raíz. Las raíces siempre se deben desenterrar en luna llena, menguante o nueva, en especial las que sirven para la curación de enfermedades graves. La luna nueva es, por tanto, un buen momento porque las energías de la planta están alojadas en las raíces. Estas raíces nunca se deben exponer a la luz solar, por lo que el mejor momento de recolección son las horas nocturnas, antes de la salida del sol o a última hora de la tarde. También los días de raíz (Tauro, Capricornio y Virgo) son considerados como días de recolección o, mejor dicho, como noches de recolección; sin embargo, Tauro no es tan bueno como los otros dos signos.
» La recolección de las *hojas*, siempre que procedan de plantas jóvenes, se puede realizar casi todo el año. Si la planta ya hace tiempo que ha segregado la savia, está en flor o no ha sido cortada de vez en cuando, ya no es apta para fines curativos. No es necesario que al recolectar brille el sol, pero el rocío ya debe haberse secado, por lo que es mejor trabajar durante las últimas horas de la mañana. Las hojas han de recogerse en luna creciente, entre luna nueva y luna llena y en los días de hojas (Cáncer, Escorpio y Piscis). Como ya hemos comentado antes, las hierbas recogidas en Escorpio tienen un especial poder curativo (todas sus partes). Además, se secan y conservan más

fácilmente, duran más tiempo y se pueden almacenar. En los días de Cáncer y Piscis, en cambio, es mejor utilizar las hojas recolectadas de inmediato.

» La excepción que confirma la regla es la *ortiga*. Este excelente depurativo debe recolectarse exclusivamente en luna menguante; asimismo, las infusiones de ortiga se deberían tomar también en esta misma fase lunar (puedes encontrar información más detallada sobre la cura con ortigas en la página 141).

» La primavera y el verano son los momentos ideales para recolectar las *flores*; la planta está en plena floración, en especial al mediodía. Solo si hace mucho calor y brilla el sol, las flores estarán abiertas y el poder de curación se habrá desplazado hasta ellas; las plantas marchitas no sirven. Recoléctalas en luna creciente o luna llena y, si es posible, en días de flores (Géminis, Libra y Acuario) o simplemente a lo largo de la jornada, el primer día de la luna llena, independientemente del signo zodiacal que rija en ese momento.

» *Los frutos y las semillas* deben estar *maduros* en el momento de la recolección, es decir, ni verdes ni demasiado pasados. Por eso las estaciones favorables para su recogida son el verano o el otoño. Más importante que la hora del día es que domine un tiempo seco, aunque se deben descartar las horas de pico de calor del mediodía. En el caso de frutos y semillas recolectados en luna creciente, es mejor su consumo inmediato debido a que se secan mal y tienen demasiado zumo. Excelentes para la recolección son los días de frutos (Aries, Leo y Sagitario) en luna menguante: la conservación en este caso está garantizada. Capricornio, Piscis, Cáncer y Virgo son, en cambio, los días más desfavorables.

El momento idóneo para la elaboración, almacenamiento y conservación

Las hierbas que no se vayan a emplear de inmediato, por ejemplo las que piensas reservar para el invierno, deben recolectarse justo antes de la luna llena, en luna llena o en luna menguante, aunque en las recolectadas en luna menguante el poder de curación se encuentra algo mermado. No obstante, siempre será mejor que recogerlas en luna creciente ya que en esa fase no se secan adecuadamente y tras un corto espacio de tiempo comienzan a enmohecer y a pudrirse.

Cada planta tiene su tiempo adecuado de secado. Antes de empaquetarlas comprueba si crujen: las hierbas secas que no crujen cuando han pasado la luna menguante y la luna nueva no se pueden almacenar durante mucho tiempo y deben utilizarse de inmediato.

A la hora de conservar, secar y almacenar hay que guardar muchas precauciones, porque un solo fallo puede arruinar grandes cantidades de este valioso regalo de la naturaleza, lo que sería una verdadera pena. Para secar las plantas, colócalas a la sombra y dales la vuelta de vez en cuando. Utiliza como superficie un material natural permeable al aire, por ejemplo una rejilla de madera o un papel, ¡jamás una lámina de metal o de material sintético!

El momento adecuado para el almacenamiento y el llenado de frascos de cristal o cajas de cartón es siempre la luna menguante, independientemente de la fecha de recolección. Nunca hay que envasarlas en luna creciente, porque corres el riesgo de que se pudran. Los recipientes más adecuados son los de cristal oscuro y las bolsas de papel y cartón; en ellos las plantas permanecen secas y protegidas de la luz y mantienen tanto su aroma como su poder curativo.

Para el secado de muchas hierbas curativas y culinarias (por ejemplo, la mejorana, el tomillo, el levístico y el perejil), basta con hacer un ramillete, atarlas y colgarlas bocabajo en un lugar aireado hasta que se sequen. Este método ahorra mucho espacio, es decorativo y aromático; le dará un toque muy agradable a la habitación. Es especialmente adecuado para las hierbas de secado rápido, pues se anula el peligro de putrefacción. Las que utilices habitualmente para cocinar déjalas colgadas y ve usándolas cuando las necesites.

Después de estas indicaciones puede que te haya quedado más claro que las hierbas que se venden en farmacias, herboristerías y tiendas de productos dietéticos tienen menos garantías porque en ellas no se ha tenido en cuenta el arte del momento idóneo. Sin embargo, nunca debes desestimar el poder de estas plantas, procedan de donde procedan, porque siempre ayudan, sobre todo cuando se utilizan con la actitud mental adecuada. Háblale a la planta, invítala a aliarse con tus propias fuerzas de autocuración, y comprobarás con asombro que a veces basta con masticar unas briznas de cebollino para aliviar un catarro. Solo en el caso de enfermedades crónicas de difícil curación, ya que es especialmente importante, debería ser estrictamente respetado el momento idóneo de la recolección. Los éxitos obtenidos por los expertos en hierbas medicinales hablan por sí mismos.

El momento idóneo para la preparación y la utilización

A menudo los mejores resultados se obtienen cuando las hierbas medicinales se toman crudas, en ensalada (berros, diente de león...), como verdura (salvia, flores de saúco...) o como complemento de las espinacas (ortiga, ajo silvestre...).

Pero hay otras muchas formas de preparación, igualmente efectivas, e infinidad de libros sobre el tema donde puedes hallar consejos muy valiosos (por ejemplo, qué formas de preparación son más recomendables para cada aplicación específica). A continuación comentaremos algunas de ellas:

» *Infusiones y tisanas:* para la preparación de infusiones las más apropiadas son las plantas jóvenes, que contienen aceites esenciales de rápida evaporación. Una cocción prolongada reduciría mucho su poder curativo.

Coge un puñadito de las hierbas secas o frescas, échalas en una taza y añade agua hirviendo, deja que reposen tapadas de tres a diez minutos y luego cuélalas (¡no sirve un colador de metal!). Como regla general, se puede decir que la infusión está lista cuando las hierbas se quedan en el fondo. Sin embargo, algunas hierbas con gran contenido de aceite no se hunden incluso aunque hayan pasado horas. En estos casos bastará que reposen entre diez y quince minutos. La infusión debe beberse de inmediato puesto que las sustancias curativas se evaporan muy deprisa.

» *Cocimientos:* los cocimientos son la mejor opción para plantas con sustancias curativas poco solubles (ácido silícico, componentes amargos y taninos...), sobre todo para troncos y raíces. Coloca la planta en una cazuela esmaltada llena de agua fría y llévala lentamente a ebullición. El tiempo de cocción es más o menos intuitivo, pero por regla general bastan unos quince minutos, a veces un poco más. Si es posible, evita utilizar cazuelas de acero, hierro, cobre o aluminio.

» *Extracto en frío (maceración):* basta con meter las hierbas en agua fría y dejarlas allí durante toda la noche. Al día siguiente no está de más darles un hervor (¡nunca con el líquido de la maceración!) con el fin de extraer las sustancias curativas residuales. Estos extractos son fluidos espesos que preparados con aceites resultan adecuados para dar fricciones.

» *Jugos crudos:* algunas hierbas se pueden exprimir muy bien. Sin embargo, los zumos no se mantienen activos durante mucho tiempo y deben consumirse de inmediato (según sea la hierba, a modo de bebida o bien como compresa).

» *Tinturas:* las tinturas son unos extractos de fluidos que la mayoría de las veces se preparan con alcohol diluido. Mete un puñado de hierbas en una botella de cristal oscuro y vierte en ella, por ejemplo, un aguardiente de frutas, hasta que las hierbas queden totalmente cubiertas. Al cabo de dos semanas de mantenerla en reposo en un lugar cálido, la tintura ya estará lista para su uso.

» *Ungüentos y mezclas para cataplasmas:* las plantas o los extractos de plantas pueden ser combinados con sustancias grasas suaves para obtener ungüentos y mezclas para cataplasmas. Si tienes la posibilidad de comprarle carne a un ganadero que críe a sus animales de forma natural, pídele grasa de un cerdo sacrificado en luna llena (quizá el mismo ganadero sepa que en esos días la carne es mucho más jugosa y conservable). La grasa debe derretirse a fuego lento en luna creciente, aunque nunca hay que hacerlo en días de Virgo o se estropeará rápidamente. Esta grasa es muy valiosa tanto como base para una pomada como también como mezcla para compresas. Añade hierbas frescas (por ejemplo, caléndulas) a la grasa caliente y deja que todo cueza durante unos minutos, más o menos el tiempo que tarda en hacerse un filete. Es suficiente con echar dos puñados de hierba en un bote de mermelada lleno de grasa. Deja que la mezcla se enfríe durante toda la noche y al día siguiente caliéntala despacio hasta que vuelva a licuarse. Pásala por un colador fino a otro bote de cristal limpio y mantenla en un lugar oscuro. Este ungüento es un magnífico remedio para diversas dolencias. Por ejemplo, se puede untar en el pecho en el caso de tos o bronquitis; también es muy efectivo contra las varices. La paciencia y el amor son imprescindibles para realizar este trabajo; las prisas nunca son buenas. Solo así desarrollarás la sensibilidad adecuada para atinar con las proporciones precisas de hierbas y grasa. Es una cuestión de instinto. Por último, en la preparación de ungüentos, utiliza siempre cazuelas esmaltadas y cuchara de madera.

Un buen momento para hacer la elaboración de cremas es la luna creciente, especialmente en los días de flor (Géminis, Libra y Acuario), y en luna llena, momento en que las plantas alcanzan un elevado poder curativo. Tras enfriarlas durante la noche, la operación de llenar los recipientes de cristal se realiza en luna menguante, lo que favorece la conservación. Por regla general, el envasado debería realizarse durante la luna menguante, aunque nunca en días de Cáncer o Virgo. Las ollas con los ungüentos preparados, cocidos junto a las flores, se pueden dejar con toda tranquilidad en el sótano o en la nevera hasta que sea luna menguante, momento de colarlos y llenar los frascos.

» *Cojines de hierbas:* las hierbas deben recolectarse en luna creciente, para rellenar en luna menguante los cojines fabricados con materiales naturales tupidos (por ejemplo, lino) y cerrarlos con una costura muy firme. Si recoges las hierbas en días de flor (Géminis, Libra y Acuario), su aroma será muy duradero. Las hierbas compradas también deben prepararse en luna menguante. Airea bien los cojines en tiempo seco a fin de prevenir la formación de moho.

Los cojines de hierbas se aplican para aliviar el reúma, las alergias, la ansiedad, los trastornos de sueño, etc. Pídele al farmacéutico que te aconseje las hierbas más adecuadas para cada caso.

La elección de la planta indicada

¿Cómo escoges la planta indicada? ¿Qué hierba o qué mezcla de hierbas serán las más efectivas para según qué dolencia?

Esta sección te ayudará a dar respuesta a estas cuestiones. Son numerosos los libros especializados en el tema que te ofrecen información detallada sobre los diversos efectos que producen las plantas allí descritas así como sobre el modo de utilizarlas. No es nuestra intención ocupar el lugar de estos libros, pero la tabla que aparece en las páginas siguientes puede facilitarte algunas decisiones.

En ellas enumeramos las hierbas en orden de efectividad: las primeras plantas nombradas son, de acuerdo con la experiencia, las que surten mejor efecto.

Sin embargo, no debes olvidar que los efectos señalados tienen una importancia relativa. Es mucho más determinante tu actitud a la hora de utilizarlas, así como tu propio instinto a la hora de seleccionar la planta adecuada. Casi todas ayudan a aliviar numerosos trastornos y enfermedades; por otra parte, una misma enfermedad puede ser aliviada por multitud de hierbas. No obstante, recuerda que no todas las plantas causan el mismo efecto en todas las personas. Un individuo con el mismo cuadro clínico que otro no soporta determinada hierba curativa que sin embargo ayuda visiblemente a otro que ha padecido durante mucho tiempo la misma dolencia. En un momento concreto una determinada hierba te sienta muy bien, por ejemplo una infusión de manzanilla, y en cambio en otra ocasión y con la misma dolencia, no te sirve de nada. No hay recetas milagrosas ni remedios universales, no hay nada que ayude siempre. Por lo tanto, debes guiarte por tu instinto y tus sensaciones: si el nombre de una hierba medicinal te «dice» algo, da igual la posición que ocupe en la tabla; si la descubres por los alrededores y, de algún modo, *te resulta simpática*, si sientes que en este momento es «tu planta», no lo dudes: pruébala con absoluta confianza.

Efecto	Plantas
Analgésico y antiespasmódico	Valeriana, menta, manzanilla, milenrama, hierba de san Juan, brezo, ajedrea, hoja de abedul, cola de caballo, acederilla, argentina, melisa, romero, salvia, cáscara de manzana (las infusiones se deben tomar tan calientes como se pueda)
Antiinflamatorio	Consuelda, llantén menor, tusilago, agrimonia, acederilla, llantén mayor, manzanilla
Astringente (para el cuidado de la piel)	Orégano, llantén menor, centaura, diente de león, rosa, verónica, manto de la Virgen, tusilago, agrimonia, nogal, hierba de san Juan
Colagogo (activa la vesícula biliar)	Diente de león, manzanilla, genciana, enredadera, trébol de agua, rábano, hierba de san Juan, celidonia, menta, ajo, agrimonia
Depurativo de la sangre	Ortiga, diente de león, pensamiento, hinojo, milenrama
Disminución de la tensión arterial	Muérdago, ajo, ajo silvestre, cebolla, cola de caballo
Hemostático	Bolsa de pastor, milenrama, muérdago, diente de león
Hipoglucémico (disminución del azúcar en sangre)	Valeriana, ortiga, hoja de saúco, diente de león, hoja de arándano, cebolla, berro de agua
Inhibidor del bocio	Lechuga, avena, zanahoria, espinaca, manzana, berro de agua, ajo
Laxante	Hoja de sen, corteza de frángula, espino cerval, fumaria, raíz de diente de león, milenrama
Mejora del hemograma	Ortiga, milenrama, salvia, caléndula, ruibarbo, apio, levístico, perejil, col, cola de caballo, grosella negra, saúco, zanahoria, cuajaleche, hierba de san Juan, rábano, tomillo, cebolla, pelargonio, berro, ajo

Efecto	Plantas
Reforzador del tejido conjuntivo	Cola de caballo, acederilla, llantén menor, consuelda, brezo, judía verde, agrimonia, ortiga, pulmonaria, pepino, espinaca, cebolla, liquen de Islandia, mijo, cebada (muchas de estas plantas contienen ácido silícico, por lo que tienen efecto antiinflamatorio, tanto externo como interno, y curan los trastornos metabólicos del tejido conjuntivo. Utiliza solo las plantas jóvenes, pues las más viejas han perdido casi todo el ácido silícico. Como ese ácido debe ser absorbido por el organismo, estas hierbas medicinales actúan mejor en infusiones, cataplasmas y emplastos preparados durante la luna creciente)
Afecciones de la vejiga	Ortiga blanca, milenrama, manzanilla, diente de león, ortiga, cola de caballo, ruibarbo, pelargonio
Flatulencias	Comino, anís, hinojo, salvia, menta, melisa, milenrama, manzanilla
Molestias abdominales	Manto de la Virgen, milenrama, remolacha roja, caléndula, pelargonio, ortiga blanca, ruibarbo, muérdago, cola de caballo, ortiga, bolsa de pastor, raíz de angélica, salvia, valeriana
Problemas de piel	Llantén, milenrama, cebolla, salvia, caléndula, cola de caballo, manto de la Virgen, tusilago, hierba de san Juan, hoja de saúco, flor de tilo, caléndula, perejil, ruibarbo, hoja de nogal, pensamiento, raíz de bardana
Reúma y gota	Cola de caballo, ortiga, flor de saúco, hoja de abedul, brezo, árnica, escaramujo, raíz de perejil, flor de prímula, bolsa de pastor, enebrina, tusilago, corteza de castaño de Indias, lúpulo
Trastornos ginecológicos	Manto de la Virgen, milenrama, ortiga, pelargonio, salvia, bolsa de pastor
Menstruación dolorosa	Milenrama, hierba de san Juan, manzanilla, valeriana, artemisa, melisa, menta
Menstruación muy abundante	Bolsa de pastor, manto de la Virgen, cola de caballo, ortiga, ortiga blanca, milenrama, sanguinaria, bistorta, pimienta de agua
Falta de menstruación o retrasos menstruales	Hierba de san Juan, caléndula, ajenjo, perejil, hinojo, raíz de angélica
Para la subida de la leche	Comino, borraja, mejorana, fenogreco, hierba de santa Cunegunda (eupatorio), pimpinela, cilantro, anís, hinojo

Efecto	Plantas
Para retirar la leche	Hoja de nogal, fruto del lúpulo, salvia
Bazo/páncreas	Diente de león, ruibarbo, salvia, milenrama, remolacha roja, cebolla, lenteja, muérdago, rubilla, cola de caballo
Estómago	Centaura, milenrama, ortiga blanca, caléndula, hierba de san Juan, cola de caballo, muérdago, remolacha roja, salvia, zanahoria, cebollino, rábano
Ganglios linfáticos	Pelargonio, remolacha roja, rábano, cuajaleche, ajo, ajo silvestre, pimpinela, cola de caballo, cebolla, llantén
Glándula tiroides	Cuajaleche, caléndula, remolacha roja, milenrama, pelargonio, ortiga, equiseto, valeriana, ruibarbo, berro
Hígado/vesícula biliar	Diente de león, salvia, milenrama, celidonia, licopodio, cola de caballo, manzanilla, comino, hierba de san Juan, ortiga, remolacha roja
Huesos/articulaciones	Consuelda, caléndula, salvia, milenrama, sésamo, girasol, cebolla, lenteja, ruibarbo, ortiga, col, llantén, rábano
Intestino delgado/intestino grueso	Remolacha roja, diente de león, milenrama, manto de la Virgen, ortiga, consuelda, manzanilla, ajo, caléndula, cebolla, bolsa de pastor, ruibarbo, cola de caballo, hinojo
Próstata y testículos	Pipa de calabaza, equiseto, ajo, laurel de san Antonio, pelargonio, salvia, abedul, milenrama, llantén, caléndula, manzanilla
Pulmones	Llantén, salvia, hiedra terrestre, berro, cola de caballo, cebolla, pulmonaria, verbasco (candelaria), remolacha roja, milenrama
Riñones	Manzanilla, hierba de san Juan, caléndula, rernolacha roja, salvia, ortiga blanca, ruibarbo, cuajaleche, vara de oro, manto de la Virgen, llantén, rábano, pelargonio, ortiga

PARTE III

Las pulsaciones de la vida

El hombre está suficientemente equipado para todas sus auténticas necesidades cuando confía en sus sentidos y los desarrolla de tal forma que se mantengan dignos de su confianza

GOETHE

Es igual que lo admitamos de buen grado o que nos resistamos a ello con obstinación, que lo acepte nuestro espíritu investigador o que no nos queramos dar por enterados: el átomo y la piedra, la planta y el animal, y con ellos el ser humano –que lleva en sí cada una de las formas de energía–, todo está sometido a ritmos, ciclos y movimientos de transformación, tanto en la creación como en la destrucción. Desde la respiración hasta los latidos del corazón, desde los circuitos que recorren los humores corporales hasta el ciclo del nacimiento, la muerte y la reencarnación, todo en nuestra vida está tocado y afectado por un movimiento de vaivén, por un marchitarse y renovarse, por oscilaciones de múltiples fuerzas, y no solo las de la luna. La vida misma se compone de círculos, oscilaciones, vibraciones... En una palabra, una danza. Sin embargo, el «crecimiento perpetuo», idolatrado en nuestros días, va contra toda naturaleza, es un invento artificial de nuestro tiempo loco y miope, en el que se considera totalmente normal resistirse a cualquier precio al retroceso y al estancamiento.

Para despertar y mantener despierta tu alegría en la danza de la vida, en esta parte del libro vamos a presentarte dos ritmos que ningún ser humano puede eludir: el *biorritmo* y el *ritmo diario de los órganos.*

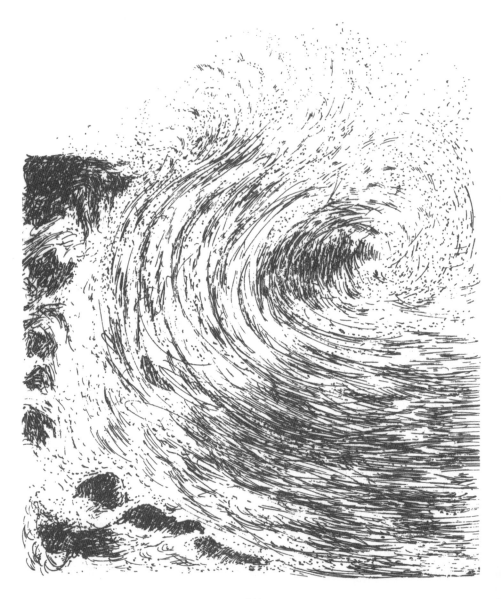

1. En el campo de fuerza del biorritmo

¿No te sucede a veces que durante algunas horas, o incluso días, te sientes «descentrado», como desconectado de todo, y, sin motivo aparente, estás irascible y distraído? De la misma manera que luego vuelves a sentir un subidón físico o anímico, llega la euforia frente a los acontecimientos cotidianos y nada puede perturbarte... Y todo ello, también, sin un motivo especial.

En este capítulo queremos presentarte uno de los posibles motivos de estas extrañas oscilaciones e inestabilidades: los tres biorritmos del ser humano. Queremos mostrarte cómo funcionan, la utilidad que puedes extraer de su conocimiento y, naturalmente, cómo preverlos.

Los tres ritmos vitales

Las fuerzas de los biorritmos humanos actúan sobre el cuerpo, la mente y el alma desde el día de nuestro nacimiento. Colorean lo que hacemos, lo que sentimos y lo que pensamos. Hacernos conscientes de este juego de colores puede ser muy beneficioso en todos los ámbitos de la vida, tanto en el trabajo como en la vida privada, ya que sus efectos son previsibles en muchos aspectos. Los médicos de la antigua Grecia ya tenían en cuenta los días «buenos» y «malos» de sus pacientes. En Occidente estas fuerzas cayeron en el olvido durante muchos siglos y sus redescubridores nos las devolvieron en el siglo xx con un nombre que en castellano suena casi como en griego o latín: biorritmos. O lo que es lo mismo, «ritmo» o «pulso de la vida».

Tres ritmos son los que nos acompañan desde nuestro nacimiento y durante toda la vida, con una regularidad que raras veces se puede observar en la naturaleza, una regularidad casi tozuda, y que lleva el compás de nuestro lento reloj interno:

> » El *ritmo físico*, con una duración de veintitrés días.
> » El *ritmo emocional*, de veintiocho días.
> » El *ritmo intelectual*, que dura exactamente treinta y tres días.

Cada uno de estos ritmos nos regala una ascendente *fase alta* durante la primera mitad de su duración hasta alcanzar el punto culminante. En ese vértice o cumbre, en un espacio de tiempo muy corto, cambia y cae casi en vertical hasta llegar al punto de partida y pasa por una *fase descendente* hasta alcanzar el punto más bajo. Desde allí, también de forma brusca, regresa casi en vertical hacia arriba, hacia el punto inicial, donde comienza de nuevo el pulso alto-bajo.

El gráfico que aparece a continuación te ayudará a entender este ritmo en el que se puede observar el curso particular de una de estas curvas. Para este ejemplo hemos elegido el ritmo emocional de veintiocho días. Si conoces un poco los biorritmos, quizá este gráfico te sorprenda. Solo hay que tener un poco de paciencia: la explicación te espera en la página 225.

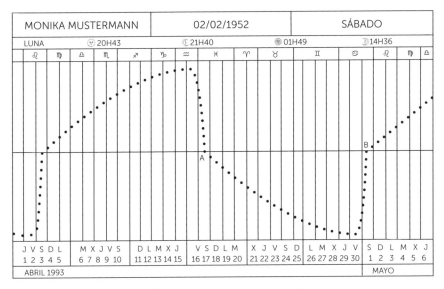

| MONIKA MUSTERMANN | 02/02/1952 | SÁBADO |

La curva de biorritmos (en la figura, biorritmos emocionales).
A: primer día de cambio. B: segundo día de cambio y reiniciación del ciclo.

En la ilustración verás como la curva del *ritmo emocional* primero va hacia arriba; en el día 14, primer día de cambio (A), desciende bruscamente hasta el «punto cero» y luego, durante catorce días, avanza hacia el punto bajo.

En el segundo día de cambio, después de veintiocho días (B), se completa una onda y el ritmo comienza desde el principio.

El *ritmo físico* lleva exactamente el mismo curso; sin embargo, la fase alta finaliza pasados once días y medio, y el ciclo llega a su fin pasados veintitrés días. Por lo tanto, la curva es más pronunciada.

El *ritmo intelectual* finaliza la fase alta pasados dieciséis días y medio y también allí cambia a la siguiente fase baja. Después de treinta y tres días, alcanza el punto de inicio del siguiente ciclo. Por lo tanto, su curva es la de menor elevación y su caída la más moderada de todos los ritmos.

Los *días de cambio* son de especial relevancia en todos los ritmos. Marcan un momento que casi siempre es crítico y que puede durar horas o incluso días. Su efecto sobre el cuerpo, la mente y el ánimo se puede comparar con un cambio climático en formato mini, semejante al cambio de fuerzas en luna llena.

La transición de la fase baja a la alta a menudo se siente de manera menos drástica que el cambio de la fase alta a la baja. Con toda probabilidad esto se debe a que el segundo día de cambio (de fase baja a alta) va precedido por algunos días bastante duros en cuanto a forma física, psíquica o intelectual.

Estos tres ritmos nos influyen constantemente, sin distinción de sexo o de clase. Además, se fortalecen y debilitan entre sí e interactúan con muchas otras influencias, como el estado de salud, la edad, los factores medioambientales, el estrés, etc.

El siguiente gráfico muestra el aspecto que puede tener el curso de los tres ritmos durante un mes. En él reconocerás que los ritmos físico y emocional del sujeto examinado en el ejemplo ya se muestran el 30 de abril en la fase baja mientras que el intelectual todavía está en la fase alta. Así, los tres ritmos se pueden matizar entre sí y fortalecer o debilitar su influjo.

El estrecho juego conjunto del cuerpo, la mente y el mundo de las emociones tiene como consecuencia que los efectos de los tres ritmos no se puedan determinar inequívocamente y de igual manera para todos los individuos. Es algo muy particular: un tono intelectual bajo puede influir indirectamente sobre el estado físico; un tono emocional alto puede, según las circunstancias, hacer que se olvide transitoriamente un tono físico bajo.

¿Cómo se perciben en la vida cotidiana las fases alta y baja de cada biorritmo? ¿A qué hay que prestar especial atención en los días de cambio?

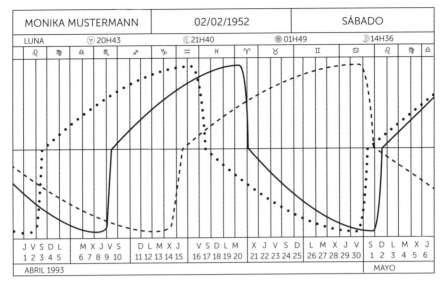

MONIKA MUSTERMANN	02/02/1952	SÁBADO

Los tres biorritmos de los seres humanos
—— Físico (23 días).
······ Emocional (28 días).
---- Intelectual (33 días).

El biorritmo físico (veintitrés días)

Conocer el biorritmo físico es especialmente interesante para personas de mucha actividad física, ya sea porque practican algún deporte o porque su profesión lo requiera: masajistas, bailarines, obreros de la construcción, etc. Ellos perciben la influencia del biorritmo físico con mayor claridad.

Durante la *fase alta*, uno se suele sentir más vital y con mayor capacidad de resistencia, los trabajos físicos requieren menor esfuerzo, todo es mucho más sencillo y en el deporte se rinde más. También se ven afectados la capacidad emprendedora y el dinamismo, la autoconfianza y el valor.

Los *días de cambio* suelen marcar un momento crítico en el biorritmo: eres más vulnerable ante los achaques y las tareas que normalmente resuelves sin problemas ahora requieren mayor concentración.

Muchas comadronas conocen perfectamente los biorritmos físicos: saben que durante el día 11 (el día de cambio en el ritmo físico) se produce un momento crítico para los neonatos. En ocasiones en ese día son frecuentes los vómitos u otros síntomas físicos que generan preocupación. «Al cabo de un mes los bebés ya han superado lo más difícil»: esta afirmación de pediatras y comadronas se basa, entre otras cosas, en el hecho de que, pasados treinta y tres días desde su nacimiento, los pequeños ya han vivido los tres ritmos, sus fases alta y baja y sus días de cambio.

La *fase baja* se caracteriza por la paulatina pérdida de energía y por la disminución de la elasticidad: los grandes esfuerzos precisan ahora de pausas y descansos más prolongados. Un paseo por la montaña en los días bajos, antes del segundo día de cambio, requerirá mucho más esfuerzo que el mismo paseo en la fase alta. Precisamente los últimos días de la fase baja son los más indicados para la recuperación y el descanso y para reunir nuevas fuerzas.

El biorritmo emocional (veintiocho días)

Este ritmo influye en los sentimientos, la intuición y la fuerza creadora. Es especialmente importante para las profesiones que implican contacto directo con otras personas (educadores, médicos, personal de hospitales, psicólogos...).

En la *fase alta* uno se siente intuitivamente más ágil y se reconocen con más facilidad las facetas positivas de la vida. No cuesta ningún esfuerzo mantener una visión optimista. Y esto es importante y beneficioso para quienes trabajan cara al público.

A intervalos de catorce días, siempre coincidiendo con el día de la semana de tu nacimiento, tu ritmo emocional pasa por un *día de cambio*, un espacio de tiempo breve pero algo confuso, un caos motivado por los sentimientos, conflictos emocionales que llevan a sobrerreaccionar por naderías: ese es el auténtico clima que domina en los días de cambio. Quizá ahí esté el motivo por el que las personas que nacen en domingo parecen favorecidas por el destino: viven su día emocional crítico en una jornada festiva fácilmente superable ya que lo más probable es que no se le planteen grandes exigencias (excepto para los que tienen una vida privada cargada de obligaciones, lo que ha dado origen al término *estrés dominical*).

Durante la *fase baja* las malas noticias se asimilan peor, el estado de ánimo es depresivo y ansioso y se tiende sistemáticamente al pesimismo. En este momento se percibe con fuerza la falta de sentido de muchas cosas de la vida. Quien tenga facilidad para dejarse arrastrar por malos pensamientos durante estos días será una víctima fácil. En la fase baja del ritmo emocional, sobre todo al final, es necesario imponerse una férrea autodisciplina para mantener a raya el pesimismo y no dejarse paralizar por él. Es inútil echarles un sermón a los niños cuando atraviesan la fase emocional baja: les entra por un oído y les sale por el otro.

El biorritmo intelectual (treinta y tres días)

Influye sobre todo en la capacidad de trabajar y planificar. Los ámbitos vitales afectados son la lógica, el entendimiento, la capacidad de aprendizaje, el pensamiento previsor, el talento deductivo y el sentido de la orientación tanto interna como externa. Los profesores de todas las especialidades, políticos, conferenciantes, periodistas y escritores notan especialmente tanto la subida como la bajada de este ritmo.

Seguro que puedes imaginar el efecto que tiene la *fase alta* en el ritmo intelectual: todas las actividades asociadas al intelecto reciben estímulo y apoyo, se entienden mucho mejor las materias y la información y se pueden asimilar y reproducir sin problemas. Es mucho más fácil concentrarse: un seminario de perfeccionamiento cursado en la fase alta rendirá muchísimo más que en los dieciséis días y medio de la fase baja.

Los *días de cambio* en el ritmo intelectual inhiben la capacidad de reacción. Los conductores, por ejemplo, deberán comportarse de forma más cuidadosa y tendrán que prestar mucha atención ya que en esos días es mucho más fácil cometer un fallo. Este tiempo bloquea en muchas ocasiones la capacidad de asimilación de nuevas materias. Lo mejor es evitar las tareas complicadas y que requieren una gran concentración.

Lo mismo cabe decir para el periodo que transcurre desde el día 20 del ciclo hasta el día 33. En la *fase baja* te sientes intelectualmente bajo mínimos y no tarda en llegar el agotamiento mental si las tareas son complicadas. Disminuye la capacidad de aprendizaje y también la de decisión, mientras que los temores crecen.

El biorritmo en el día a día

Es enormemente útil reconocer el curso de los biorritmos. No solo de los propios sino de los de aquellos con los que debemos interactuar a un nivel profundo. Un ejemplo claro es el caso de los docentes: saber qué fase atraviesan los alumnos es un dato interesantísimo, especialmente ante alguna situación más o menos problemática. También los padres que desean encarecidamente el bienestar de sus hijos deben tener muy en cuenta los biorritmos de los pequeños y, al menos en las fases bajas y los días de cambio, no imponerles exigencias adicionales.

Por otra parte, los profesores que atraviesan una fase baja constatarán —si conocen sus propios biorritmos y se interesan por ellos— que durante esos días son casi incapaces de transmitir sus materias de forma clara y comprensible. Deberían tenerlo en cuenta para adaptar, si es posible, la programación o, por lo menos, ajustar el nivel de exigencia. La experiencia ha demostrado que los profesores particulares que han tenido en cuenta los biorritmos de los pequeños consiguen grandes éxitos incluso con malos estudiantes, con chicos con problemas de conducta o con niños con necesidades especiales. Nos imaginamos lo maravilloso que resultaría que tales profesores junto con el equipo docente del colegio crearan un proyecto escolar basado en el «trabajo según los biorritmos». El éxito estaría garantizado.

En las grandes escuelas, que cuentan con un gran número de aulas y con suficientes educadores, no sería tan complicado agrupar a los niños según su perfil biorrítmico y ajustar el programa. Y los centros pequeños de las zonas rurales conseguirían excelentes resultados simplemente observando la trascendencia de los ritmos. Incluso hay experiencias de éxito con niños disléxicos o con problemas de aprendizaje. Probablemente esto suene a ciencia ficción, pero a un buen programador informático le bastarían tres días para organizar los grupos escolares según los biorritmos. Lo único que tendría que hacer sería introducir las fechas de nacimiento de los niños, calcular a partir de ellas los tres biorritmos de cada uno y agruparlos según coincidencias. Una vez cargado el programa adecuado, sería sencillísimo tener sobre la mesa la distribución de las clases y los datos concretos sobre sus fases altas y bajas, información valiosísima en este ámbito.

Algunos asuntos espinosos tendrían mucho más éxito si se pudieran realizar en días de biorritmos favorables: exámenes de cualquier tipo (¡sobre todo en los exámenes de conducir!), entrevistas de trabajo, reuniones, desarrollo de proyectos complicados, etc. En el caso de deportistas con el mismo nivel de rendimiento que se miden en competiciones importantes, habría que tener en cuenta quiénes entre ellos están en la fase alta del biorritmo en el momento de la prueba.

La bibliografía existente hasta la fecha sobre los biorritmos describe incluso las consecuencias que puede tener que tu pareja o tus colegas del trabajo presenten unos biorritmos distintos. Algunos autores llegan más allá y afirman que los biorritmos muy divergentes entre sí deben ser considerados como elemento negativo que tener en cuenta para una pareja o una relación laboral. Probablemente la afirmación no sea del todo errónea, pero deducir de ella una regla general es descabellado. En lo fundamental siempre es una ventaja que las fases altas y bajas de dos personas estén más o menos acompasadas: cada uno se moverá más a menudo en la misma longitud de onda que su compañero. Sin embargo, en contrapartida, no hay que pasar por alto lo que puede suceder cuando la pareja comparte también las fases bajas. La buena voluntad y la capacidad mutua de ayudarse es algo cada vez menos común en nuestros días.

Si, por el contrario, los ritmos son opuestos, es más complicado que el miembro de la pareja que está en la fase alta pueda entusiasmar o inspirar al que atraviesa la fase baja, pero siempre será posible echar una mano cuando existe buena voluntad. A largo plazo, el término medio es mucho más favorable que los extremos, es decir, ni coincidencia muy elevada ni coincidencia nula.

La experiencia nos ha demostrado algo: se gana mucho en una relación de pareja cuando uno reconoce el «día maldito de la semana» en la curva emocional del compañero, el día en el que la pareja atraviesa horas críticas, ese día que ocurre cada catorce, coincidiendo siempre con el día de la semana en que nació. Como en otros muchos casos, aquí también juegan un papel importante la comprensión y la intuición: si sabes que tu mal humor, tu falta de concentración o tu desánimo, o los de tu pareja, están relacionados con el correspondiente biorritmo, te será mucho más sencillo aceptar ese estado y ser condescendiente. Y no se trata de soportar vejaciones o de endosarle la responsabilidad al biorritmo sino, sencillamente, de aprender a comprender.

Si sabes que son la naturaleza y sus ciclos los que le imponen a tu pareja ciertos momentos de carácter irascible, falta de concentración o falta de memoria, te será más sencillo aceptarla tal y como es. Aprovecha la oportunidad de practicar una *verdadera* aceptación, sin disculpas, aceptar y amar sin motivos ni condiciones. En eso consiste el verdadero amor, el único que merece tal nombre.

Sin comprensión no es posible brindar ayuda genuina: la falta de empatía mata una relación. La tolerancia es solo un primer paso y es pequeño. La comprensión, en cambio, aporta luz, tanto a ti mismo como a tu compañero.

Así pues, podrás sacar todo su jugo al conocimiento del biorritmo si tienes en cuenta las siguientes reglas e indicaciones generales:

» Conocer tu propio biorritmo solo es significativo cuando, sin contar con ayuda externa, lo exploras por ti mismo y lo aceptas y no lo utilizas como disculpa en la vida cotidiana. Tal y como también sucede con los ritmos lunares, en los biorritmos del ser humano no existen días «buenos» y días «malos». Siempre depende de cómo quieras aprovechar el conocimiento que tienes del respectivo biorritmo.

» Siempre que puedas determinar el momento exacto para realizar trabajos y proyectos importantes (en los que quieras o debas estar a una cierta altura tanto física como intelectual o emocional), debes tener en cuenta todos los biorritmos y luego encajar la correspondiente acción en un día favorable.

» Cuando un proyecto importante tenga fecha fija e inamovible, y tú te encuentres en una fase baja o en un día de cambio, la solución está en prepararte a fondo y con antelación. Una buena preparación puede compensar el biorritmo.

» Vivir el propio biorritmo es, en esencia, una experiencia personal. Nunca se puede generalizar. Tu conocimiento solo se aplica a ti mismo. No es extrapolable al biorritmo de otro individuo. En ocasiones uno puede experimentar su fase alta intelectual o física de forma más agotadora que la fase baja. En un caso extremo, con la totalidad de las curvas en fase baja, tal vez llegue un momento de iluminación, puesto que no hay energía para aferrarse a los propios prejuicios e ideas fijas ni para recurrir a los mecanismos intelectuales de defensa contra la verdad.

Dificultades iniciales de una antigua sabiduría

La antigua sabiduría de los biorritmos del ser humano aún no ha recuperado, ni por asomo, el lugar que se merece. Esto se lo atribuimos, de hecho, a tres motivos. En primer lugar, en el mundo actual, que está organizado de forma totalmente opuesta a la naturaleza, es complicado tener en cuenta los biorritmos de cada persona. Ningún jefe de empresa lo aceptaría como excusa para no acudir a trabajar ni para no encomendarte en determinados días tareas complicadas. Incluso los planes de estudio de nuestros colegiales se forjan en despachos apartados de la naturaleza, pensados por personas igualmente apartadas de ella, que no le dan ninguna importancia al verdadero bienestar de los niños. Cabría decir que en muchos círculos existe un interés, apenas disimulado, en ignorar o incluso reprimir la difusión de este conocimiento, a pesar de que si se prestara un mínimo de atención a los biorritmos, serían innecesarias la mayoría de las clases de apoyo y se podrían evitar innumerables fracasos escolares. Y no solo eso, en todos los campos de la industria y de la ciencia habría mucho menos de eso que hoy en día denominamos «fallos humanos».

Sin embargo, este desconocimiento no modifica en nada la realidad de los biorritmos y de sus fuerzas impulsoras e inhibidoras. En

China, India y sobre todo Japón, los biorritmos juegan un papel muy importante, sobre todo en las decisiones políticas y económicas. Especialmente en el país nipón, el gigante industrial, sus compañías y empresas tienen en cuenta los biorritmos de los trabajadores, los ejecutivos y los gerentes. Es bastante inimaginable que precisamente Japón se permita el lujo de tener en cuenta algo que no existe o que carece de importancia.

¿Qué puedes hacer tú al respecto? Eso se lo dejamos a tu espíritu creativo, ya que nosotros hemos escrito este libro para ti como individuo y no para ninguna institución. No esperes ninguna ayuda desde arriba. Aquí cabe decir que donde hay una razón puede madurar la voluntad. Y donde hay voluntad, hay un camino.

En segundo lugar, existe un motivo importante para el titubeante relanzamiento de esta sabiduría: toda la bibliografía existente sobre el tema, incluidos los programas de ordenador, ofrecen representaciones gráficas poco precisas, por lo que se obtiene una impresión errónea de su verdadera evolución.

El siguiente gráfico te muestra cómo, la mayoría de las veces, se representan hoy en día los biorritmos (poniendo como ejemplo el ritmo emocional).

No sabemos por qué razón, hasta la fecha, los biorritmos se han representado como líneas onduladas (curvas sinusoidales). Los redescubridores y los autores actuales quizá no han podido imaginar la particular evolución de los ritmos de la naturaleza: ligero ascenso, caída abrupta hacia el punto de partida, suave descenso y de nuevo subida empinada hacia el origen (como una válvula que se abre lentamente pero se cierra a máxima velocidad).

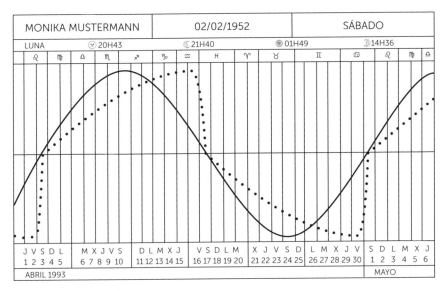

MONIKA MUSTERMANN				02/02/1952				SÁBADO			
LUNA		☿ 20H43		☾ 21H40		♀ 01H49		☽ 14H36			
♌	♍	♎	♏	♐	♑	♒	♓	♈	♉	♊	♋	♌	♍	♎

J V S D L	M X J V S	D L M X J	V S D L M	X J V S D	L M X J V	S D L M X J
1 2 3 4 5	6 7 8 9 10	11 12 13 14 15	16 17 18 19 20	21 22 23 24 25	26 27 28 29 30	1 2 3 4 5 6
ABRIL 1993						MAYO

Los tres biorritmos psíquicos.
······ *Curso real (23 días).*
——— *Curso representado erróneamente.*

La imagen de una línea ondulada, por el contrario, nos da la falsa impresión de que justo en el medio se marca el punto en el cual las fases alta y baja se sentirán con mayor intensidad. Sin embargo, esto no se corresponde con la sensación percibida por una persona que conoce sus propios biorritmos y que los experimenta con toda exactitud, pues sabe que las fases alta y baja tienen su momento de mayor intensidad al final, justo antes de los días de cambio, y no en los días centrales. Además, en esta representación de línea ondulada los días de cambio, que son días críticos, están marcados como una suave transición a través del punto cero. Y la transición real es cualquier cosa menos suave (precisamente por eso son días críticos): el cambio se produce de una forma rápida, en el transcurso de pocas horas.

A los no versados no les queda más remedio que aceptar la representación de una línea sinusoidal, si el tema les interesa. Pero como sucede con cualquier información errónea, con el paso del tiempo dejarán de sentirse bien con este «conocimiento». Algo en su interior hará que se resistan y quizá, de forma inconsciente, se lleguen a decir:

«Todo esto no se ajusta en absoluto a lo que yo siento». Puede suceder que, a causa de un simple gráfico inexacto, se demore durante décadas la hora de aceptar una antigua pero vigente sabiduría.

Recuerda, hemos comentado una y otra vez que tú dispones, en lo más profundo de tu ser, de un instinto infalible con respecto a la verdad. Cuando alguien que nunca ha oído hablar de los biorritmos accede a esta fuerza natural, solo podrá incorporarla a su vida diaria cuando la perciba tal y como es en realidad. Siente tu biorritmo personal, experimenta sus efectos. Luego podrás asumir su existencia y comprender su utilidad y ya nadie ni nada podrá convencerte de lo contrario.

El tercer motivo, y quizá más importante, de la escasa difusión actual del biorritmo es que *¡hay que sentirlo!* Y ese es el mayor problema: vivimos inconscientemente sin sentir ni percibir la realidad; cuando alguien teme las sensaciones negativas, tampoco experimentará las fases alta y baja del biorritmo y el moderado caos de los días de cambio.

Quien aspira a una existencia sin momentos intensos, quien quiere evitar los precipicios, no se da cuenta de que lo hará a costa de la maravillosa panorámica que se contempla desde la cima de la montaña. Quien pretenda estar permanentemente en las alturas pero a salvo, ya sea porque se lo exijan o sencillamente porque siempre quiere sentirse bien, ignora el hecho de que se está exigiendo demasiado y al final lo acosarán enfermedades y depresiones de todo tipo, porque es tremendamente difícil mantenerse ahí arriba.

El hecho es que quien se narcotiza o toma estimulantes en la fase baja narcotiza también *todo* su poder, toda su capacidad de sentir y percibir, y por tanto también sacrifica la percepción de las fuerzas favorables de la fase alta. El resultado es una vida tibia: una vida en apariencia sin momentos bajos, pero también sin las experiencias intensas de la fase alta, una vida «tranquila» entre algodones, sin apenas movimiento. Una vida así imposibilita el verdadero aprendizaje, en esas aguas mansas no hay lugar para el desarrollo interior. La vida no se puede «atrapar». Quien atrapa a una mariposa la mata. Todo lo que se retiene, muere.

El conocimiento y la aceptación del biorritmo pueden llegar a ser una bendición porque nos preparan para aceptar estoicamente los ritmos de las fases altas y bajas de toda la vida. Es una gran ventaja poder combinar el propio biorritmo con los ritmos lunares, por ejemplo en un calendario que contenga las tres informaciones (tu biorritmo personal, las fases lunares y la posición de la luna en el Zodíaco).

El cálculo del biorritmo

¿Cómo puedes determinar tu biorritmo en un día concreto, de ahora o del futuro? ¿Cómo calcularlo?

Tienes dos posibilidades para hacer el cálculo a mano y una tercera posibilidad empleando un ordenador.

Para el primer método necesitas una calculadora normal. Si anotas el resultado en un calendario, debes hacer el cálculo *una sola vez*. Este es el procedimiento paso a paso:

1. Calcula primero el número de días transcurridos desde la fecha de tu nacimiento hasta el día en que se realiza el cálculo

Para ello multiplica tu edad por 365. Luego añade los días que han transcurrido desde el último cumpleaños y finalmente los días adicionales de febrero correspondientes a los años bisiestos (los años bisiestos son todos aquellos que pueden dividirse entre 4).

¡Atención! Si tu año de nacimiento es bisiesto, entonces debes añadir a este año un día más en caso de que tu fecha de nacimiento sea anterior al 29 de febrero.

Si el año de cálculo es año bisiesto, solo debes añadirle un día si la fecha para la que quieres calcular tu biorritmo es *posterior* al 29 de febrero.

Ejemplo:

Día de nacimiento.. 02/02/1952

Fecha de cálculo... 27/04/1993

Edad (41) multiplicado por 365 .... 14.965

Días desde el último cumpleaños....................... 84

Días adicionales por años bisiestos..................... 11

Días transcurridos en total **15.060**

Anota la cantidad total de días vividos desde tu nacimiento y continúa con el siguiente paso:

2. En el segundo paso divide la cifra total de tus días de vida
» Primero entre 23 (para el ritmo físico).
» Luego entre 28 (para el ritmo emocional).
» Finalmente entre 33 (para el ritmo intelectual).

Con la calculadora obtendrás por lo tanto tres cifras con algunos dígitos antes de la coma y muchos decimales después de ella. Los dígitos antes de la coma no interesan puesto que tan solo representan el número de veces en tu vida que has vivido cada uno de los ritmos.

Las *cifras posteriores a la coma* (son suficientes las tres primeras) indican qué *fracción* del correspondiente ritmo tienes tras de ti el día del cálculo; dicho con otras palabras, en qué fase del ritmo físico, emocional o intelectual te encuentras en este momento. Y eso era exactamente lo que querías descubrir.

Toma ahora como ejemplo la cifra que has calculado anteriormente:
Número total de días vividos **15.060**
Dividido entre 23 (ritmo físico)......................... 654,782
Dividido entre 28 (ritmo psíquico)..................... 537,857
Dividido entre 33 (ritmo intelectual).................. 456,363

Para el *ritmo físico* multiplica ahora la cifras decimales (en el ejemplo 0,782) por 23 y obtendrás con ello el número de días transcurridos desde el comienzo del ritmo, desde el punto de partida antes de la fase alta. En el ejemplo obtienes 17,9 como resultado.

Ese 17,9 significa que desde el comienzo de este ciclo, en el ritmo físico han pasado ya casi dieciocho días. El día de cambio tras la mitad del ciclo (23:2 = 11,5 días) ha ocurrido ya hace algún tiempo: la persona de nuestro ejemplo se encuentra en el día 18-11,5, es decir, lleva ya seis días y medio en su fase baja, en el impulso descendente del ritmo físico.

Los otros dos ritmos se calculan de la misma manera: para el *ritmo emocional*, toma la cifra después de la coma (en el ejemplo, 0,857) y multiplícala por 28. El resultado es 23,9, que redondeado es 24. La persona del ejemplo se encuentra por lo tanto en el vigésimo cuarto día del ritmo emocional. Igualmente ya ha pasado hace tiempo el día de cambio central después de los catorce días y desde hace un tiempo se halla en la fase descendente.

Para el *ritmo intelectual*, toma la cifra después de la coma (en el ejemplo, 0,363) y multiplícala por 33. El resultado es 11,9. La persona por lo tanto se encuentra en el duodécimo día de su ritmo intelectual y está en medio de la fase alta, cuatro días y medio antes del día de cambio a la fase baja.

Si ahora, en el día de cálculo, apuntas en tu calendario la cifra 18 para el ritmo físico, 24 para el emocional y 12 para el intelectual, para los días que siguen solo deberás ir añadiendo una unidad y de esa forma durante meses o incluso años podrás seguir y utilizar los ritmos sin tener que volver a hacer el cálculo.

Lo único que no debes olvidar es que después de 23 (físico), 28 (emocional) y 33 (intelectual) hay que volver a empezar con el 1. La tabla de la página 233 te muestra cómo sería el periodo abril/mayo de 1993 en el calendario de la persona del ejemplo. A simple vista se puede ver que el fin de semana del 1 y 2 de mayo la persona en cuestión no estará en su mejor forma: los días críticos de cambio de los tres ritmos confluyen.

Para constatar si has hecho bien el cálculo, puedes comprobar si los días de cambio del ritmo psíquico coinciden siempre con el día de la semana en que cayó tu fecha de nacimiento. Si has nacido en miércoles, las cifras 14 y 28 siempre deben caer en miércoles; de lo contrario, es señal de que has cometido algún error y deberás repetir los cálculos (la persona del ejemplo nació un sábado). Para el control de tus cuentas te recomendamos realizar de nuevo el cálculo cada vez que cambie el calendario o en caso de fechas muy importantes.

En el segundo método de cálculo de los biorritmos tendrás que trabajar de cabeza: dividir, multiplicar, sumar y restar sin calculadora.

Lleva a cabo exactamente los mismos pasos que con el método de la calculadora y divide el total de días vividos entre los días de duración de cada ritmo, pero ahora con papel y lápiz, tal como te enseñaron en el colegio. Ten en cuenta una sola diferencia: a la hora de dividir la cifra total de tus días de vida entre la duración de uno de los ritmos no debes calcular ninguna cifra a partir de la coma, quédate tan solo con el *resto* y no sigas dividiendo. Este resto es de hecho la cifra exacta de los días que han transcurrido desde el comienzo del ritmo correspondiente. Es la cifra que tú, tal y como se ha descrito anteriormente, debes introducir en tu calendario.

El tercer camino para calcular tu biorritmo personal es el más sencillo: en el mercado del *software* existen multitud de programas de cálculo de biorritmos para todos los sistemas (sin calendario lunar). La mayoría utiliza sin embargo la errónea línea ondulada para la representación de los ritmos y algunos ofrecen, incluso, aclaraciones sobre dicha interpretación. Si dispones de uno de estos programas, debes pensar que los ritmos en realidad transcurren tal y como indican nuestros gráficos.

1993	Abril	F	E	I
1	J			
2	V			
3	S			
4	D			
5	L			
6	M			
7	X			
8	J			
9	V			
10	S			
11	D			
12	L			
13	M			
14	X			
15	J			
16	V			
17	S			
18	D			
19	L			
20	M			
21	X			
22	J			
23	V			
24	S			
25	D			
26	L			
27	M	18	24	12
28	X	19	25	13
29	J	20	26	14
30	V	21	27	15

1993	F	E	I	Mayo
1	S	22	28	16
2	D	23	1	17
3	L	1	2	18
4	M	2	3	19
5	X	3	4	20
6	J	4	5	21
7	V	5	6	22
8	S	6	7	23
9	D	7	8	24
10	L	8	9	25
11	M	9	10	26
12	X	10	11	27
13	J	11	12	28
14	V	12	13	29
15	S	13	14	30
16	D	14	15	31
17	L	15	16	32
18	M	16	17	33
19	X	17	18	1
20	J	18	19	2
21	V	19	20	3
22	S	20	21	4
23	D	21	22	5
24	L	22	23	6
25	M	23	24	7
26	X	1	25	8
27	J	2	26	9
28	V	3	27	10
29	S	4	28	11
30	D	5	1	12
31	L	6	2	13

Registro de los biorritmos en un calendario.
F (físico).
E (emocional).
I (intelectual).

2. El ritmo diario de los órganos

¿**P**or qué el sueño entre la una y las tres de la madrugada es tan importante para todo el cuerpo? ¿Por qué es más sencillo meter a los niños en la cama a las siete de la tarde que después de esa hora? ¿Por qué es tan reparadora y saludable una cabezadita en la oficina entre la una y las tres de la tarde?

Quizá las siguientes líneas den una respuesta adecuada a estas preguntas que nos surgen a todos.

De manera semejante a como todo el cuerpo está sometido a los biorritmos, cada órgano independiente está sometido a un ritmo que en el transcurso de veinticuatro horas pasa por las fases alta y baja. En determinados momentos del día nuestros órganos trabajan a pleno rendimiento durante dos horas y luego disfrutan de una fase de recuperación en la que descansan también unas dos horas y se regeneran.

A pesar de que no es un fenómeno muy difundido, como puedes observar hay mucha gente en todas las partes del mundo que, de forma consciente o inconsciente, se adapta a sus posibilidades y exigencias.

Los ritmos de los órganos se comportan como se muestra en la tabla de la página siguiente.

Cuando, poco a poco, te vayas familiarizando con los ritmos de tus órganos, podrás tomar gran cantidad de medidas útiles en favor de tu bienestar y tusalud a lo largo del día, independientemente de la posición de la luna, e incrementar su efecto. Como, por ejemplo, en la ingesta de medicamentos o la eliminación de toxinas. Es muy semejante a los biorritmos: algunos comportamientos enigmáticos que todos hemos notado en nosotros mismos encuentran una explicación clara en el ritmo de los órganos. Si sabes que el cansancio entre la una y las tres es una señal sana, no debes sentirte culpable u holgazán solo porque que sufras un ataque de pereza. Los padres y los educadores son los que mayor provecho pueden sacar de esta información, ya que les será mucho más fácil entender los comportamientos «anormales» de sus pupilos.

Hagamos juntos el camino a través del día y comencémoslo como lo hace la mayoría de la gente. Suena el despertador... ¡A desayunar!

Órgano	Fase alta	Fase baja
Estómago	7:00-9:00 horas	9:00-11:00 horas
Bazo y páncreas	9:00-11:00 horas	11:00-13:00 horas
Corazón	11:00-13:00 horas	13:00-15:00 horas
Intestino delgado	13:00-15:00 horas	15:00-17:00 horas
Vejiga	15:00-17:00 horas	17:00-19:00 horas
Riñones	17:00-19:00 horas	19:00-21:00 horas
Circulación	19:00-21:00 horas	21:00-23:00 horas
Captación general de energía	21:00-23:00 horas	23:00-1:00 horas
Vesícula biliar	23:00-1:00 horas	1:00-3:00 horas
Hígado	1:00-3:00 horas	3:00-5:00 horas
Pulmones	3:00-5:00 horas	5:00-7:00 horas
Intestino grueso	5:00-7:00 horas	7:00-9:00 horas

De 7:00 a 9:00. Estómago

El intestino grueso hace una pequeña pausa de descanso después de haber cumplido su tarea; el estómago trabaja a toda máquina y está preparado para el reabastecimiento de energía. Pero ¿qué energía? ¿Cómo comienzas el día? ¿Con ojeras, un cigarrillo, una taza de café y el periódico de la mañana? ¿O, por el contrario, con un equilibrado desayuno de cereales, productos integrales y una infusión de hierbas?

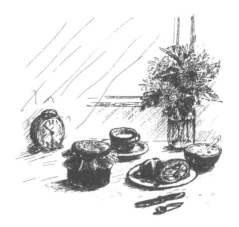

Tal y como se ha explicado en la parte II, estos datos son secundarios; lo más importante es saber si encaras el día con empuje y optimismo. Y eso no depende de los ingredientes de tu desayuno, sino de los sentimientos y pensamientos con los que te levantas de la cama.

¡En realidad casi se podría afirmar que solo existen dos tipos de personas: las que se preocupan y las que no lo hacen! Los preocupados, cuyo pasado y futuro es mucho más importante que el instante actual, salen de la cama arrastrándose y diciendo para sí: «¿Qué saldrá mal hoy? ¿Qué expectativas voy a tener que cumplir?». Siempre tienen la sensación de que nada va a funcionar, siempre se ponen en lo peor y dan por hecho que los van a dejar en la estacada; y, como cuentan con ello, eso es precisamente lo que les sucede. Por otro lado están los que no se preocupan, los que saltan de la cama, abren las cortinas y sonríen ante un tiempo lluvioso convencidos de que se avecina un día estupendo. A los ojos de estas personas nada parece que pueda ir mal, aprenden de cada error, no confunden lo esencial con lo irrelevante, no se preocupan ante los problemas sino que se ocupan de ellos de buen ánimo y aterrizan siempre de pie.

Saber a qué grupo perteneces es algo irrelevante (seguramente algunas veces a uno y otras a otro); lo importante es saber que siempre tienes la opción de elegir a cuál quieres pertenecer.

Es así de sencillo: el momento en que te levantas y los primeros minutos posteriores decidirán cómo va a transcurrir el resto del día, de modo semejante a lo que ocurre cuando oyes en la radio tu canción favorita, que te sigue sonando durante mucho tiempo y que tiñe los acontecimientos siguientes. No hay duda de que el café y el cigarrillo de la mañana son poco saludables, pero sí crees que eso es precisamente lo que *necesitas* para empezar el día satisfecho y optimista, ¡no dejes que nadie intente convencerte de lo contrario!

La primera hora de la mañana es una buena oportunidad para escuchar a tu instinto y actuar de acuerdo con él, por ejemplo, para preparar tu desayuno según tus ganas y tu humor (con la condición previa de que estés seguro de que puedes confiar en él. Si te indica que desayunes dos vasos de *whisky*, es obvio que no está preparado para dictarte lo que realmente necesitas...). Lo que en las últimas décadas nos han intentado endosar como «desayuno saludable» puede suponer un comienzo de día un poco «triste». Por supuesto que las *crudités* y la comida integral son saludables, aunque no sean del gusto de todo el mundo. Si a ti te gusta más el café que el té, ¿por qué no lo vas a tomar? Si el cigarrillo de las mañanas hace que vayas regularmente al cuarto de baño, ¿por qué no lo vas a fumar? Si prefieres un panecillo crujiente de harina blanca untado con mantequilla en lugar del pan integral, no es necesario que renuncies a todo para siempre.

Lo importante por las mañanas, en consecuencia, es rodearse de una atmósfera relajada y libre de estrés.

Pero ¿cómo organizan algunos este arranque del día? El despertador suena con el tiempo justo para, con prisas y mucha agitación, proceder al aseo matutino, ocuparse de las necesidades fisiológicas, desayunar, atender a los niños, etc. Parece que para no sentirte culpable debes comenzar a toda velocidad sumergido en el caos, como si hubiera que demostrarle algo a alguien. Muchos utilizan el periódico como protección y pantalla para evitar la conversación con su pareja, el estrés mental y el parloteo de los niños, y así poder disfrutar de un poco de tranquilidad, al menos durante algunos segundos. Y, en definitiva, eso tampoco funciona: la realidad que encuentras en el periódico no es precisamente relajante.

¡Vaya desperdicio de energía!

Pero recuerda que siempre tienes la posibilidad de elegir con qué tipo de alimento espiritual y físico quieres cargar —o bien agasajar— por las mañanas a tu hambriento estómago (y a tu espíritu). Levántate con tiempo suficiente como para ir a paso sosegado, con toda calma (lee en la parte IV de este libro lo importante que es hacerlo), come y bebe con tranquilidad lo que te guste y te procure satisfacción. Renuncia a leer el periódico si su contenido te deprime o enoja. Y si con tu comportamiento por las mañanas quieres demostrarle algo a alguien, ese alguien deberías ser tú mismo: «Veamos lo que le puedo ofrecer a este día y lo que él me puede ofrecer a mí...». Nadie ha nacido siendo un gruñón matutino. Llegamos a serlo o dejamos que las circunstancias nos lleven: si no dormimos en el lugar adecuado (ver la página 289) o por culpa de las malas noticias o de los malos pensamientos. ¿Cómo deseas despertar? ¿Qué quieres desayunar? ¿Qué te impide levantarte feliz? Encuentra la respuesta adecuada y ponte manos a la obra.

De 09:00 a 11:00. Bazo y páncreas

El bazo y el páncreas trabajan a pleno rendimiento y el estómago descansa. Por tanto, un desayuno pesado después de las nueve genera pesadez y agotamiento.

El páncreas controla el nivel de azúcar en sangre. Cuando en esas dos horas se calma el hambre con algo dulce, se eleva inmediatamente el nivel de azúcar y el páncreas debe trabajar con intensidad para rebajarlo. Cualquier cosa con alto contenido en azúcar es solo una ayuda provisional ya que al poco tiempo sobrevendrá una caída de energía, a menudo superada de forma artificial a base de café..., lo que crea un círculo vicioso que agrava la situación. Por tanto, durante esas dos horas es mejor que hagas un pequeño esfuerzo de voluntad y no tomes nada dulce.

Los niños son muy vulnerables al efecto que produce comer dulce entre las nueve y las once de la mañana; al poco rato de tomarlo se ponen de mal humor, están nerviosos e impacientes y se aburren enseguida. El malhumor, en ocasiones, se mantiene hasta muy entrado el día, sobre todo cuando tratamos de calmarlos y entretenerlos a base de más chucherías (o en el caso de los lactantes a base de biberones totalmente innecesarios).

Este efecto también se observa en los adultos, con la diferencia de que estos, la mayoría de las veces, pueden dominarse a sí mismos.

Sin embargo, la autodisciplina a menudo no modifica nada, solo supone un gasto de energía. Otra particularidad es que, durante estas dos horas se reacciona con más susceptibilidad ante la crítica o la falta de cariño. Si a esto se añade el efecto de los dulces, se pueden desencadenar situaciones que se nos escapan de las manos por mucho autocontrol que tengamos.

Las infecciones se curan mucho más rápido por las mañanas que por las tardes ya que el bazo produce más glóbulos blancos, importantes colaboradores de nuestro poder de autocuración. Que el bazo trabaje a toda máquina por las mañanas tiene un interesante efecto secundario. Los análisis de sangre se realizan la mayoría de las veces por las mañanas y casi siempre es necesario ir en ayunas. Por ello habría que tener en cuenta que el resultado de estos análisis será totalmente distinto si se realizan entre las nueve y las once que si se realizan entre las once y la una. Por regla general, las diferencias no son importantes, pero en el caso de algunas enfermedades los resultados sí influyen en la terapia posterior, y eso puede suponer un inconveniente para los trastornos graves. En los hospitales es práctica habitual controlar la sangre en la fase alta del bazo, pero sin tener en cuenta esta correlación. En consecuencia, sería de gran ayuda, en los casos en los que no es imprescindible estar en ayunas, hacer los análisis de sangre por las tardes; se obtendrían unos resultados de mucho más valor informativo y con ello se podría regular mejor el tratamiento.

De 11:00 a 13:00. Corazón

En la fase alta de la actividad cardiaca no debes sobrecargar nuestra fiable bomba comiendo hasta estallar. Come solo lo necesario para satisfacer tu hambre. Ya te indicamos que la sensación de saciedad suele llegar cinco minutos después de haber terminado de comer. Por desgracia, no siempre es posible realizar pausas de recuperación después de la comida, pero al menos puedes dejar para otro momento las estresantes compras.

Si no realizas un trabajo que requiera esfuerzo físico, podrías renunciar al almuerzo en el comedor de empresa. ¿Por qué una persona que trabaja a media jornada rinde, a veces, lo mismo que un trabajador a jornada completa? La respuesta la encontrarás a continuación.

De 13:00 a 15:00. Intestino delgado

Muchas personas ya lo habrán experimentado en algún momento: a la una sobreviene repentinamente el cansancio y la disminución del rendimiento, sobre todo si se ha comido. La actividad cardiaca y la circulación sufren un bajón, mientras que el intestino delgado, que es el que soporta la mayor carga de los procesos digestivos, quiere hacer valer sus derechos, trabaja especialmente bien y desea que el resto del cuerpo le conceda una tregua. Su actividad es controlada por el sistema nervioso vegetativo (que normalmente no se deja influir por la voluntad consciente), que puede estar alterado y bloqueado por cualquier tipo de estrés o nerviosismo. Por ello, la siesta que se suele realizar en los países europeos meridionales es una práctica extremadamente razonable. Que este tipo de siestas no arraiguen en el centro y en el norte se debe a una moral laboral desorientada y corta de vista que confunde con holgazanería la calma y el descanso necesarios. Hemos olvidado que hace ya tiempo se implantó la jornada de trabajo con horarios establecidos. Una pausa algo más larga a mediodía podría disminuir drásticamente las bajas por enfermedad, y los costes asociados, en muchas empresas e instituciones.

De 15:00 a 17:00. Vejiga

La vejiga es un importantísimo órgano de desintoxicación que trabaja especialmente bien de tres a cinco de la tarde.

Si en tales horas, los días de buen tiempo atmosférico, recoges un manojo de ortiga blanca y lo colocas en un jarrón, podrás ir arrancando las flores según las vayas necesitando para preparar excelentes infusiones contra las infecciones de vejiga. Si además la recoges en luna creciente en Escorpio (es decir, a partir de mayo), podrás preparar una de las mejores infusiones medicinales. Las bebidas indicadas para la vejiga son mucho más efectivas cuando se toman antes de las siete de la tarde, cuando la fase alta de los riñones ha relevado a la de la vejiga.

Todas las infusiones depurativas surten mayor efecto si se toman en luna menguante entre las tres y las siete de la tarde. Por regla general, es conveniente beber mucho en estas cuatro horas (ver la página 141).

De 17:00 a 19:00. Riñones

En estas dos horas es cuando mejor trabaja el órgano fundamental de desintoxicación, los riñones. La importancia que supone para el organismo una buena desintoxicación es algo que ya hemos comentado repetidas veces a lo largo del libro. Si tienes la oportunidad de concertar una cita para un masaje de reflexología podal después de las cinco, aprovecha la oportunidad: el tratamiento puede resultar extraordinariamente efectivo, sobre todo para las molestias renales, para los riñones sobrecargados y, en definitiva, para la totalidad del organismo (algunas veces resulta algo doloroso, pero eso es síntoma de que el tratamiento está dando resultado).

Después de las siete hay que procurar beber lo mínimo, en especial justo antes de acostarse. El cacao o la leche, por ejemplo, someten a los riñones a un gran esfuerzo. ¡El vaso de leche tibia antes de irse a dormir, tan popular y «recomendado», resulta más perjudicial que beneficioso! No te extrañes si pasas mala noche. ¡La leche es un alimento, no una bebida!

De 19:00 a 21:00. Circulación

Muchos padres lo comprueban a diario: cuando acuestan a sus hijos antes de las siete, los niños se duermen sin ningún problema. Después de esa hora, mandarlos a la cama suele convertirse en una dura batalla que los pequeños siempre acaban ganando de una forma u otra: nadie los puede obligar a dormir. Pero lo cierto es que se resisten con motivo, ya que de las siete a las nueve de la tarde-noche es cuando mejor funciona el sistema circulatorio. En ese intervalo tanto el cuerpo como la mente intentan hacer cualquier cosa menos irse a dormir.

Incluso hay muchos niños que justo en ese rato es cuando más despiertos están. Te ahorrarías muchas discusiones y desavenencias si aceptaras el ritmo de los niños algo mayores y no los obligaras a irse a la cama. Para muchos sería el mejor momento para hacer los deberes –a algunos de ellos incluso se les despiertan a esas horas las ganas de aprender–. Si tus hijos pertenecen a este grupo, solo te podemos aconsejar que olvides la lucha diaria. La paz que a corto plazo pueden traerte las horas sin niños al final de la jornada no compensa los problemas que te pueden acarrear a largo plazo las discusiones y las batallas nocturnas debidas la hora de irse a dormir.

De 21:00 a 23:00. Captación general de energía

Estas dos horas de «acumulación general de energía» se conocen en China como «el tiempo del triple calentador» que deriva del nombre de un meridiano corporal. Quien durante ese intervalo sienta frío hasta el punto de tener que subir la calefacción o arroparse especialmente, no debería pasar por alto esta señal. De alguna forma el equilibrio físico o psíquico está entrando en crisis y precisa de su atención.

También estas dos horas suponen para muchas personas sus horas de mayor fuerza, su energía cobra impulso. Se puede observar claramente en los jóvenes, a quienes justo a estas horas les apetece más irse a una discoteca que descansar después de la actividad del día. Quizá muchas personas mayores habrían conservado este instinto si durante años no les hubieran inculcado eso de: «Tienes que irte a la cama o mañana no habrá quien te levante». ¿Te has sentido realmente cansado alguna vez tras una velada fantástica o una divertida noche de fiesta?

Si llevas una vida aburrida, también te cansarás rápidamente durante el día, aunque hayas dormido diez horas. La gente joven, por suerte, suele seguir su instinto natural. No deberían permitir que les arrebataran este instinto, lo que no impide que hoy en día todavía se encuentren jóvenes que parecen mucho más reposados que sus padres, y que se preocupan más que ellos por su jubilación.

De 23:00 a 01:00. Vesícula biliar

La vesícula, el órgano el cual con sus secreciones contribuye a la transformación de los alimentos que consumimos en el intestino delgado, y el hígado, el órgano desintoxicante por antonomasia, trabajan a pleno rendimiento entre las once de la noche y las tres de la madrugada. Quien durante este tiempo se despierte regularmente tiene motivos de sobra para prestar atención al funcionamiento de la vesícula y del hígado. Por regla general, se debería renunciar a las comidas grasas por la noche. Las cenas ricas en grasa suponen una sobrecarga para estos órganos e impiden su óptimo funcionamiento.

Si tienes problemas de vesícula, te hará bien aplicarte compresas húmedas y calientes entre las once de la noche y la una de la madrugada. Además, deberías beber alguna infusión caliente a pequeños sorbos, nunca bebidas frías. El zumo de rábano picante es un remedio muy eficaz. Se debe evacuar el intestino y, en caso necesario, no hay que dudar en vaciarlo del todo aplicándose un enema; el cuerpo siempre debe mantenerse caliente. En caso de tener problemas de vesícula o de hígado, trabajar en turnos de noche puede ser muy perjudicial, ya que estos órganos no descansan adecuadamente y no llegan a reponerse.

De 01:00 a 03:00. Hígado

Descansar es tan importante para el hígado que incluso se prescriben curas de sueño para su recuperación; esto es debido, sin duda, al hecho de que solo durante el sueño el hígado puede llevar a cabo su importante trabajo de desintoxicación y regeneración. Por eso no es nada recomendable cargar este órgano entre la una y las tres de la madrugada. Hay que tener muy en cuenta que durante esta pausa de recuperación, el cuerpo debe mantenerse bien caliente (condición que suele darse en la cama).

Por regla general, cabe afirmar que de una a tres la nicotina y el alcohol le hacen mucho más daño al organismo que en cualquier otro momento del día, un hecho que explica una fría (y curiosa) estadística: las mujeres son menos propensas a sufrir afecciones hepáticas porque las bebedoras suelen calmar su adicción durante el día, a escondidas.

De 03:00 a 05:00. Pulmones

Los montañeros y excursionistas saben muy bien que están mucho mejor preparados para iniciar una ruta a las tres de la madrugada que a las cinco, aunque estarían más a gusto durmiendo. Eso se debe a que la fase alta de los pulmones se produce en ese periodo de tiempo. Un buen arranque a las tres hace que la caída de energía que sobreviene a las cinco se sobrelleve mucho mejor porque los pulmones ya se han adaptado. Los fumadores conocen bien las toses matutinas: durante la noche, los cilios pulmonares han estado haciendo su trabajo para expulsar de sus superficies internas lo que no les pertenece.

Quien se despierta regularmente por las noches, siempre a la misma hora, tiene buenos motivos para suponer que algo no va bien en el órgano que justo en ese momento se encuentra en su fase alta.

De 05:00 a 07:00. Intestino grueso

El alimento permanece unas dos horas en el intestino delgado y unas veinte en el intestino grueso. Las diarreas se producen por problemas digestivos en el intestino delgado, mientras que el estreñimiento señala que el espesamiento ha tomado demasiado tiempo. De cinco a siete de la mañana se puede colaborar con el trabajo de desintoxicación del intestino grueso bebiendo un vaso de agua templada o bien comiendo algunos frutos secos.

Con este pequeño viaje a través del curso del día habrás aprendido un poco más sobre tu reloj interno y lo podrás utilizar en beneficio propio. Seguro que tu «tictac» no armoniza en muchos aspectos con las formas de comportamiento inculcadas en tu país como normales, equilibradas e incluso saludables. Con el conocimiento de este ritmo, sin embargo, te resultará mucho más fácil confiar en tu instinto y eliminar algún punto de fricción, tanto interno como externo, entre la normalidad y la realidad.

Una de las ideas más destructivas que se han implantado en nuestro mundo actual es la convicción de que tu edad influye determinantemente sobre tu estado físico y mental, tu capacidad de rendimiento, tu potencia sexual, tu flexibilidad y aspectos semejantes. Si crees en ello, seguro que experimentarás lo que la ciencia y la estadística quieren hacerte creer. En cambio, si no quieres considerar la edad como una camisa de fuerza biológica, si deseas sentir tu cuerpo con la juventud de cada segundo de tu vida, te aconsejamos que aplastes esa convicción como si fuera una pulga, ajustes tu reloj interior y te enfrentes sin miedo al embate de las olas. De no ser así, ¿podría haber individuos (por ejemplo artistas, desde Goethe hasta Pablo Picasso pasando por Arthur Rubinstein) que a los ochenta años sigan creando obras maestras mientras que otros con solo treinta se dedican a esperar pasivamente la jubilación? ¡Seguro que no!

La rutina nos demuestra a diario que ser feliz no tiene nada que ver con la edad, con la riqueza y, en último término, tampoco con la salud, sino con la paz interior, con la satisfacción con uno mismo y con el mundo, independientemente del estado del mundo exterior y del estado del propio cuerpo. Tus pensamientos quizá pueden cambiar el mundo exterior —actualmente todo apunta a esa posibilidad— pero aún nos cuesta creerlo y por tanto llevarlo a cabo. Sin embargo, tu mundo, el mundo interior, puedes cambiarlo en una fracción de segundo si decides hacerlo sin tener que cerrar para ello los ojos ante la realidad exterior. Es suficiente con saber que los lamentos jamás han curado a nadie ni han resuelto ningún problema.

Decídete. No le pidas permiso a nadie y no te acuestes muy temprano (tampoco después de las once) ni te jubiles obligatoriamente, porque así te lo mandan, cuando tu instinto te está indicando que sigas adelante.

Después de este viaje a través del día, algunos se preguntarán cómo se van a comportar cuando, por ejemplo, hagan un viaje en avión y, pasadas algunas horas, lleguen a un país en el que el sol se encuentra muy alto en el cielo mientras que los relojes dentro del avión señalan que es hora de irse a dormir. Cualquiera que ha realizado un desplazamiento como ese sabe que algunas funciones corporales se revolucionan y que pasan varios días hasta que el organismo regresa a sus parámetros habituales y el ritmo se ajusta al nuevo entorno.

Las personas que vuelan mucho conocen perfectamente estos problemas y han elaborado sus propios métodos para superar rápidamente los cambios. Algunos de estos problemas, sin embargo, pueden tener un origen mental: así, algunos estreñimientos son debidos a que, por precaución, en un país extranjero uno no quiere «entregar nada de sí mismo» antes de adquirir confianza en su propia capacidad de adaptarse a lo nuevo. No obstante, hay multitud de personas a las que no les afectan los viajes a través del planeta y sus husos horarios y que dominan el arte de sentirse como si estuvieran en casa en cualquier parte del mundo. Estos afortunados individuos son los que consiguen modificar los ritmos físicos con mayor rapidez. Son personas que viajan durante toda su vida con poco equipaje, tanto en el cuerpo como en el corazón.

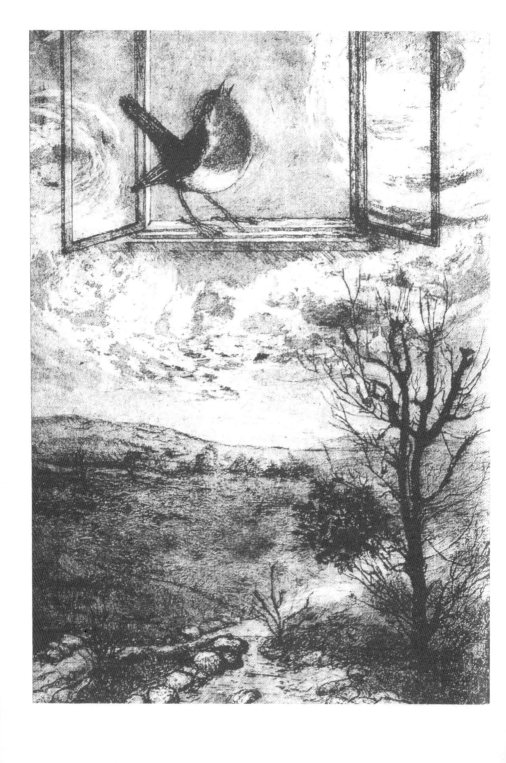

PARTE IV

Construir y vivir
de un modo saludable

Vuestra casa no será un ancla, sino un mástil. No será la cinta brillante que cubre una herida, sino el párpado que protege el ojo. No plegaréis vuestras alas para poder pasar por sus puertas, ni agacharéis la cabeza para que no toque su techo, ni temeréis respirar por miedo a que sus paredes se rajen o derrumben. No viviréis en tumbas hechas por los muertos para los vivos y vuestra casa no se adueñará de vuestro secreto, ni cobijará vuestra nostalgia. Porque lo que en vosotros es ilimitado habita en la mansión del cielo, cuya puerta es la niebla de la mañana, y cuyas ventanas son los cánticos y los silencios de la noche.

KHALIL GIBRAN

Nuestro cuerpo es como un barco de vela muy seguro, una robusta nave con la que surcar las olas de la vida. Para superar sin problemas las irremediables tormentas y la calma chicha, es necesario, tal y como ya hemos dicho en reiteradas ocasiones, un cierto grado de medida y cuidado. En esta parte queremos responder a la pregunta de cómo podemos convertir nuestras casas (los mástiles del barco que sostienen las velas para nuestro viaje a través de la vida, tal y como Khalil Gibran expresó de una forma tan poética) en lugares tranquilos y sólidos, en espacios que nos aporten fuerza en lugar de quitárnosla.

Somos nosotros mismos los que con la bondad o la tristeza de nuestros pensamientos, con nuestra actitud frente a la vida, con nuestro amor y nuestros miedos llenamos nuestros hogares de vida y felicidad, o de discordia y cansancio. De *nosotros* depende, pues, que nuestras casas, nuestros hogares, sean unos mástiles esbeltos cuyas velas alegremente se entregan al viento o a las olas, o bien pesadas anclas macizas que hagan que nuestro corto paseo por la tierra nos resulte doloroso y agotador.

Sin embargo, de nada sirve la pericia del capitán cuando el mástil está podrido: la mejor voluntad, la actitud más saludable con respecto al cuerpo y a la vida pueden no ser suficientes cuando el peligro viene de fuera, cuando la falta de conocimiento, la imprudencia, las circunstancias y la codicia hacen que las casas y los hogares se conviertan en zonas de turbulencias energéticas y fuentes de sustancias dañinas que minan nuestra salud.

Las sustancias tóxicas y las radiaciones que emanan de nuestras modernas edificaciones «avanzadas» y los materiales de construcción (con los que amueblamos, pintamos, lacramos, sellamos, pegamos y aislamos) transforman muchos de nuestros hogares y zonas de descanso en focos de debilidad encubierta y cansancio, que avanzan poco a poco y pueden desembocar en trastornos serios e incluso la muerte. Desde Estados Unidos nos llega el concepto de *House Sickness Syndrome* (síndrome de la enfermedad del hogar), término que engloba una serie de trastornos físicos graves y enfermedades que tienen un origen común: la inhalación de las sustancias tóxicas (o bien el mero contacto con ellas) contenidas en los muros de las estructuras internas de los nuevos edificios y que se liberan en forma de gas o de polvo. De forma análoga a los mineros, que se han resignado a aceptar la neumoconiosis como enfermedad laboral, muchos de nosotros, de forma consciente o inconsciente, por pereza o resignación, o simplemente porque nos hemos acostumbrado a ello, convivimos con estos venenos y con sus secuelas a largo plazo. Y las autoridades públicas lo *desdramatizan* al determinar los valores límite *aceptables* de las sustancias dañinas contenidas en el aire que respiramos, en los alimentos que consumimos y en los materiales de construcción que empleamos,

valores que definen como perfectamente *soportables* según los resultados de laboratorio, pero que no son válidos para casos particulares; en
primer lugar, porque un tóxico casi nunca se presenta solo, sino que
interactúa con otras muchas sustancias; en segundo lugar, porque las
tablas de valores límite solo suelen considerar los efectos a corto plazo,
y en tercer lugar, porque solo se hace referencia a sustancias dañinas
ya *conocidas*, pero no consideran los productos nuevos o desconocidos
cuyos fabricantes aún no han sido capaces de comprobar si son ino-
cuos o tóxicos.

Si un solo bebé enferma por el formaldehído contenido en el aire
que respira y que procede de los muebles de su habitación, que han
sido fabricados con viruta prensada, nos parece totalmente irrelevante que otros muchos niños sean capaces de tolerarlo.

Por desgracia, hoy en día la edificación moderna de pisos les presta poca atención a las numerosas reglas básicas asociadas a una construcción saludable y adecuada para los seres humanos (quizá porque
la mayoría de los constructores o los arquitectos no piensan vivir en
esos edificios). La voluntad política se halla sumida en un profundo
sueño, y además carece de la información básica. Así pues, se desconoce que construir y vivir saludablemente no tiene por qué ser más caro
que construir según los métodos habituales, sobre todo cuando en los
costes se incluye el reciclaje y el respeto por el medioambiente. (¿Qué
cuesta eliminar la basura extra producida por la selladora de un suelo
de parqué?).

En especial, un tema que está prácticamente olvidado es el arte de
determinar el momento adecuado para las diferentes etapas de construcción y remodelación y, sobre todo, el arte de distinguir entre lugares buenos y malos. Allí donde existe la buena voluntad de construir
de acuerdo con las necesidades del hombre, con el paso de los años se
acaba desistiendo debido a que estas artes son totalmente desconocidas, con lo que se frustran muchas expectativas. Nuestro deseo es ayudar a que renazca esa voluntad, ya que ignorarla podría ralentizar mucho, e incluso bloquear, el desarrollo de la bioconstrucción. A pesar
de ello, bastará con tomar en consideración unas pocas reglas básicas

para hacer grandes avances y conseguir que tu casa se convierta en un lugar de reposo y fortalecimiento.

Sin lugar a dudas los defensores del medioambiente han conseguido mucho con respecto al avance furtivo de la autointoxicación, y en algunos casos incluso la han detenido por completo. El amianto, el formaldehído y la dioxina son nombres de venenos, palabras clave que nos recuerdan los duros esfuerzos de estos seres humanos para lograr un medioambiente más natural y digno de ser vivido. Sin embargo, algunos pioneros y redescubridores de la construcción y la vivienda biológicas no le hacen ningún bien a la comunidad, ni a ellos mismos, cuando luchan con excesivo fanatismo o bien cuando, debido a la situación general, acaban por resignarse. Se puede entender su enojo, pero en ningún caso debe llevar a una batalla de trincheras contra la economía, la política y la industria, y destrozar de esa forma todo lo bueno que podría reportar su trabajo. Sin confianza en uno mismo ni en el futuro, todo seguirá exactamente igual que antes.

Muchas personas con buena voluntad son, de forma consciente o inconsciente, dependientes del resultado de sus acciones y desean que los frutos de su obra vital sean *visibles* y reconocidos por su entorno. Es un deseo humanamente comprensible, pero lo mejor sería renunciar a él por completo. Es demasiado grande el peligro de actuar esperando ávidamente los aplausos. El camino hacia una construcción y una vivienda sanas, dignas del ser humano, solo se logrará avanzando con pasos pequeños y apenas perceptibles. Esperar milagros en un tiempo en el que reinan la codicia y el miedo es el camino más seguro hacia el fracaso de las buenas intenciones. Pasará todavía bastante tiempo hasta que en todos los tejados de nuestras casas se pueda ver una instalación solar, hasta que en cada hogar se utilice el calor de la tierra y se aproveche el agua de la lluvia para los inodoros, hasta que los fabricantes no antepongan sus ganancias al bienestar del cliente. Tendrá que pasar mucho tiempo hasta que todos nosotros, en todos los aspectos de la vida, nos hermanemos con la naturaleza y volvamos a sumergirnos en sus ciclos.

Cada vez hay más muestras de un cambio a mejor: muchos consumidores, constructores, restauradores, carpinteros, pintores, tapiceros y aficionados al bricolaje han comenzado a cambiar de forma de pensar y a utilizar habitualmente términos relacionados con el cuidado del medioambiente, como *no tóxico*, *biodegradable*, *eco*.... A pesar de ello, continuamente aparecen denuncias porque estas afirmaciones se hacen demasiado rápido o erróneamente, y en muchas ocasiones no son más que meras argucias publicitarias. Durante mucho tiempo, seguiremos viendo en los comercios especializados productos cuyo carácter nocivo y efecto venenoso se harán patentes a largo plazo (aun cuando ahora lleven impreso en sus envases un sello de garantía medioambiental). Esto sucederá:

» Mientras la política y la economía trabajen mano a mano para mantenernos al margen.

» Mientras continuemos siendo ratas de laboratorio para productos químicos y radiaciones tanto conocidas como nuevas (en el aire, en los materiales de construcción, en la ropa, los alimentos, en algunos «remedios» supuestamente curativos, en los electrodomésticos, etc.).

» Mientras los valores límite solo determinen resultados a corto plazo, y mientras los bebés y los ancianos no sean tenidos en cuenta en la determinación de esos valores límite.

» Mientras tengamos que esperar a una demostración científica para que los políticos indolentes y los fabricantes irresponsables decidan hacer «algo».

» Mientras no se considere como daño físico o incluso homicidio el hecho comprobado de que una radiación o un producto, después de años de exposición, puede dañar gravemente la salud o incluso provocar la muerte.

Somos nosotros quienes debemos tomar cartas en el asunto, despertar y mantenernos despiertos. Solo si permanecemos atentos iremos cambiando la situación; no podemos continuar delegando en otros la responsabilidad de nuestras propias vidas. Nosotros, «la gente de a pie», los individuos.

Solo en raras ocasiones llega desde arriba una ayuda o una explicación en lo que concierne a tu caso particular. Los hombres que nos están gobernando, pagados por nosotros y que están a nuestro servicio, se hallan fuera de la realidad y muy lejos de las verdaderas necesidades. Sin embargo, nuestro deseo es que los gobiernos dicten leyes que garanticen lugares de trabajo y viviendas saludables, pensados para el ser humano, incluso cuando no se tienen a mano soluciones y falta información. Si esta información fuera suficiente, y eso es algo que queremos enfatizar, la solución estaría en las manos de cada uno de nosotros, como constructor, propietario o inquilino de una vivienda. Solo a partir de nuestro propio esfuerzo conseguiremos a la larga, introducir un auténtico cambio de pensamiento, con la satisfacción de no comulgar más con leyes y recetas aprendidas y aceptadas a ciegas. Cuando eso suceda el miedo de que uno, como individuo independiente, no puede hacer nada desaparecerá.

Solo de esta forma puede crecer la verdadera seguridad interior. Cualquier promesa («Vota nuestro partido. ¡Vamos a hacer todo lo que esté en nuestras manos para proteger el medioambiente!») siempre va asociada a una dependencia, y con ella al desamparo y el miedo.

Si a partir de hoy no cargas nunca más la responsabilidad de tus acciones y sus consecuencias sobre otras personas, y menos aún sobre los políticos, los expertos o las empresas constructoras, no tendrás motivo alguno para sentirte amargado o para resignarte. Sin duda, en cierto modo, estamos obligados a confiar cuando probamos y adquirimos un producto. Pero la confianza a ciegas no tiene sentido en ningún ámbito de la vida, ya que lo único que te están vendiendo es: «Yo tengo razón si todo sale bien. Si algo sale mal, tú eres el culpable».

Déjate guiar por el instinto y el sentido común, no te dejes narcotizar por eslóganes publicitarios y a la hora de tomar una decisión a favor o en contra de un producto, o a favor o en contra de una medida, recuerda las cuatro verdades básicas:

» Con tu decisión determinas lo que se va a producir o importar y quiénes merecen recibir tu dinero. Ya sea verdura, madera, pinturas o sistemas de calefacción. Tú eres, y siempre serás, el cliente, el que manda. Cada una de tus decisiones es mil veces más revolucionaria que la entrega de tu voto o un discurso político de tres horas.

» «De acción rápida» no es siempre un eufemismo de «venenoso», ¡pero sí a menudo! «De acción lenta» en muchas ocasiones es equivalente a «producto saludable», ¡pero no siempre!

» Sostenible, resistente, indestructible, duradero, de larga vida: cada una de estas características utilizadas en la publicidad debe llevarte a preguntarte: «¿Este producto se va a incorporar sin repercusiones en el ciclo de la naturaleza? ¿O, dentro de miles de años, los arqueólogos medirán nuestra insensatez en consonancia con el contenido de nuestras montañas de basura y la cantidad de veneno incluido en nuestros huesos?».

» Quien se da bombo es porque lo precisa: el fabricante de un producto bueno, ético, no dañino no necesita convencer, es suficiente con que lo dé a conocer de forma discreta. A las empresas que tienen en cuenta la salud de los consumidores a la hora de elaborar los productos no suele írseles la fuerza por la boca.

Confía en tu propio juicio, comprueba, pondera y luego toma tu propia decisión, sin presiones ni obligaciones. Esta falta de presión transforma tu decisión en una fuerza muy poderosa, mucho más de lo que ahora puedas pensar. En el año 1960 era casi imposible encontrar camisas y blusas hechas de algodón puro. Hoy en día es casi imposible comprar prendas fabricadas con un 100% de material sintético (a excepción de los países en vías de desarrollo, a los que endosamos nuestras basuras y en regiones en las que el cambio no se ha producido todavía desde abajo). Debes tenerlo en cuenta: no han sido las leyes sino exclusivamente la conciencia y el instinto del ser humano frente a la toxicidad del plástico los que han causado este cambio. Tu instinto también es el único medio para parar *desde un principio* los productos innecesarios, nocivos para la salud y enemigos de la naturaleza.

En las siguientes páginas vamos a facilitarte información y alternativas para hacer de tu casa una vivienda saludable, sin necesidad de una inversión adicional de tiempo y dinero. Frente a los intereses que quieren mantenernos en la ignorancia, el único medio que tenemos a nuestra disposición es la información. ¿Cómo puedes contribuir al logro de estos objetivos? No le transfieras a nadie la responsabilidad de mejorar tu propia situación, en ningún ámbito de la vida.

1. Construir, ampliar y renovar: el momento idóneo

Construir y vivir en armonía con los ritmos de la naturaleza y la luna es mucho más sencillo y agradable y además, tanto a corto como a largo plazo, más barato. Supone un paso enorme que nos acerca a la intención de dejar de esquilmar a la naturaleza y a vivir de forma saludable. Numerosos problemas de construcción se podrían evitar si los trabajos se realizaran teniendo en cuenta la posición de la luna y si se utilizara la madera, una de nuestras materias primas más valiosas, de árboles talados en el momento idóneo. No nos sorprende que hoy en día no se preste atención a los ritmos lunares en el ámbito de la construcción, el mantenimiento y la decoración de nuestros hogares. La libertad y la autorrealización son derechos fundamentales más valiosos que la obligación frente a uno mismo, frente al prójimo y la naturaleza: al menos así reza el mensaje con el que, desde hace mucho tiempo, intentan convencernos a diario.

La insistencia acerca de nuestros derechos fundamentales casi nos ha hecho olvidar que cada *derecho* fundamental va acompañado de diez *deberes* fundamentales.

Poco a poco nos hemos adormecido con el convencimiento de que los vapores del barniz se van a transformar de inmediato en aire saludable, que los productos de protección de la madera que vienen en latas verdes no son peligrosos, que la corriente viene del enchufe, que un producto cáustico para limpiar el desagüe se va a transformar en agua potable y que la vida real solo se puede aprender en la televisión. Y sobre todo, que tenemos derecho a satisfacer rápidamente nuestros deseos, que tenemos derecho a una inmediata efectividad. ¡Planeado hoy, listo mañana!

Naturalmente, a lo largo del tiempo se han desarrollado muchas obligaciones a partir de la afirmación unilateral de la libertad y los derechos fundamentales, incluso en el caso de la construcción y rehabilitación de las viviendas. Las familias con dos sueldos, estresadas hasta el límite, están obligadas a tomar decisiones rápidas, a apoyarse en el consejo de los expertos y a confiar en los folletos publicitarios. Con el apoyo de la industria y la publicidad, las obras tanto fuera como dentro de la casa se convierten en un mal necesario o en un *hobby* y cada promesa se acepta de buena gana, pero sin tener en cuenta las consecuencias, el tremendo consumo de energía (un elevado porcentaje del coste no va a cuenta de la industria, sino directamente al presupuesto privado) y la sobrecarga que sufren el aire que respiramos y el medioambiente. En todas las medidas y remedios destinados a *facilitarnos* cualquier tarea pasamos por alto que su efecto es efímero y el precio que hay que pagar: un auténtico acto de rapiña contra nosotros mismos y contra la naturaleza en aras de la «comodidad» y la rapidez. ¿Sabías que para fabricar una batería se precisa cincuenta veces la energía que aportará dicha batería y que para fabricar un automóvil es necesaria, al menos, tanta energía como la que consumirá una familia media durante diez años? Quien tenga en cuenta todos estos aspectos ya no pagará con gusto el precio de esta explotación abusiva.

Entre los expertos en la construcción circula una vieja sentencia que dice que una construcción nueva «debe habitarla el primer año el peor enemigo, el segundo año el mejor amigo y el tercer año el propietario». Este dicho se refiere al hecho de que la mayoría de las veces, solo pasados unos años, pueden darse por superadas las enfermedades infantiles de una construcción recién nacida, sobre todo lo que se refiere a los restos de humedad de unas paredes que no se han secado bien y que han causado alguna enfermedad reumática. Hoy en día hay que añadir a esto la intensa emanación de gases de los materiales de construcción, pinturas y productos de impermeabilización, que dificultan la respiración de los primeros habitantes de la casa.

Este dicho podría guardarse en el baúl de los recuerdos del pasado si, a la hora de construir, de hacer reformas internas o rehabilitaciones, se tuviera en cuenta el momento idóneo. Los restos de humedad en paredes o techos mal secados, así como otros muchos problemas que aflorarán en el futuro, sencillamente no se presentarían.

El cambio de las reglas para conseguir una vivienda saludable, y las afirmaciones y los consejos que aparecen en este capítulo, así como a lo largo de todo el libro, precisan como única inversión la *paciencia*. Deberíamos responsabilizarnos de algunas cosas que normalmente se dejan en manos de los arquitectos o las empresas constructoras: desde la elección de los materiales hasta el aislamiento térmico, el sistema de calefacción, las pinturas y las lacas, sin olvidar la creación del calendario de construcción atendiendo a las reglas del momento preciso. Todo esto requiere paciencia e información.

A la hora de decidir puede que te sirva de ayuda contestarte a estas preguntas:

» ¿Cuántas veces a lo largo de tu vida te construirás una casa?
» Si vas a construir para otro, ¿querrías vivir tú en la atmósfera de esa casa?
» ¿Hasta qué punto es importante para ti sentir la seguridad de haber hecho todo lo que está en tu mano por salvaguardar la salud de los futuros habitantes de esa vivienda?

La naturaleza tiene mucha paciencia con nosotros, los humanos. Nosotros también debemos tener paciencia con ella. Ella trabaja de una manera lenta, con sus tiempos propios. Las flores del manzano a veces florecen de la noche a la mañana; sin embargo, los brotes ya estaban allí desde el otoño.

Del estudio del terreno a la construcción de caminos

Según nos informa un arquitecto amigo, que desde hace quince años se dedica a la construcción de casas biológicas, la fascinación por la construcción no contaminante ha entrado en retroceso en los últimos tiempos.

El motivo reside en que aunque el constructor bien intencionado comience teniendo en cuenta los materiales y sistemas no contaminantes, en algún punto del proceso una mala experiencia le hace desistir. El hecho de que pasados unos pocos años el entramado de vigas se combe o la madera se resquebraje es algo que puede acabar con la buena voluntad de cualquiera. También ocurre que la madera y otros materiales naturales, utilizados por ejemplo en la construcción de fachadas, después de un tiempo deben recibir tratamientos bastante costosos, por ejemplo en lo que se refiere a productos impermeabilizantes. La buena fe no falta, pero una madera cada vez más húmeda o una posible putrefacción hacen que muchos propietarios se desanimen. Para estas personas sería una verdadera revelación aprender a guiarse por los ritmos lunares.

Para el sector de la construcción y para la industria de los diversos materiales y de la madera esto puede traer consecuencias: sus productos (mobiliario, aislamiento térmico, maderas de todo tipo y mucho más) serían mucho más duraderos, y además se reducirían, o dejarían de ser necesarios, los gastos en medidas de mantenimiento, saneamiento y protección de la madera. Pero estas medidas no resultarían tan interesantes para la economía de consumo. Sin embargo, mucha gente lo ha entendido: este tipo de sociedad no tiene ningún futuro. Muchos son los que disfrutan de las aplicaciones de la ciencia, la tecnología y los avances, sin plantearse siquiera los inconvenientes. Ahora bien, si existe la posibilidad de poner remedio al problema de las basuras, si se puede liberar menos veneno en nuestro cuerpo y en el medioambiente, si la durabilidad de la madera –talada en el momento idóneo– permite preservar los bosques, todos deberíamos experimentar estas posibilidades y sacar provecho de ellas. Según las circunstancias, los materiales biológicos, el aislamiento térmico, las pinturas naturales y la madera talada en el momento idóneo pueden resultar algo más caros, quizá porque esperar el momento propicio es algo que solo se pueden permitir algunas empresas pequeñas, o bien sencillamente porque falta experiencia en el uso de estos materiales. Por otra parte, el futuro nos llevará de nuevo a la empresa pequeña y vinculada a nuestra localidad que, en relación directa con los artesanos, venderá sus productos sin intermediarios.

Por propia experiencia conocemos la rapidez con que se propaga la noticia cuando los silvicultores, los propietarios de los aserraderos, los arquitectos, los albañiles, los capataces, los pintores, los carpinteros y los interioristas realizan su trabajo siguiendo las leyes del momento idóneo y utilizando la madera adecuada. Los hay ya en muchos lugares y su clientela es extensa porque el resultado de su trabajo habla por sí mismo: cada vez somos más los que consideramos el impacto medioambiental, el valor de la salud y la calidad como factores determinantes a la hora de decidir. En tiempos como los actuales, en que la construcción de casas biológicas continúa siendo un concepto extraño, se pueden encontrar suficientes clientes que aprecian el trabajo de estos pioneros.

Estudio del terreno

En el capítulo siguiente, te informaremos sobre la importancia que tiene para tu salud el estudio previo del terreno en el que se va a construir. Quizá a partir de su lectura se despierte tu interés por explorar el solar siguiendo las denominadas *zonas de perturbación* y así poder determinar el emplazamiento exacto de la casa. Merece la pena recurrir a especialistas en el tema, ya que algunas de estas zonas discurren de tal manera que sería suficiente con desplazar la casa apenas un metro para evitar el paso de radiaciones nocivas que de otro modo (por un simple metro de diferencia) podrían extenderse a varias habitaciones.

Hay veces que el terreno es demasiado pequeño para buscar alternativas para la ubicación de la vivienda. En esos casos la opción es poner atención en la distribución posterior de las habitaciones, de tal forma que los dormitorios, los despachos y los cuartos de estudio eviten las corrientes de perturbación. Los expertos en estos temas pueden explorar en cualquier momento un solar, pero para ir sobre seguro es mejor atenerse a la siguiente regla:

La inspección del terreno, realizada por un experto, para la medición de zonas de perturbación debe realizarse siempre en luna creciente, cuanto más cerca de la luna llena, mejor, ya que las radiaciones del suelo se intensifican a medida que va creciendo la luna.

Excavación del terreno

El momento en que se realicen todos los trabajos de excavación impone, en gran medida, el comportamiento simultáneo, y sobre todo posterior, de las aguas subterráneas. Sería poco favorable realizarlos en luna creciente y en días de agua (Cáncer, Escorpio y Piscis) porque la presión del agua subterránea haría que esta entrara en las zanjas de construcción, de modo que posteriormente le sería fácil encontrar un camino a través de los cimientos y las paredes del sótano.

Los movimientos de tierra y la excavación del terreno deberían realizarse en luna menguante. No es imprescindible, pero sí sería conveniente realizarlos en días de tierra (Tauro, Virgo y Capricornio).

Cimientos

Los cimientos generalmente pueden realizarse en cualquier momento. Quien quiera ir sobre seguro debería evitar los días de agua (Cáncer, Escorpio y Piscis) ya que los cimientos permanecen húmedos durante más tiempo y el secado no es uniforme.

Sótano

Es importante tener en cuenta el momento idóneo a la hora de levantar las paredes del sótano. Los trabajos en signos de agua (Cáncer, Escorpio y Piscis) hacen que las paredes sequen mal y generan una humedad ambiental muy elevada, con lo que el proceso de secado es muy lento. El sótano podría convertirse en un permanente caldo de cultivo para el moho. La regla es la siguiente:

El momento idóneo para levantar las paredes del sótano son los signos de luz y de calor (Géminis, Libra, Acuario, Aries, Leo y

SAGITARIO); SI NO ES POSIBLE CUADRAR LAS FECHAS CON ESTOS DÍAS, TAMBIÉN SE PUEDE HACER EN SIGNOS DE TIERRA (TAURO, VIRGO Y CAPRICORNIO).

Techo del sótano, forjado de techos

Para evitar grietas en cualquiera de los techos, y por tanto también en el del sótano, lo ideal es un secado *lento*. En la mayoría de los casos se utiliza el hormigón y para evitar el secado demasiado rápido se riega el techo cada dos o tres horas con una manguera. Si este trabajo se lleva a cabo en el momento idóneo, el resultado puede mejorar considerablemente.

LOS TECHOS DEL SÓTANO PUEDEN REALIZARSE EN CUALQUIER MOMENTO, CON EXCEPCIÓN DE LOS DÍAS DE LEO, PARA EVITAR UN SECADO DEMASIADO RÁPIDO. ¡SI NO FUERA POSIBLE, HAY QUE MANTENERLOS HÚMEDOS DURANTE TODO EL DÍA!

Edificación, paredes

El momento para la edificación de las paredes de soporte es de libre elección. Si hay posibilidad de tener en cuenta el momento idóneo, sería recomendable hacerlo en luna menguante para que el secado de la armadura del edificio se verifique lo más rápido posible. Una observación: el hormigón como material para realizar muros nos enferma y hace que nos sintamos permanentemente cansados. Cualquier otro producto natural poroso y que no frene la evaporación sería más adecuado.

Entramado del tejado

Un entramado del tejado realizado con madera talada en el momento idóneo (ver la página 276), e igualmente realizado en el momento preciso, es una bendición. Muchos constructores y carpinteros podrían dar fe de lo que sucede al cabo de muy poco tiempo con el entramado del tejado si no se tiene en cuenta ese momento preciso: madera alabeada y estropeada, tejas rotas y desplazadas, daños provocados por el agua, etc.

Si la madera se ha colocado en luna creciente, las tejas se moverán; si se coloca durante el signo de Cáncer, se alabea mucho y se pudre fácilmente. ¡Merece la pena tener paciencia y esperar el momento idóneo!

EL ENTRAMADO DEL TEJADO SIEMPRE DEBE REALIZARSE EN LUNA MENGUANTE; LO MEJOR ES HACERLO BAJO EL SIGNO DE CAPRICORNIO. TAMBIÉN TAURO PUEDE SER UN BUEN MOMENTO. ¡NUNCA EN EL SIGNO DE CÁNCER!

Cubierta del tejado

La colocación de la cubierta del tejado también puede beneficiarse del momento idóneo. Las tejas colocadas en luna creciente suelen desplazarse o incluso romperse. Los días de agua (Cáncer, Escorpio y Piscis) deben evitarse ya que el tejado se ensuciaría más fácilmente y se favorecería la formación de moho.

LA COLOCACIÓN DE LA CUBIERTA DEL TEJADO DEBE REALIZARSE EN LUNA MENGUANTE. LO IDEAL ES HACERLO EN LOS DÍAS DE LUZ Y CALOR (GÉMINIS, LIBRA, ACUARIO, ARIES, LEO Y SAGITARIO).

Revoque exterior e interior, revestimiento de la pared exterior

Incluso en construcciones nuevas a veces se detectan grietas en el revoque, y en ocasiones incluso al poco tiempo de concluirse la obra se caen trozos enteros. Los revestimientos exteriores hechos de madera o de listones (ver información sobre la madera en la página 276) se tuercen o se alabean. En muchas ocasiones esto no tiene nada que ver con la calidad de los materiales utilizados, ni con las condiciones meteorológicas, sino con el momento en el que se realizó el trabajo.

EL REVOQUE EXTERIOR E INTERIOR ASÍ COMO EL REVESTIMIENTO DE LA PARED EXTERIOR DEBEN REALIZARSE EN LUNA MENGUANTE. EL SIGNO DE CÁNCER DEBERÍA EVITARSE, PUESTO QUE EL REVOQUE NO QUEDA BIEN FIJADO Y LA MADERA PERMANECE HÚMEDA. LEO EN LUNA CRECIENTE ES POCO FAVORABLE PARA EL REVOQUE EXTERIOR, YA QUE EL PROCESO DE SECADO ES DEMASIADO RÁPIDO.

Tabiques, escaleras de hormigón y piedra, instalación eléctrica

Los tabiques, las escaleras de piedra y todos los trabajos para el abastecimiento y distribución de la corriente eléctrica pueden llevarse a cabo en cualquier momento, un verdadero consuelo para los que ya pensaban que tendrían que realizar cada fase de construcción con precisión cronológica y se preguntaban cómo reaccionaría el capataz ante semejante exigencia. Aprovecha el tiempo libre para estos trabajos.

Escaleras de madera

La madera carcomida que se comba y se agrieta, las escaleras de madera que crujen y chirrían y, en especial, las escaleras de caracol, que a menudo se desencajan de sus juntas, son un verdadero problema en muchas casas. Independientemente de que la madera se haya talado en un momento erróneo, en gran medida también es determinante el momento del montaje.

LAS ESCALERAS DE MADERA DEBEN MONTARSE EN LUNA MENGUANTE. LO IDEAL SERÍA EN DÍAS DE CAPRICORNIO. ¡HAY QUE EVITAR A TODA COSTA LOS DÍAS DE CÁNCER!

Suministro de agua y trabajos de instalación

Por fin un trabajo en la casa para el que son favorables los signos de agua. En este caso, el efecto de prestar atención al momento idóneo se basa exclusivamente en la experiencia y no tiene una fundamentación concreta: el agua potable más clara y una corrosión (óxido, sedimentación de cal, etc.) más lenta, o nula, de las cañerías y los equipos. Para disfrutar de estos efectos favorables, debes respetar la siguiente regla:

TODOS LOS TRABAJOS DE SUMINISTRO DE AGUA E INSTALACIÓN DEBEN REALIZARSE EN DÍAS DE AGUA (CÁNCER, ESCORPIO Y PISCIS).

Ventanas y puertas de madera

Las ventanas y puertas de madera colocadas en luna creciente o en signos de agua (Cáncer, Escorpio y Piscis) pueden desencajarse, cerrar mal y acumular moho. Si quieres ir sobre seguro y sobre todo si no sabes si la madera utilizada para las puertas y las ventanas se ha talado en el momento idóneo, debes tener en cuenta la siguiente regla:

LAS PUERTAS Y VENTANAS DE MADERA DEBEN COLOCARSE EN LUNA MENGUANTE Y DE NINGUNA FORMA EN DÍAS DE AGUA (CÁNCER, ESCORPIO Y PISCIS). LO IDEAL SON LOS DÍAS DE CAPRICORNIO EN LUNA MENGUANTE.

Además, el momento idóneo para volver a colocar las contraventanas que se utilizan exclusivamente en invierno es decisivo para que luego los cristales no estén permanentemente empañados. Las contraventanas deben instalarse en días de aire, en Acuario o Géminis.

Estrenar la chimenea

También en el primer encendido de una nueva chimenea merece la pena tener en cuenta el momento idóneo: la chimenea tira mejor, la casa se calienta rápidamente, desaparecen de las paredes las últimas humedades y la formación de hollín es mucho menor.

EL PRIMER ENCENDIDO DE LA CHIMENEA EN UNA CONSTRUCCIÓN NUEVA DEBE REALIZARSE EN LUNA MENGUANTE EN ARIES, LEO O SAGITARIO.

Esta regla también es válida para el primer día en que se encienda la calefacción en otoño, antes de entrar en el periodo invernal.

Revestimiento de suelos

Los diversos tipos de revestimiento de suelos (moqueta, linóleo, corcho, etc.) dan mucho mejor resultado si se colocan en el momento idóneo: el revestimiento se ajusta muy bien a la superficie y no se arquea ni siquiera con los cambios bruscos de temperatura y humedad. La regla es muy sencilla:

LA COLOCACIÓN DE CUALQUIER TIPO DE REVESTIMIENTO DE SUELOS SE DEBE REALIZAR EN LUNA MENGUANTE.

Suelos de madera

Los suelos de moqueta se pusieron de moda no por un cambio en los gustos de los consumidores en materia de decoración, sino porque los suelos de madera talada e instalada en un momento indebido y el parqué sellado con puro veneno nos han quitado las ganas de disfrutar de los auténticos suelos de madera. No hay nada más bonito que un suelo de madera natural que, en último término, cuesta igual que la mejor moqueta, y dura cien años más.

Para los suelos de madera se aplican reglas semejantes a las indicadas para las escaleras de madera. Si se coloca en luna creciente, el suelo se mantiene firme y sin ruidos (a menos que tengas un duende en casa). No le hará ningún daño que lo friegues. Los suelos de madera colocados en los días de Cáncer generalmente crujen mucho, se agrietan y poco a poco se van pudriendo, sobre todo si se han instalado en luna creciente.

LO MEJOR ES COLOCAR LOS SUELOS DE MADERA EN LUNA MENGUANTE. LO IDEAL SON LOS DÍAS DE CAPRICORNIO. ¡NUNCA LO HAGAS EN DÍAS DE CÁNCER!

Techos de madera, revestimiento de paredes

Aquí son válidas las reglas prescritas para los suelos de madera; sin embargo, las consecuencias del trabajo realizado en un momento desfavorable no son tan perceptibles. Los techos de madera y los revestimientos colocados en luna creciente crujen y en ocasiones pueden formarse grietas, sobre todo con cambios de tiempo y oscilaciones en la temperatura y la humedad.

LOS TECHOS DE MADERA Y LOS REVESTIMIENTOS DEBEN COLOCARSE EN LUNA MENGUANTE Y NUNCA EN DÍAS DE CÁNCER.

Trabajos de pintura, barnizado, impermeabilización, pegado

Muchas pinturas, resinas, barnices y pegamentos dañinos para la salud y para el medioambiente se han impuesto a las suaves pinturas a la cal y los productos elaborados con componentes naturales porque han hecho que parezca innecesario observar el momento idóneo.

Si se tuvieran en cuenta las reglas del momento adecuado, sin duda resultaría más fácil utilizar productos naturales para estas tareas. Por su sencilla elaboración, efectividad y durabilidad, son apenas inferiores o tienen el mismo nivel que esos venenosos fluidos de efecto rápido. Si se trabaja en el momento idóneo, las pinturas y bases secan bien y forman superficies perfectas y duraderas. Los productos se diluyen fácilmente, el pincel casi se desliza solo. Las pinturas a la cal permiten que las bases respiren y, a pesar de eso, ralentizan la humedad.

Naturalmente, somos muy conscientes de que el cambio de lo artificial y peligroso a lo natural no se va a producir de un día para otro. Sin embargo, es importante a la hora de utilizar productos tóxicos tener en cuenta la regla del momento idóneo:

SI SE TRABAJA DURANTE LA FASE DE LUNA MENGUANTE, EL PRODUCTO RETIENE MÁS LOS VAPORES VENENOSOS Y CONTAMINA MENOS EL AIRE QUE RESPIRAMOS. ES DECIR, EL PRODUCTO Y EL OBJETO TRATADO SE MANTIENEN TAN TÓXICOS COMO ANTES, PERO LA EMISIÓN DE VENENOS ES MENOR. EN EL CASO DE TRABAJAR EN LUNA CRECIENTE, LAS PINTURAS, BARNICES Y PEGAMENTOS PROPAGAN CON MÁS INTENSIDAD Y DURANTE MÁS TIEMPO LOS DISOLVENTES Y LAS SUSTANCIAS TÓXICAS.

Si quieres eliminar de muebles y enseres las pinturas y barnices tóxicos (a base de pulir o lijar) debes hacerlo obligatoriamente en luna menguante. Por una parte, el trabajo te resultará más ligero y, por otra, el cuerpo no queda tan expuesto a los tóxicos (ya hemos explicado por qué en la primera parte de este libro). Al mismo tiempo, la luna no debería estar en Cáncer o Géminis (¡sobrecarga de los pulmones!), ni tampoco en Leo (sobrecarga del sistema cardiovascular).

Por regla general, los vapores nocivos se transmiten al cuerpo y a todos los objetos del lugar, pero es difícil demostrarlo ya que esas sustancias se asimilan rápidamente y los efectos aparecen años después, cuando quizá el producto ya ni siquiera esté en el mercado. Por eso los procesos contra los irresponsables fabricantes de semejantes venenos han tenido tan poco éxito hasta la fecha. Mientras la carga de la prueba recaiga sobre el damnificado, hay pocas posibilidades de hacer algo contra estos envenenadores. Por eso, por el bien de tu salud y la del medioambiente, siempre que por motivos de facilidad, durabilidad o estética utilices productos potencialmente contaminantes, deberías respetar estas reglas:

YA SEAN PRODUCTOS NATURALES O NO: PINTA, BARNIZA, IMPERMEABILIZA O PEGA SIEMPRE EN LUNA MENGUANTE.

¡Nunca lo hagas en días de Leo o Cáncer! En días de Cáncer se inhalan demasiados tóxicos, y puede quedar humedad entre la pintura y la madera. En días de Leo la pintura se seca deprisa y eso puede provocar grietas y descascarillado.

POR REGLA GENERAL, EN LOS DÍAS DE AGUA (CÁNCER, ESCORPIO Y PISCIS) EL SECADO ES PEOR Y NO HAY QUE DESCARTAR UNA POSTERIOR INVASIÓN DE HONGOS.

Cercas y postes

A veces, cuando paseamos, pasamos por delante de vallas de madera sin pulir que llevan ahí más de cuarenta años, mientras que quizá en el otro lado del camino encontremos cercas hechas con madera impermeabilizada, que no tendrán más de diez años, completamente podridas. El motivo de esta diferencia no está solo en la calidad de la madera, sino también en el momento de su colocación. Si el momento es el idóneo, los postes se mantienen y los clavos no se desprenderán. Por regla general, para colocar pilares de cualquier tipo rige la regla siguiente:

PARA LA COLOCACIÓN O RENOVACIÓN DE CERCAS DE JARDÍN, LO IDEAL ES HACERLO EN LUNA MENGUANTE, SOBRE TODO EN DÍAS DE TIERRA (TAURO, VIRGO Y CAPRICORNIO) O TAMBIÉN EL DÍA DE LUNA NUEVA. LOS DÍAS DE CÁNCER NO SON NADA RECOMENDABLES PUESTO QUE SE AFLOJAN Y PUDREN RÁPIDAMENTE.

Colocación de baldosas en el jardín, galerías y construcción de caminos

Muchos arquitectos, constructores y aficionados al bricolaje ya saben lo que es que las baldosas del exterior se aflojen al poco tiempo de colocarlas (en especial cuando están directamente sobre la tierra), que el suelo de las galerías acristaladas se ondule y que en los caminos cubiertos con piedras aparezcan baches y erosiones; todo eso ocurre a pesar de la calidad de los materiales y de la pericia de quien realiza el trabajo. En otras ocasiones, por el contrario, todo se mantiene como si estuviera fijado con hormigón, incluso sobre suelo natural, y los caminos no presentan ninguna irregularidad durante mucho tiempo. Y es que también aquí es decisivo elegir el momento idóneo:

LAS BALDOSAS DE LOS SENDEROS TRAZADOS EN EL JARDÍN DEBEN COLOCARSE SIEMPRE EN LUNA MENGUANTE. HAY QUE EVITAR POR ENCIMA DE TODO EL SIGNO DE CÁNCER PUESTO QUE SE LEVANTARÍAN CONTINUAMENTE. LA PREPARACIÓN O EL RELLENO CON GRAVA DE CAMINOS Y SENDEROS DEBE REALIZARSE EN LUNA CRECIENTE. SON ESPECIALMENTE APROPIADOS LOS DÍAS DE CAPRICORNIO. HAY QUE EVITAR SIEMPRE LOS DÍAS DE CÁNCER PUESTO QUE TODO SE EROSIONARÍA RÁPIDAMENTE.

Jardines

Está claro que un jardín bonito y bien cuidado nos aporta belleza, salud y bienestar. No solo por sus flores y por sus rincones apacibles, sino también por la posibilidad de cosechar verduras saludables, hierbas medicinales y frutas. Los lectores de nuestro primer libro, *Von richtigen Zeitpunkt* («La influencia de la luna») conocen las ventajas que puede aportar este conocimiento aplicado al jardín.

Una vez que te hayas familiarizado con estas reglas y empieces a confiar en ellas, te asaltarán algunas preguntas: «¿Cómo se lo explico a mis hijos?» ¿Cómo le digo yo a la empresa constructora o al capataz que tiene que ajustarse a fechas concretas y aparentemente caprichosas para las distintas fases de la obra?».

Ante todo, tú eres el cliente, tú eres el jefe, tu salud y tu bolsillo están en juego. Ármate de paciencia y tolerancia pero no aceptes ningún «imposible! Eso no se puede hacer». Imprime y enséñale a tu contratista la tabla que aparece al final del capítulo o incluso el libro entero para que pueda conocer las consecuencias de realizar un trabajo en un momento poco propicio. Puede que le resulte una revelación descubrir por qué determinadas cosas del pasado no le fueron bien y hasta le acarrearon demandas de indemnización.

Te recomendamos que te hagas una carpeta de fechas. Fotocopia tantas veces como sea necesario un calendario lunar y para cada fase de construcción, para cada trabajo, utiliza una hoja nueva. Escribe allí en verde los momentos ideales en el transcurso lunar, en azul los favorables y en rojo los desfavorables (algo parecido al ejemplo de la tabla que aparece a continuación, en la que los colores se han sustituido por líneas, puntos o rayas). Por último, mete las hojas sueltas y también la tabla del final del capítulo en tu carpeta.

Con una carpeta dispondrás de una buena visión de conjunto para cada una de las actividades que has de emprender en la construcción y renovación de la casa. La presión de las fechas ya no será tan agobiante, puesto que verás que hay numerosas alternativas. La planificación temporal os facilitará el trabajo tanto a ti como a tu equipo y cuando las fechas no puedan cambiarse (por ejemplo, porque el tiempo atmosférico no lo permita), al menos se podrán descartar los días que sean totalmente desfavorables.

1993

Abril				Mayo				Junio			
1	J	♋		1	S	♌		1	M	♎	
2	V	♌		2	D	♍		2	X	♏	
3	S	♌		3	L	♍		3	J	♏	
4	D	♍		4	M	♎		4	V	♐	○ 14:03
5	L	♍		5	X	♎		5	S	♐	
6	M	♎	○ 19:44	6	J	♏	○ 04:35	6	D	♑	
7	X	♎		7	V	♏		7	L	♑	
8	J	♏		8	S	♐		8	M	♑	
9	V	♏		9	D	♐		9	X	♒	
10	S	♐		10	L	♑		10	J	♒	
11	D	♐		11	M	♑		11	V	♓	
12	L	♑		12	X	♒		12	S	♓	☾
13	M	♑	☾	13	J	♒	☾	13	D	♈	
14	X	♑		14	V	♒		14	L	♈	
15	J	♒		15	S	♓		15	M	♈	
16	V	♒		16	D	♓		16	X	♉	
17	S	♓		17	L	♈		17	J	♉	
18	D	♓		18	M	♈		18	V	♊	
19	L	♓		19	X	♈		19	S	♊	
20	M	♈		20	J	♉		20	D	♊	● 02:53
21	X	♈		21	V	♉	● 15:07	21	L	♋	
22	J	♉	● 00:50	22	S	♊		22	M	♋	
23	V	♉		23	D	♊		23	X	♌	
24	S	♉		24	L	♋		24	J	♌	
25	D	♊		25	M	♋		25	V	♍	
26	L	♊		26	X	♋		26	S	♍	☽
27	M	♋		27	J	♌		27	D	♎	
28	X	♋		28	V	♌	☽	28	L	♎	
29	J	♌	☽	29	S	♍		29	M	♏	
30	V	♌		30	D	♍		30	X	♏	
				31	L	♎					

Detalle de la anotación en un calendario de los momentos adecuados para las fases de construcción y trabajo en una casa (en el ejemplo, «entramado del tejado»).

Ideal	♈ Aries
Favorable	♉ Tauro
Desfavorable	♊ Géminis
Muy desfavorable	♋ Cáncer
	♌ Leo
◯ Luna llena	♍ Virgo
☾ Cuarto menguante	♎ Libra
● Luna nueva	♏ Escorpio
☽ Cuarto creciente	♐ Sagitario
	♑ Capricornio
	♒ Acuario
	♓ Piscis

Madera en el momento idóneo: material de construcción número uno

Los que conozcan la silvicultura quizá habrán escuchado lo meticulosos que eran antiguamente los leñadores a la hora de talar los diversos tipos de madera en el momento preciso. La creación de planes anuales de trabajo siguiendo el calendario lunar era necesaria puesto que los mejores periodos para cada caso cambiaban de año a año. En aquellos tiempos nadie inhalaba las sustancias venenosas que hoy se utilizan para proteger la madera: no las necesitaban; para conseguir la calidad deseada de la madera y garantizar su resistencia bastaba con elegir el momento propicio para la tala.

Así pues, tener en cuenta estas reglas, vigentes desde hace milenios, puede ser de gran ayuda para llevar una vida sana en un entorno natural. No lo olvides: la madera tratada y sellada (parqué, revestimiento de paredes, etc.) es *basura extra*. ¡No se debería utilizar ni para leña porque desprende gran cantidad de tóxicos!

Quien necesite pruebas sobre la vigencia de las viejas reglas las encontrará: es muy significativo que las viejas casas de campo de más de trescientos años y los graneros, las chimeneas y las cabañas de madera hayan sobrevivido sin ningún tratamiento al viento y las inclemencias medioambientales, al hielo e incluso al fuego. Es sorprendente comprobar cómo antiquísimos suelos de madera que fueron colocados sin ningún tipo de pegamento no aumentan ni disminuyen de tamaño, no se comban y sus tablas están tan bien ajustadas que en sus ranuras no entraría ni una cuchilla de afeitar. También se pueden ver muebles de jardín y cobertizos hechos de madera sin tratar, expuestos año tras año a las inclemencias del tiempo, que no tienen ni grietas ni hendiduras, no se abomban y se han mantenido duros como rocas durante un siglo. Sin embargo, hay que caminar con sumo cuidado sobre novísimos puentes de madera que al cabo de pocos años están tan podridos que hay que pensar en su demolición. A pesar de ello, hay puentes de madera antiquísimos por los que se puede pasear sin miedo y sin aferrarse a las barandillas. El secreto que explica todas estas particularidades es que los trabajos fueron realizados en el momento propicio y la madera se taló, se preparó y se montó en el momento correcto. Incluso aún hoy en muchas regiones del planeta se tienen en cuenta los días adecuados para talar la madera.

Básicamente, en la obtención de madera no existen días buenos o malos. Depende del uso que se le quiera dar en cada caso. Existen muchas diferencias según se trate de madera para suelos, toneles, puentes, entramados, instrumentos musicales o trabajos de talla. Básicamente la madera es una materia viva que sigue «trabajando» incluso después de ser cortada: según su tipo, edad, forma de crecimiento y la estación o el momento de la tala, se seca más rápida o más lentamente, se mantiene blanda o endurece, es pesada o ligera, se agrieta o permanece inalterable, se deforma o se mantiene recta, se pudre y carcome o bien permanece totalmente a salvo de los parásitos y la descomposición.

Casi todas las personas que tienen algo que ver con la tala o el trabajo de la madera deberían saber que, por regla general, el invierno es el mejor momento para su obtención, en especial el periodo que transcurre del 21 de diciembre al 6 de enero. La savia ha descendido y después de la tala la madera deja de «trabajar».

Además, existen numerosas fechas concretas que influyen especialmente en las características de la madera (y todas ellas están relacionadas con la correspondiente posición de la luna). En las páginas siguientes te daremos a conocer algunos ritmos: reglas y fechas especiales totalmente independientes del curso de la luna. Solo quien las aplique entenderá el alcance de su validez.

Nuestros antepasados dominaban perfectamente el tema de la madera, y en la siguiente página transcribimos un pliego de reglas procedente del Tirol. Aunque fue redactado en tiempos remotos, la copia data de 1912. Todas las reglas que indica este viejo documento son totalmente válidas hoy en día.

A continuación de las indicaciones para talar y podar incluimos algunas advertencias adicionales ordenadas según la calidad de madera que se desea obtener para cada caso en particular.

Madera dura e imputrescible

Esta calidad de madera se obtiene cuando se tala durante los dos últimos días de marzo, en luna menguante en Piscis. De todas formas, como no todos los años el signo de Piscis coincide con la luna menguante, existen fechas alternativas: día de Año Nuevo, 7 de enero, 25 de enero y el lapso que transcurre del 31 de enero al 2 de febrero. En estos seis días la madera talada no se estropea ni se agusana. La cortada en Año Nuevo y entre el 31 de enero y el 2 de febrero se endurece con el paso del tiempo.

Madera incombustible

Has leído bien: ¡la madera cortada el 1 de marzo, especialmente después de la puesta de sol, tras almacenarla como es habitual, es resistente al fuego! Quizá se deba a que con el paso del tiempo se produce una transformación de la resina contenida en la madera. Un conocido nuestro, carpintero, ebanista y especialista en este tema, hizo que un instituto científico realizara un estudio profesional de esta madera. Obtuvo la categoría inífuga F60, ¡por lo que se puede utilizar como revestimiento interior de las casas sin necesidad de tratamiento de protección contra incendios!

Otros días alternativos para la tala son los de luna nueva en Libra (solo se dan una o dos veces al año; esta madera no mengua y puede procesarse también en verde, sin haberla almacenado previamente), el último día antes de la luna nueva de diciembre y las últimas cuarenta y ocho horas antes de la luna nueva de marzo.

INDICACIONES PARA TALAR Y PODAR
de Ludwig, por Michael Ober, maestro carrocero en St. Johann, en el Tirol,
transcritas por Josef Schmutzer el 25 de diciembre de 1912

1. Días de poda son el 3 de abril, el 30 de julio y el día de san Acacio, mejor aún cuando la luna está en luna menguante o en un día de la Virgen. Estos días también son adecuados para escardar.
2. La mejor madera obtenida de la tala, que ha de quedar firme y compacta, se debe cortar en los ocho primeros días después de la luna nueva de diciembre, siempre que corresponda a un signo débil. Si se desea que se mantenga compacta y firme la madera para herramientas y piezas de mobiliario (haya y similares), deberá talarse en luna nueva y Escorpio.
3. Talar madera que no se pudra: debe talarse los dos últimos días de marzo con luna menguante en Piscis.
4. Talar madera que no se queme: hay un solo día para talarla, es el 1 de marzo, mejor a la caída del sol.
5. Talar madera que no mengüe: debe hacerse el tercer día de otoño. El otoño comienza el 24 de septiembre, cuando la luna nueva ya tiene tres días, y en un día de la Virgen cuando impere Cáncer.
6. Talar madera para leña, de forma que rebrote: debe hacerse en octubre, en el primer día de luna creciente.
7. Cortar madera para serrar: se debe cortar en Piscis con luna en luna creciente, de esa forma no se agusanarán ni la madera ni los tablones.
8. Cortar madera para construir puentes y arcos: se debe cortar en Piscis o Cáncer con la luna en luna menguante.
9. Talar madera liviana: se debe talar en Escorpio y en agosto. Si se tala en Tauro de forma que la luna haya menguado un día en agosto, la madera quedará pesada.
10. Cortar madera que no se agriete ni se abra: se debe talar antes de la luna nueva de noviembre.
11. Cortar madera que no se rompa: se debe talar el 24 de junio entre las once y las doce del mediodía.
12. La madera para herramientas y piezas de mobiliario debe talarse el 26 de febrero con luna menguante, y aún mejor cuando domine Cáncer.

Todas estas indicaciones han sido demostradas y comprobadas.

Madera que no mengua

En muchos campos de aplicación la madera no debe disminuir; dicho con otras palabras, el perímetro, la longitud y el volumen han de mantenerse constantes. El mejor día para talar esta madera es el de santo Tomás apóstol (21 de diciembre) entre las once y las doce del mediodía. Este día es, con mucha diferencia, el mejor para la tala. Después de esta fecha, esta madera solo se puede talar durante el invierno (con algunas excepciones) en luna menguante.

También son adecuados para obtener una madera que no merme los atardeceres de febrero en luna menguante, el 27 de septiembre después de la puesta de sol y todos los meses en los tres días posteriores a la luna nueva, los días que festejan a la virgen María, entre otros el 15 de agosto (la Asunción) y el 8 de septiembre (la Natividad de la Virgen), cuando caen en Cáncer o la luna nueva está en el signo de Libra. La madera talada en febrero después de la caída del sol se vuelve dura como una piedra.

Madera para herramientas y mobiliario

La madera talada en los ocho primeros días después de la fase de luna nueva de diciembre, en Acuario o en Piscis, es apropiada para este uso. Lo mismo ocurre con la talada durante la luna nueva en Escorpio (la mayoría de las veces en noviembre) y el 26 de febrero en luna menguante, en especial cuando la luna está en Cáncer. Sin embargo, la madera talada en Escorpio debe ser descortezada de inmediato porque si no la invade el escarabajo de la corteza. De todas formas, quien tenga en cuenta el momento adecuado para talar la madera (por ejemplo, las fechas que transcurren entre el 21 de diciembre y el 6 de enero) no necesitará descortezarla de inmediato ya que la invasión de los escarabajos será menor o ni siquiera se producirá (¡incluso aunque el insecto se encuentre en las inmediaciones de los troncos talados!). El descortezado tiene, además, el inconveniente de que si la madera permanece expuesta al sol, aparecen unas finas grietas que la hacen inservible para determinados usos.

Leña

En el caso de tala de madera para leña, es de desear que pueda rebrotar. Los días más apropiados son los siete primeros de la luna creciente de octubre. Sin embargo, después del solsticio de invierno la madera para este fin debería cortarse solo en luna menguante (¡no la despuntes de inmediato y mantenla durante un tiempo cabeza abajo!).

Madera para tableros, para serrar y para la construcción

Para obtener madera para tableros y para serrar, el momento más adecuado es el de luna creciente en Piscis, porque entonces la madera no es atacada por parásitos. El signo de Piscis aparece solo de septiembre a marzo en luna creciente.

Madera para suelos

El mejor momento para obtener esta madera son los días de Escorpio en agosto (¡descortezar de inmediato!). Si además la madera debe mantenerse más dura de lo habitual (por ejemplo, para suelos que serán muy transitados), lo mejor es elegir el primer día después de la luna llena en Tauro (no acontece todos los años).

Madera resistente a las grietas

Lo mejor es cortar esta madera (por ejemplo, para muebles y para trabajos de talla) antes de la luna nueva de noviembre. Otras alternativas igual de válidas son el 25 de marzo, el 29 de junio y el 31 de diciembre. La madera cortada durante estos tres días no se astilla ni se resquebraja. Aquí también deben colocarse las ramas cabeza abajo durante algún tiempo para que elimine la savia.

La madera que se vaya a usar de inmediato, por ejemplo para la reconstrucción después de un incendio, no debería, bajo ningún concepto, resquebrajarse después. El mejor momento para la tala es el día de san Juan, el 24 de junio, entre las once y las doce del mediodía (¡entre las doce y la una durante el horario de verano). Antiguamente se trataba de un día muy especial: los leñadores salían en grandes grupos y serraban durante esa hora.

Costeros de madera para las paredes exteriores
y el techo, canalones de madera

Independientemente de la especie, los árboles crecen en sentido vertical con giro hacia la derecha o la izquierda (visible en su corteza). No es difícil reconocer la diferencia: un árbol que rota hacia la derecha se eleva como si fuera un sacacorchos con la punta hacia arriba. Los carpinteros tienen en cuenta este sentido del giro a la hora de utilizar la madera, entre otras cosas porque la que rota hacia la izquierda después de la tala «trabaja» de forma más intensa que la que rota hacia la derecha o la que crece vertical.

Los *costeros para el tejado* deben ir rectos o girar ligeramente hacia la izquierda. Cuando el tiempo es húmedo, los costeros se dilatan; sin embargo, con el sol se comban levemente y el aire seco penetra bajo la superficie.

En el caso de los *canalones* de madera sucede justo al contrario: la madera debe ser recta o con ligera rotación hacia la derecha, puesto que la que rota a la derecha «se mantiene» después de la tala, es decir, la rotación no continúa. La que gira hacia la izquierda continuará «trabajando», doblará poco a poco el canalón y el agua se caerá por un lado.

Además, los rayos suelen impactar contra árboles con rotación hacia la izquierda. Si te ves sorprendido por una tormenta en medio del bosque, debes refugiarte bajo árboles que crezcan rectos o con rotación a la derecha, pero nunca bajo los que ya tengan marcas de rayos (ver la página 297).

Después de esta lista de reglas seguro que tu primera pregunta será: «¿Cómo puedo estar seguro de que recibo madera cortada en el momento adecuado para el trabajo que pretendo llevar a cabo?».

Lamentablemente, hoy en día eso no es posible en la mayoría de los casos, pero no debes preocuparte: si tienes en cuenta los momentos adecuados para el tratamiento y la instalación, puedes compensar bastante el momento poco adecuado de la tala. No obstante, si tienes la posibilidad de averiguar a través del proveedor en qué momento se ha realizado la tala, o si puedes llegar a un acuerdo con un leñador, ¡no desaproveches la oportunidad!

Ponte en contacto con empresas madereras o bien dirígete a las asociaciones profesionales, donde deben disponer de las direcciones de sus miembros. Pregunta en esas sociedades si te pueden dar información de los periodos de tala de la madera que te interesa. En algunas empresas tu petición será recibida con un guiño cómplice y alguien te llevará hasta una partida específica de madera para ofrecerte la adecuada para tu caso.

Naturalmente, hoy en día la mayoría de las compañías madereras no tienen ni idea de lo que es el momento idóneo o les es indiferente, ya sea porque no le den importancia o porque la empresa ha crecido demasiado. Las grandes compañías no pueden (o no quieren) fijarse en la calidad porque su fabricación en masa excluye las particularidades y el trabajo ajustado a cada cliente único y porque la durabilidad es menos rentable.

Sin embargo, las pequeñas empresas ofrecen la posibilidad de descubrir la satisfacción de la excelencia, el contacto directo con los clientes y sobre todo la liberación que supone pensar y actuar de acuerdo con las leyes de la naturaleza. Y, además, pueden mantenerlo todo bajo control, desde la selección personal de los árboles apropiados en el lugar adecuado hasta la tala en el momento idóneo, pasando por el asesoramiento a los clientes con relación al mantenimiento, por ejemplo, de un suelo de madera. Por otro lado, las pequeñas empresas pueden cuidar el medioambiente del lugar en el que están establecidas mucho mejor que las grandes, que prefieren la explotación abusiva sin preocuparse de la protección ambiental.

También hay que decir que si bien muchas compañías no carecen de buena voluntad, todavía les falta información y mantienen una cierta reserva. Tener en cuenta el momento idóneo puede resultar extraño, incomprensible y costoso, pero no lo es de ninguna de las maneras. El trabajo debe hacerse, y un plan anual se puede preparar sin demasiados trámites.

Busca durante el tiempo que sea necesario hasta que te topes con una empresa maderera que sepa de lo que estás hablando. Quizá intenten desentenderse con frases del estilo «la madera es madera». ¿Qué pensarías de un verdulero que en lugar de unos maravillosos tomates de cultivo biológico y local te quisiera meter en la bolsa unos pimientos foráneos tratados con fertilizantes y pesticidas y carentes de vitalidad, diciendo «la verdura es verdura»? Cualquier comerciante en madera, cualquier carpintero y cualquier aserrador sabe perfectamente que hasta la madera de dos abetos *vecinos* pueden presentar características distintas dependiendo del momento de la tala, eso sin tener en cuenta las diferencias según el tipo de madera o el país de procedencia. ¡No aceptes disculpas o excusas de ninguna clase!

En este punto queremos darte una recomendación tajante: ¡siempre que te sea posible, utiliza una madera de procedencia *local*! Los motivos ya los has leído en la parte II de este libro, cuando hablábamos del valor nutritivo de los alimentos locales. La madera del lugar donde vives posee todas las propiedades para transformar tu vivienda en un campo de fuerzas fortalecedoras mientras que, por ejemplo, muchas maderas tropicales (en especial la caoba) emiten radiaciones debilitadoras que son perjudiciales para nuestro organismo.

El redescubrimiento y el seguimiento de las antiguas reglas para el cuidado de los bosques y la tala de los árboles contribuirán en gran medida a la construcción de viviendas saludables. Estate atento y no dejes que te engañen. ¡El cliente es el rey!

Consejos para viviendas y edificios saludables

Para finalizar, daremos algunas indicaciones relacionadas con la edificación que tienen un efecto directo o indirecto sobre la salud y el medioambiente. Son interesantes, bien porque precisan de menos recursos, porque requieren de un trabajo menos laborioso o sencillamente porque es más divertido aplicarlas.

Limpieza de suelos de madera y parqué

Los suelos de madera solo deberían fregarse en luna menguante. Un *limpiador de ceniza de madera* es lo más apropiado para esta tarea. En luna creciente solo se deben barrer, aunque en los días de luz (Géminis, Libra y Acuario) se les puede pasar un trapo húmedo. Si en los días de agua (Cáncer, Escorpio y Piscis) y en luna creciente friegas los suelos, la humedad puede penetrar en las ranuras y la madera se alabea o se pudre con el tiempo.

La receta para el limpiador de ceniza de madera: pon en un balde dos dedos de ceniza de leña (la relación de cantidades entre agua y ceniza es la misma que entre el agua para preparar té y las hojas), rellénalo con agua hirviendo y deja que repose tapado. De vez en cuando remuévelo y luego echa el agua caliente en el cubo de fregar. Utiliza esta mezcla como si fuera un detergente normal y, después de fregar, aclara con agua limpia.

POR NORMA GENERAL, PARA TODOS LOS TRABAJOS DE LIMPIEZA Y LAVADO ES VÁLIDA LA REGLA: TODO SE HACE MEJOR, MÁS FÁCILMENTE Y MÁS A FONDO EN LUNA MENGUANTE.

Limpieza de ventanas y cristales

Lo habitual es que al limpiar cristales queden surcos e imperfecciones. Sin embargo, si los limpias en luna menguante, en un día de luz o de calor (Géminis, Libra, Acuario, Aries, Leo y Sagitario), bastará con utilizar agua con un chorrito de alcohol y papel de periódico para que queden estupendos. Los productos de limpieza fuertes o concentrados son totalmente innecesarios. Para limpiar los marcos de las ventanas, el mejor momento es un día de agua (Cáncer, Escorpio y Piscis). La espera compensa.

Limpieza de canalones

Pequeñas causas, grandes efectos; por ejemplo, la hojarasca acumulada en un canalón puede provocar daños en la fachada de la casa y en los espacios interiores. Es curioso cómo algunos canalones parecen atraer la basura de una forma casi magnética. En este sentido, sería de gran ayuda tener en cuenta el momento idóneo:

LOS CANALONES NO SE ATASCAN CON TANTA FACILIDAD SI SE LIMPIAN EN LUNA MENGUANTE.

Ataque de hongos (enmohecimiento)

Si existe una elevada humedad atmosférica, las ventanas de cierre hermético y las paredes mal aisladas térmicamente pueden fomentar la formación de moho. Eliminar este moho es mucho más efectivo y duradero a largo plazo si se realiza en luna menguante. Lo mejor es utilizar productos suaves, por ejemplo agua con vinagre, y aplicarlos con un cepillo.

Ventilación adecuada

Por regla general, y sobre todo en invierno, solemos airear poco las casas. Sin embargo, en las nuevas construcciones esa es, a menudo, la única medida efectiva para renovar el aire viciado del interior. Es necesario ventilar a diario y en caso de no poder cumplir esta frecuencia, hacerlo con la mayor regularidad posible. Cualquier opción será mejor que no ventilar en absoluto.

EN LOS DÍAS DE LUZ Y DE CALOR (GÉMINIS, LIBRA, ACUARIO, ARIES, LEO Y SAGITARIO) Y VENTILAR A FONDO, EN LOS DÍAS DE TIERRA Y DE AGUA (TAURO, VIRGO, CAPRICORNIO, CÁNCER, ESCORPIO Y PISCIS) ES MEJOR HACERLO DE FORMA BREVE Y RÁPIDA.

En la tabla podrás examinar de un vistazo los momentos favorables y desfavorables para los trabajos de construcción y renovación de una casa.

Actividad	Plazo ideal	Favorable	Ventajas del momento adecuado
Inspección del terreno por un radiestesista	–	En luna creciente	Extraordinaria sensibilidad radiestésica
Movimiento de tierras/Excavación	En luna menguante en Tauro, Virgo o Capricornio	En luna menguante	Las aguas subterráneas no suben o no suben con demasiada fuerza
Cimientos	–	–	–
Sótano	En Géminis, Libra, Acuario o Aries, Leo, Sagitario	Eventualmente en Tauro, Virgo o Capricornio	La humedad se disipa rápidamente de la mampostería, el sótano se mantiene seco
Techo del sótano	–	–	–
Edificación	–	En luna menguante	Secado rápido de la estructura, mayor solidez de la mampostería
Forjado de techos	–	–	–
Entramado del tejado	En luna menguante en Capricornio o Tauro	En luna menguante, ¡excepto en días de Cáncer!	Gran durabilidad y solidez, las vigas no se resquebrajan ni se levantan
Cubierta del tejado	En luna menguante en Géminis, Libra, Acuario, Aries, Leo o Sagitario	En luna menguante	Las tejas se secan rápidamente, muy poca o nula formación de hongos
Revoque exterior e interior, revestimiento de la pared exterior	–	En luna menguante, ¡excepto en días de Cáncer!	Se mantiene firme y duradero
Tabiques	–	–	–
Escaleras de madera	En luna menguante en Capricornio	En luna menguante, ¡excepto en días de Cáncer!	Alta durabilidad, permanece más tiempo sin crujidos
Escaleras de piedra	–	–	–
Instalación eléctrica	–	–	–

Desfavorable	Muy desfavorable	Inconvenientes del momento equivocado
–	–	–
En luna creciente	En luna creciente en Cáncer, Escorpio o Piscis	Las aguas subterráneas se mantienen mucho tiempo en la zanja de excavación
En Cáncer, Escorpio o Piscis	–	
En Cáncer, Escorpio o Piscis	–	La humedad se mantiene mucho tiempo, o permanentemente, en la mampostería. Mayor peligro de invasión de moho
–	Leo	Se raja fácilmente después de un rápido secado
–	–	–
–	Leo	Si los techos se secan muy deprisa hay peligro de formación de grietas
En luna creciente	¡En luna creciente en Cáncer!	Si la madera se acomoda con precipitación, hay peligro de que todo el tejado se levante o desplace
En luna creciente	En luna creciente en Cáncer, Escorpio o Piscis	Si la madera se acomoda con precipitación, hay peligro de que todo el tejado se levante o desplace
–	¡En luna creciente en Cáncer!	Las tejas mantienen la humedad demasiado tiempo, aumenta la acumulación de suciedad y la formación de hongos
En luna creciente	–	–
En luna creciente	¡En luna creciente en Cáncer!	Hay peligro de que se desencajen las juntas, intenso trabajo de la madera y fuertes crujidos
–	–	–
–	–	–

Actividad	Plazo ideal	Favorable	Ventajas del momento adecuado
Agua/Instalación	Cáncer, Escorpio o Piscis	Cáncer, Escorpio o Piscis	Antes se le daba más importancia que ahora porque no disponían de medidas efectivas contra la obstrucción de cañerías. Poca corrosión, agua más clara
Ventanas de madera/ Puertas	En luna menguante en Capricornio, Acuario o Géminis	En luna menguante, excepto en Cáncer, Escorpio o Piscis	Se mantienen resistentes, cierran bien y se secan muy rápido después de fuertes tormentas
Primer encendido de la chimenea	En luna menguante en Aries, Leo o Sagitario	–	La chimenea siempre tira bien, el calor se distribuye rápidamente
Revestimiento del suelo	–	En luna menguante	Se asienta uniformemente, no se comba
Suelos de madera	En luna menguante en Capricornio	En luna menguante, ¡excepto en Cáncer!	Gran solidez y resistencia. La madera conserva su buen aspecto y no se pudre
Techos de madera/Panelado	–	En luna menguante, ¡excepto en Cáncer!	Sin grietas ni desplazamientos
Pintura/Barnizado/Impermeabilización/ Pegamento	–	En luna menguante, ¡excepto en Leo, Cáncer!	Gran resistencia. Nada de astillas, acabado sencillo, menor consumo de material, penetración uniforme
Colocar postes	Luna nueva	En luna menguante, eventualmente en Tauro, Virgo o Capricornio	Elevada durabilidad, gran solidez, escasa podredumbre
Baldosas/ Galerías	En luna menguante en Tauro, Virgo o Capricornio	En luna menguante	Las baldosas se sostienen solas, se mantienen firmemente acopladas al terreno natural
Caminos/ Senderos	En luna menguante en Capricornio	En luna menguante	La lluvia no afecta a la gravilla, los suelos siempre se mantienen duros, las reparaciones son duraderas

Desfavorable	Muy desfavorable	Inconvenientes del momento equivocado
Tauro, Virgo o Capricornio	–	Enarenado o atascos externos, fuerte corrosión
Luna creciente	¡Luna creciente en Cáncer, Escorpio o Piscis!	Las ventanas y las puertas se alabean con facilidad, la humedad permanece en la madera, con lo que esta se pudre
–	Luna creciente en Cáncer, Escorpio o Piscis	Tira mal, se acumula mucho hollín
Luna creciente	–	A veces se repliegan, formación de arrugas en revestimientos de tela o material sintético
Luna creciente	¡Luna creciente en Cáncer!	Con el paso de los años, los suelos se pudren, se agrietan y presentan irregularidades
Luna creciente	Luna creciente en Cáncer	Formación de grietas, ruidosos crujidos en los cambios de tiempo
Luna creciente en Cáncer, Escorpio, Piscis o Leo	¡Luna creciente en Leo o Cáncer!	En Leo la pintura se desconcha y se propician los trastornos circulatorios a causa de las emanaciones. En los días de Cáncer, se propician los trastornos pulmonares causados por los vapores tóxicos y se producen frecuentes humedades entre la pintura y la madera (peligro de putrefacción y desprendimiento)
Luna creciente	¡Luna creciente en Cáncer!	Los postes se desplazan, se aflojan y se pudren muy deprisa
Luna creciente	¡Luna creciente en Cáncer!	Las baldosas se mueven y se aflojan, se despegan continuamente del terreno natural, con lo que se pueden formar colonias de caracoles
Luna creciente	¡Luna creciente en Cáncer!	Pérdida de gravilla, las reparaciones solo aguantan a corto plazo

2. La ciencia de la buena ubicación

Construir y vivir de forma saludable. Si tienes la sensación de que puedes o debes hacer algo en este sentido, en las próximas páginas trataremos de orientar tus pensamientos y tu atención en una dirección que en los días que corren sorprenderá a primera vista, e incluso a segunda vista, y tal vez hasta provocará rechazo. Estamos familiarizados con toda clase de reacciones previsibles, desde el frío desinterés hasta las bromas más irónicas. Sin embargo, nuestra misión no es convencer a nadie sino transmitirte nuestras experiencias directas y nuestro conocimiento.

Difícilmente los temas tratados en este libro pueden sostenerse desde el prisma de la mentalidad actual y de las argumentaciones científicas convencionales y, sin embargo, todo lo que estamos exponiendo tiene una gran trascendencia para la salud del ser humano.

Al aire libre, en nuestras ciudades y pueblos y en cualquier vivienda, por todas partes existen lugares buenos y lugares malos para el ser humano, independientemente de lo que haya en tales lugares. Ya sea un campo de cultivo, un árbol, un muro, una mesa, una silla del despacho, una cama, un lavabo, un escritorio, una cocina o una alfombra. Una permanencia prolongada en estos lugares malos casi siempre tiene efectos negativos que pueden llegar a ser perjudiciales para la salud. Debilitan nuestro organismo, nuestra capacidad inmunitaria y nuestra energía autocurativa. Pero no hay por qué alarmarse: existe la posibilidad de reconocer y evitar tales lugares.

Veamos tan solo un ejemplo: un propietario se ha hecho construir una casa de acuerdo con la construcción biológica, es decir, siguiendo todas las reglas del arte del momento idóneo en cada fase de la obra. Pero si al instalarse duerme con la cabecera de la cama mal orientada, habrá perdido el tiempo. Las posibles consecuencias van desde un sueño intranquilo hasta frecuentes ataques de migraña, aparición de tumores e incluso el suicidio (quien duerme en un lugar inadecuado puede desarrollar tendencias suicidas).

¿Qué influencias, qué energías transforman un determinado lugar en un emplazamiento bueno o malo? Para contestar a tal pregunta, debemos viajar a épocas remotas.

El trabajo del jinete de dragones

Hace miles de años, cuando nuestros antepasados renunciaron a la vida nómada y se hicieron sedentarios, se toparon con una dificultad de carácter muy especial. Además de los problemas de la cría y mantenimiento de animales domésticos y del desarrollo de las plantas de cultivo, de la siembra, el cuidado, la cosecha y el almacenamiento, se dieron cuenta de que no podían instalarse arbitrariamente en determinados lugares, pues en ellos se debilitaba el organismo y enfermaban.

En muchas partes del mundo, especialmente en la antigua China, poco a poco se fue desarrollando el «arte de estar en el sitio adecuado y en el momento adecuado». El emperador Yü escribió, hace casi cuatro mil años, un libro sobre las radiaciones del subsuelo (en una ilustración aparece él mismo representado como un zahorí). *Feng-Shui* o «viento y agua» es como denominaron los chinos a esta práctica, y los maestros de este arte fueron llamados «los que cabalgan dragones». La facultad de estos rastreadores, que trabajaban por todo el mundo bajo distintos nombres, se basa en su sensible percepción de los flujos energéticos de la naturaleza, en su capacidad de localizar los campos y líneas de energía que, como una enmarañada parrilla, se entrelazan y rodean nuestra tierra. Su función consistía en encontrar, para los seres humanos y sus viviendas, lugares en los que los campos de energía *cargaran positivamente* el entorno.

Para ellos levantar una vivienda en cualquier sitio al azar era como decir: «Desde hace cien años este campo se inunda en primavera. Sin embargo, ahora voy a construir aquí mi casa porque puede que este año no llueva tanto».

Los chinos acostumbraban a llamar «dragón azul» a las corrientes de energía favorables y positivas, y «tigre blanco» a la energía negativa. Estas

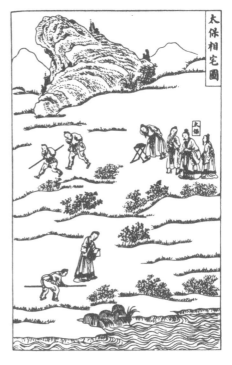

Los que cabalgan dragones: *los zahoríes o radiestesistas de la antigua China examinan las condiciones de radiación de un terreno.*

corrientes, invisibles para el ojo humano, atraviesan el mundo como si fueran calles, vías, senderos y conductores de alta tensión. En determinados lugares esas líneas de energía se intensifican o se cruzan y entran en interacción con las plantas, animales o seres humanos que allí se hallen. Este efecto puede ser positivo o negativo, fomentar la salud o debilitarla.

Nuestra memoria limitada nos ha hecho olvidar que no fue solo en la antigua China, sino que también en nuestras latitudes, desde hace siglos, existen radiestesistas y rabdomantes o zahoríes (así es como llamamos a los «jinetes de dragones») que buscan agua y exploran «buenos» y «malos» lugares. Hasta la Segunda Guerra Mundial era habitual en Europa, al menos en el campo, consultar a un zahorí antes de emprender una obra, para que determinara el emplazamiento más adecuado, tanto del terreno como posteriormente de los dormitorios, zonas de trabajo y establos.

Vivimos convencidos de que antes de nosotros este mundo era inhóspito, damos por hecho que el progreso es una vía que nos conduce de lo peor a lo mejor. ¿Cuántos Chernóbil y cuántos incidentes con productos tóxicos necesitamos para abrir por fin los ojos?

Un mundo radiante

¿Qué buscan exactamente los jinetes de dragones, zahoríes o radiestesistas cuando exploran un lugar d? Si hoy le preguntáramos a alguno, nos contestaría con alguno de estos conceptos: radiación telúrica, venas de agua, radiación del suelo, líneas Curry, zonas de interferencia, líneas Hartmann y términos similares; son muchas palabras, pero tienen un único significado para nuestros propósitos: las energías, desconocidas en su mayor parte para la ciencia, son las que deciden si un lugar determinado es apropiado o no para los seres humanos.

Cuando buscamos un concepto concreto para determinar esas extrañas energías que hacen buenos a los emplazamientos buenos y malos a los emplazamientos malos, en principio nos veremos obligados a designarlas con términos tan generales como radiación o irradiación del suelo. *Dragón azul* y *tigre blanco* son términos sin duda poéticos, pero para hacer que este tema sea accesible y concreto, no nos queda más remedio que elegir otras palabras.

¿Por qué «radiación»?

La física moderna actualmente sabe que todo el universo se compone de radiaciones, ya que cada objeto, cada ser, las emite, y que esta radiación es especialmente intensa cuando ese emisor se encuentra en un rápido proceso de transformación o desintegración. Esto sirve para cualquier «objeto», ya sea un astro, el sol, una piedra o un ser vivo. Los minerales son de radiación «fija», los vegetales son luz solar transformada, los animales herbívoros son luz doblemente transformada, y nosotros, los seres humanos, nos alimentamos de esa luz y esas radiaciones transformadas y, por nuestra parte, también transmitimos radiaciones: calor (rayos infrarrojos), ondas de pensamiento, electricidad estática, fuerza magnética, etc.

Nuestras actuales posibilidades cognoscitivas han llevado a los físicos a descubrir que en el universo y en nuestros planetas existen innumerables fuentes naturales de radiación. Nos envían radiaciones de luz, calor, neutrones, protones y rayos X, que actúan sobre nosotros de forma más o menos intensa. Además de las radiaciones naturales, a las que nuestro cuerpo está perfectamente adaptado, en cuestión de décadas hemos ido incrementando artificialmente la masa total de radiaciones a causa de nuestra actividad: ensayos nucleares, equipos eléctricos, monitores de PC, televisores, ondas radioeléctricas y radiofónicas, microondas, satélites, líneas de alta tensión, wifi, etc. Estas emisiones artificiales se añaden a la radiación procedente de las fuentes naturales.

Sabemos que algunas de estas radiaciones y vibraciones pueden curar, otras tienen efectos neutros y otras son perjudiciales e incluso letales. ¿Cuáles son las que curan? ¿Y las perjudiciales?

Una bombilla emite radiaciones en forma de luz y calor. El uranio irradia con una determinada fuerza, y aunque esas radiaciones son invisibles, sus efectos son perceptibles. El ser humano es «radiante», pues emite calor, cordialidad, frío, serenidad o «fuerza de atracción». Cada uno de sus pensamientos se irradia al mundo y allí se convierte en formas de realidad que posteriormente regresan a él. Los enchufes, las pantallas de televisión, el cuarzo, los teléfonos móviles y los despertadores con radio, las luciérnagas, un jersey poliacrílico «cargado de electricidad», los juegos de construcciones con bloques de plástico, el papel reciclado, los postes de alta tensión, los lugares buenos y los lugares malos, todo emite radiaciones y todo produce un efecto en el mundo visible; a veces de forma inmediata, otras veces después de un tiempo y en algunas ocasiones al cabo de décadas.

Debemos aclararte que los científicos actuales solo conocen una pequeña, pequeñísima, fracción de esta increíble multiplicidad de radiaciones. Y, por otra parte, solo conocen los *efectos biológicos* en el organismo humano de una pequeña parte de esa diminuta cantidad de radiaciones conocidas.

La enorme cantidad restante de radiaciones desconocidas —ya procedan de la tierra, sean ondas de pensamiento, radiaciones de neutrones o cualquier otra forma— y sus efectos pasan inadvertidos para la ciencia, que sigue el lema: «¡Lo que (aún) no es mensurable, no existe, y los científicos decidiremos cómo se mide!». Es como si un daltónico pretendiera describir el arcoíris; lo máximo que puede decir es que va de un gris oscuro a un gris claro. Lo que supone, obviamente, información insuficiente, sobre todo para determinados objetivos de importancia vital. Nuestros antepasados, que no eran tan estúpidos como para esperar a las pruebas científicas, conocieron parte de las radiaciones por otros caminos distintos a las muy limitadas formas de conocimiento vigentes en la actualidad. Esa es la experiencia que te queremos transmitir.

La transición entre radiación conocida y desconocida es muy difusa. Se sabe desde siempre que el fuego y las estufas emiten radiaciones y esa acción es útil y aprovechable; se sabe desde hace poco que el uranio también las emite y todavía se cree que podemos dominar sus efectos (aunque nunca se dará el caso); se sabe que los cables de alta tensión emiten radiaciones pero aún no se quieren admitir sus efectos sobre los habitantes de los núcleos cercanos, cuyo sistema inmunitario se debilita y cuya salud, por tanto, resulta minada (aunque las vides que se marchitan bajo los cables deberían ser elocuentes). Se sabe que los teléfonos móviles emiten radiación, pero se desconoce cuál es, a largo plazo, el efecto de esa radiación en nuestro organismo.

Numerosos conejillos de Indias se están utilizando en este momento para investigarlo, pero los resultados aún deberán esperar unos cuantos años. Lo que sí podemos asegurar es que esos resultados no tendrán como consecuencia el pago de ninguna indemnización por daños físicos, sino que, como ya sucedió con las pantallas de los ordenadores, generará nuevos eslóganes publicitarios del tipo: «¡Último modelo! ¡Ahora de baja radiación!». ¿Queremos darnos por satisfechos con eso? No, no tiene por qué ser así, al menos, en lo que afecta a las radiaciones del suelo.

La radiación telúrica no es visible ni se puede medir de manera convencional. Su existencia y sus efectos se comprueban hoy, igual que ocurría en el pasado, gracias a la experiencia. Quizá por eso, le cuesta tanto a la ciencia aceptar la existencia de lugares buenos y lugares malos, porque, hoy por hoy, todavía es demasiado orgullosa como para reconocer que nunca se podrán registrar con los instrumentos tecnológicos de medición (con excepción de las radiaciones electrofísicas y radiactivas).

Nosotros constatamos que únicamente el ser humano, el instrumento de medida más sensible del universo, es capaz de determinar *con toda precisión* si un emplazamiento es bueno para dormir o para trabajar. Al fin y al cabo, lo único que necesita es su propio instinto. Por otra parte, no hay una buena disposición para investigar con detenimiento fenómenos que, tan solo con un poco de buena voluntad, se demostrarían por la vía de la ciencia empírica. Sin embargo, mientras se siga desprestigiando a cualquier científico que se interese genuinamente por este tema, todo seguirá igual.

No se debería obligar a nadie a esperar a las pruebas para poder rechazar y evitar la fuerza debilitante de un mal emplazamiento. Quien dentro de veinte años se entere de que la ciencia ha descubierto algo «nuevo» relativo a las radiaciones del subsuelo puede que para entonces ya no esté entre nosotros para saborear los frutos de ese tardío reconocimiento.

Los conocimientos relativos a la irradiación telúrica no son nada nuevo, lo mismo que los referentes a los ritmos lunares, las sangrías, los biorritmos y otros muchos temas que hemos abordado en este libro. Lo nuevo es, en el mejor de los casos, el grado de arrogancia con que muchos expertos creen hoy que pueden renunciar a lo antiguo y ya acreditado. Afortunadamente, todavía existen «jinetes de dragones» y zahoríes. Su saber no se ha extinguido aún.

El maestro de la buena ubicación

¿Qué es un zahorí y cómo trabaja hoy en día?

Algunas personas crecen con la facultad de experimentar de *forma directa* si un lugar es bueno o malo; otras descubren esa aptitud a edad avanzada. Lo cierto es que no todos hemos nacido con esa capacidad, lo mismo que no todos tenemos talento para ser buenos pianistas.

Como en todas las artes, en esta también hay principiantes, avanzados y maestros. Su ciencia se basa, entre otras cosas, en la capacidad de silenciar momentáneamente el pensamiento racional, acallar las voces de la mente, mantener el equilibrio interior y después ceder la decisión al instinto, a las propias antenas interiores. Como es fácilmente comprensible, el desarrollo de este arte es un proceso muy lento.

Cuando el zahorí explora ubicaciones buenas y malas, su instinto pone en proporción la globalidad de las radiaciones de una persona y el clima de radiación del lugar en cuestión. Y todo ello independientemente de que la radiación proceda de equipos eléctricos, cables de alta tensión, radiaciones telúricas, vías de agua o juguetes de plástico. ¿Qué tipo de radiación, ya sea de origen natural o artificial, predomina en un determinado lugar? En realidad, esto es irrelevante para el resultado final de la exploración que determina si se trata de un buen o mal lugar, y la respuesta a la pregunta variaría de un zahorí a otro.

Muchos, por ejemplo, se limitan exclusivamente a la búsqueda de fuentes y estratos acuíferos. La cuota de éxitos de los actuales buscadores de agua ronda el 85%, mientras que las empresas que trabajan en países en vías de desarrollo y que utilizan los más modernos métodos científicos de búsqueda de vías de agua no sobrepasan el 20% de perforaciones positivas.

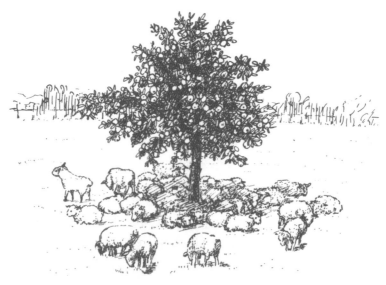

Para la investigación de un emplazamiento bueno o malo en un espacio cerrado, los resultados de las medidas de cualquier buen radiestesista pueden variar según las condiciones: por ejemplo, si se empapela de nuevo una casa que ya había sido explorada, se deberá hacer una nueva exploración, porque cualquier cambio modifica el clima de radiación. También pueden cambiar las circunstancias si en las cercanías de la vivienda se está realizando alguna obra, como puede ser la excavación de un garaje subterráneo. En estos casos un emplazamiento bueno puede pasar a ser malo, o a la inversa.

Los radiestesistas son tan distintos entre sí como lo son el resto de los individuos. Muchos de ellos se sirven de determinadas herramientas: cañas, péndulos, varillas de metal, etc. Otros, para determinar la calidad de un lugar, prestan atención a los signos que les proporcionan el mundo vegetal y el mundo animal, como ya hacían nuestros antepasados. Se trata de los «buscadores de radiaciones» —animales o plantas que se crían o crecen bien en lugares perjudiciales para el ser humano— y «evasores de radiaciones» —seres vivos que tampoco se sienten bien en lugares que emiten radiaciones negativas para los humanos.

En plena naturaleza las plantas solo arraigan en lugares propicios. En el jardín, los evasores de radiaciones son los árboles con frutos de pepita (manzanos, perales, etc.), los groselleros y los lilos; en el campo, están los tilos y las hayas. Las descargas eléctricas solo caen en cruces de radiaciones y zonas de perturbación, por lo que estos árboles son, de acuerdo con el saber popular, buenos refugios frente a las tormentas. En la vivienda, las begonias, las azaleas y los tilos de interior son evasores de radiaciones.

Los buscadores de radiaciones en el mundo vegetal se desarrollan bien en lugares perjudiciales para nosotros, los seres humanos. Entre otros, podemos mencionar los árboles con frutos de hueso (cerezos, ciruelos, melocotoneros, etc.), la hiedra y el muérdago (de ahí los buenos resultados que experimentan los enfermos de cáncer al tomar preparados hechos con esta última planta). El muérdago acumula radiaciones de manera similar al pelaje de los gatos, y los gatos son unos manifiestos buscadores de radiaciones. En el bosque son buscadores los robles, las píceas, los abetos y los alerces. Estos árboles crecen sobre venas de agua y por eso atraen a los rayos (¡el saber popular recomienda alejarse de los robles en caso de tormenta!). Cualquier planta colocada por la mano del hombre en un mal lugar crece torcida intentando escapar de su emplazamiento o languidece, cae enferma (protuberancias cancerosas) y muere.

Muchos animales son unos acreditados emisores de señales indicativas de la calidad de un emplazamiento. Las cigüeñas y las golondrinas son consideradas como portadoras de felicidad; esto puede deberse a que solo anidan en emplazamientos de radiación positiva. Con respecto a los perros (igual que los pájaros, los caballos, las vacas, los cerdos, las ovejas y las gallinas), donde ellos se establecen es también un buen lugar para los humanos.

En tiempos pasados se llevaba a las ovejas al terreno donde se pretendía construir y, una vez allí, se observaba su comportamiento. Donde se asentaba un rebaño para dormir era un emplazamiento adecuado para una vivienda. Cuando viven en libertad, los animales buscan el lugar idóneo, mientras que en los establos están desprotegidos. Los evasores de radiaciones pueden quedar estériles y caer enfermos cuando se los fuerza a mantenerse en un emplazamiento de radiación negativa, un hecho que conocen perfectamente muchos granjeros. Un perro evitará su caseta si está colocada en un mal lugar.

Los gatos, los insectos, las bacterias y las lombrices intestinales, en cambio, son buscadores de radiaciones, es decir, se sienten bien en lugares no apropiados para los seres humanos y allí se aposentan. Las hormigas y las abejas siempre erigen sus moradas en la intersección de dos líneas de energía, o lo que es lo mismo, en lugares perjudiciales para nosotros, los humanos. Los gatos eligen frecuentemente un cruce de líneas o al menos un lugar de intensa radiación negativa. Están capacitados para absorber las radiaciones negativas de los humanos y cederlas de nuevo al aire. Los gatos que no viven al aire libre no pueden emitir radiaciones y ese es el motivo principal por el que, con el paso del tiempo, esos animales acusan trastornos de comportamiento. Debido a que en luna creciente se incrementa la radiación de la tierra y en luna llena alcanza su grado más alto, en esta época casi se puede considerar tortura no dejar que el animal salga al aire libre (el sonambulismo se produce casi siempre en luna llena, un signo evidente de que el exceso de radiación expulsa al durmiente de su cama). Que un gato se acomode sobre ti es beneficioso para las molestias reumáticas, no solo porque su calor es bueno, sino porque además ayuda a eliminar la radiación del cuerpo; se trata, pues, de una importante medida contra muchos trastornos reumáticos.

La observación del mundo animal y del mundo vegetal, así como las varillas, los péndulos, etc., son elementos auxiliares de medición: por encima de todos ellos está el instinto del zahorí, que es, en sí mismo, una herramienta y su opinión debe ser valorada. Tal herramienta posee una fuerza, un poder tan enorme, que rebasa al individuo. Un maestro es capaz de averiguar, solo con la imposición de la palma de su mano sobre un pedazo de papel en el que están representados los puntos cardinales y la posición de la cama en una habitación, si ese sitio es adecuado, y eso sin haber pisado nunca el lugar. Frecuentemente trabajan como sanadores a distancia —a menudo mantienen esa distancia debido a la desconfianza y al escepticismo que hoy despiertan—. Y hay casos en los que el zahorí se convierte también en sanador al restablecer el equilibrio de las fuerzas físicas y psíquicas de las personas afectadas, pudiendo llegar a curarlas. Puede parecer inverosímil, pero damos fe de ello.

El lugar de los hechos

Calificar a los zahoríes como «perceptores de radiaciones» es demasiado impreciso, pues todos los hombres sin excepción somos sensibles, es decir, perceptores de todo tipo de radiaciones. Ya sea a corto o largo plazo, cada uno de nosotros llegamos a percibir que estamos sometidos a radiaciones nocivas si durante mucho tiempo trabajamos o dormimos en un mal lugar. El efecto de la intensa radiación solar es conocido por todos. En este capítulo nos vamos a centrar en cómo la radiación negativa del suelo afecta a nuestra salud.

Como nadie nos ha informado de que los trastornos y las enfermedades pueden estar directamente relacionados con el hecho de trabajar o dormir en un determinado lugar, buscamos automáticamente, de común acuerdo con la ciencia y la medicina convencional, las causas que mejor se ajusten a los actuales patrones mentales. Quien decida creer que la causa de una enfermedad crónica se halla *exclusivamente* en el cuerpo o en el alma investigará solo en su organismo o en su actitud anímica y ni siquiera se planteará que quizá un mal lugar puede ser el desencadenante de la enfermedad.

Sin embargo, si uno se para a analizar su propia experiencia, es probable que pueda aceptar que efectivamente existen los buenos y los malos lugares.

Muchos padres ya lo han observado: algunos bebés se revuelcan y dan vueltas y más vueltas al dormir, lloran sin parar y no es raro que amanezcan arrinconados en una esquina de su cuna. Los niños pequeños más sensibles, e incluso los que están en edad escolar, no aguantan en la cama, se caen y duermen en el suelo o se deslizan entre las sábanas de sus hermanos o sus padres, y todo esto sin que, aparentemente, haya una causa psíquica que lo provoque. Algunos escolares cuando cambian de clase o de pupitre están más somnolientos, más nerviosos o incluso experimentan un notable retroceso en su rendimiento. Cuántas veces ocurre que nos gastamos mucho dinero en un flamante escritorio nuevo para la habitación de los niños y después nos los encontramos haciendo los deberes en la cocina. En todos los casos, lo primero que debes hacer, antes de tomar otras medidas, es investigar si el lugar donde duerme o donde realiza las tareas escolares son buenos o malos.

En el mundo de los adultos también se observan casos similares que no tienen explicación aparente: quizá hayas observado que algunas amas de casa, cuando cocinan, se colocan en diagonal o a bastante distancia de la encimera, que hay sillas en el salón que, sin ningún motivo, están siempre vacías o que en determinados lugares de tu vivienda te encuentras más cansado o intranquilo.

En ocasiones un maestro competente y apreciado por sus alumnos debe encargarse temporalmente de una clase «mala». En estos casos, es frecuente que el docente se mueva inconscientemente de un lado a otro o se siente sobre la mesa del profesor en lugar de hacerlo en la silla.

Antiguamente no era raro oír que en determinadas granjas los empleados no aguantaban más de un par de meses, que los campesinos del lugar morían jóvenes o que los animales enfermaban frecuentemente, como si de una maldición se tratara.

Muchos médicos y enfermeros saben que en determinadas camas los pacientes sufren más complicaciones, que los medicamentos provocan intensos efectos secundarios y que los procesos curativos se alargan.

¡En la mayoría de los casos mencionados todo apunta a que el factor desencadenante puede ser dormir o trabajar en un emplazamiento equivocado! Por lo general, debes sospechar que duermes o trabajas en un mal sitio si observas, en ti o en tus hijos, los siguientes síntomas:

SUEÑO INTRANQUILO QUE NO PROPORCIONA UN AUTÉNTICO DESCANSO, CUESTA MUCHO ARRANCAR POR LAS MAÑANAS, PROBLEMAS DE CONCENTRACIÓN, AGOTAMIENTO CRÓNICO, SENSACIÓN DE OPRESIÓN EN LA CABEZA Y EL CORAZÓN, FRECUENTES DOLORES LUMBARES O DE CABEZA, MOLESTIAS EN LA COLUMNA VERTEBRAL Y DEPRESIONES.

Sentarse o dormir, regularmente y durante un tiempo prolongado, en un mal sitio contribuye a la debilidad general del sistema inmunitario, preparando el terreno para la aparición de numerosos trastornos y enfermedades. Por consiguiente, puede ser el factor responsable o corresponsable de enfermedades crónicas, dolores de cabeza constantes, accesos de migraña y otras muchas dolencias. Quien se vea afectado constantemente por estos trastornos debe considerar como causa concomitante de sus problemas las condiciones de radiación que se dan en su dormitorio o despacho.

La reacción individual ante un mal lugar es variada: algunas personas con un sistema inmunitario bien desarrollado son capaces de dormir durante años en una cama situada en una intersección de radiaciones, mientras que a otras les basta con sentarse durante unos minutos en un mal sitio para sentirse intranquilas. Algunos individuos se han acostumbrado de tal forma a las energías negativas de un lugar que sienten una especie de atracción magnética hacia él: son como adictos que no pueden prescindir de la sustancia que los daña. La sensación de cada uno frente a un determinado lugar no es siempre una señal inequívoca.

Por lo general, los efectos que un mal lugar ejerce sobre la salud son duraderos. A veces basta con cambiar la ubicación para conseguir un contraefecto preventivo, paliativo o curativo, en especial para las siguientes enfermedades y trastornos: artrosis, asma, incontinencia urinaria crónica, hipertensión, epilepsia, afecciones cardiacas, esclerosis múltiple, neurodermitis, enfermedad de Parkinson, poliartritis, seudocrup (laringitis estridulosa), reúma y todo lo que la medicina identifica bajo la denominación de «morbus» (Bechterew, Crohn, etc.) y «síndrome».

Llegados a este punto, queremos advertir especialmente acerca de algunos trastornos, enfermedades y eventos no explicados hasta ahora que, según nuestra experiencia, se desencadenan casi siempre, o exclusivamente, por el hecho de dormir en el sitio equivocado:

Suicidio: las investigaciones de radiestesistas muy cualificados han sacado a la luz el hecho de que la mayoría de los suicidas dormían en una intersección de radiaciones. Hasta llegar a su decisión final han sufrido frecuentes depresiones como síntoma indicativo de que dormían en un mal lugar.

Muerte súbita infantil: esta muerte repentina puede sorprender a niños menores de dos años y hasta ahora constituye un enigma para la ciencia. El único factor común que se ha podido detectar, en todos los casos, es una intensa sudoración antes de la muerte.

LA MUERTE SÚBITA INFANTIL PUEDE DEBERSE A QUE EL NIÑO DORMÍA EN UNA ZONA DE INTENSAS PERTURBACIONES. ¡NINGÚN OTRO NIÑO DEBERÍA DORMIR, JAMÁS, EN UN LUGAR EN QUE SE HAYA PRODUCIDO UNA MUERTE SÚBITA!

Infertilidad: es frecuente que la infertilidad sea una señal de que se duerme sobre un cruce de radiaciones cercano a la zona de los órganos sexuales. Este es, también, el motivo por el que a menudo se produzcan embarazos inesperados y casi milagrosos en vacaciones cuando se duerme en otro lugar, aunque acaban frecuentemente en abortos cuando se regresa a la cama de siempre.

Los médicos recomiendan a veces un viaje de vacaciones para hacer frente a los casos de esterilidad, pues conocen la relación existente entre el cambio de lugar y los embarazos, aunque suelen asociarlo a una disminución del estrés gracias al cambio de aires. Ahora ya conoces el auténtico motivo.

Cáncer: el cáncer es una radiopatía pura, desencadenada por una gran variedad de radiaciones naturales o artificiales combinadas con otros efectos nocivos. El tema es tan importante que le dedicamos a continuación un apartado completo.

Cáncer: desde el principio, una radiopatía

Un experimentado médico y radiestesista conocido nuestro, después de décadas de investigación y multitud de curaciones, ha llegado a la conclusión de que el cáncer es casi siempre la consecuencia de una *multiplicidad* de factores que actúan conjuntamente, y que nunca entra en consideración una única causa. Los factores que entran en combinación pueden ser de orígenes diversos: desde las fibras de amianto hasta la toma de tejidos para una biopsia realizada en un momento inadecuado, desde las radiaciones de todo tipo y tomar demasiado el sol hasta las vivencias traumáticas.

Cuando el conjunto de efectos nocivos alcanza una masa crítica, suele bastar con un mínimo impulso para poner en marcha el crecimiento del cáncer: una pequeña intervención quirúrgica, una caída, una contusión, algunas fibras de amianto, una quemadura solar... Las *radiaciones* de todo tipo son un poderoso desencadenante por su influencia altamente debilitadora.

Además de las de origen artificial, las procedentes de la tierra también juegan un papel decisivo. Este médico y radiestesista, a partir de sus investigaciones y experiencias, constató que en toda excrecencia patógena en el cuerpo humano, sea un quiste, un tumor o un cáncer, participan, debilitando el sistema inmunitario, las radiaciones, incluidas las del suelo. Sin la existencia de radiaciones nocivas, las influencias que debilitan la capacidad inmune conducen a otros trastornos y enfermedades, pero no a las proliferaciones patógenas.

En opinión de nuestro amigo, y de acuerdo con su experiencia práctica como médico académico, los métodos tradicionales de tratamiento del cáncer –quimioterapia y radioterapia– son, con pocas excepciones, homicidios a plazos. Nosotros compartimos su opinión y su experiencia, lo mismo que otros muchos terapeutas. La investigación médica es, sencillamente, demasiado orgullosa para reconocer que con ese dispendio multimillonario se han metido en un callejón sin salida; aparte del hecho de que la ciencia médica está más centrada en investigar que en curar.

Los médicos, que están perfectamente informados, quizá se sientan incapaces de soportar el descrédito. Prefieren dejar la patata caliente a sus colegas de generaciones venideras y mientras, hoy en día, siguen apelando a los tribunales para ordenar la aplicación de estos «tratamientos». En 1993 unos padres alemanes quisieron que su hija, enferma de leucemia, dejara de sufrir la tortura de la terapia, «científicamente reconocida», química y radiológica. Los oncólogos intentaron retirarles legalmente la custodia a los padres a fin de salirse con la suya y continuar con el tratamiento.

¡Vaya error! Imagina que a los médicos que hace cien años se resistían a ponerse guantes esterilizados para atender un parto, los tribunales les hubieran dado la razón simplemente porque «estaba científicamente demostrado que todo lo que hacían lo hacían bien».

Por suerte, hoy entre los investigadores y médicos han surgido unos valerosos pioneros que trabajan desde hace tiempo en «círculos iniciados» para poner al descubierto los errores reconocidos desde hace ya mucho y mostrar un nuevo camino para la ciencia. A quien necesite a toda costa disponer de pruebas de la relación existente entre la frecuencia de casos de cáncer y la cantidad de radiaciones, le bastará observar el notable incremento simultáneo de ambos factores en las cuatro últimas décadas por accidentes nucleares (no solo el de Chernóbil), por el agujero de la capa de ozono, por los alimentos irradiados, por electrificación (desde licuadoras de cocina hasta teléfonos móviles), por sustancias tóxicas en textiles, juguetes... y, no menos importante, por la elección arbitraria de los lugares para trabajar y dormir. Los detractores de esta información argumentan que el cáncer es tan frecuente hoy en día como lo era antaño, aunque antes no era reconocido como tal. Eso es oscurantismo puro y simple.

El hecho de que en la actualidad la frecuencia del cáncer en China y Japón esté por debajo de la media mundial es algo que conoce la ciencia, aunque trata de ignorar sus motivos, no sea que se descubra que no se debe tanto a los hábitos de alimentación como al hecho de que allí a casi nadie se le pasa por la cabeza levantar su vivienda sin contar con el consejo de un zahorí o «jinete de dragones».

Puede que después de haber leído todo lo anterior no te sorprenda nuestra propia experiencia: numerosos colegas acudieron tiempo atrás a visitar a este médico confiando en que los tratara y curara, tanto a ellos como a sus hijos, e investigara los malos emplazamientos y las radiaciones medioambientales. En casi todos los casos llegaban de noche a su consulta para evitar en lo posible que los vieran. ¡Y fueron pocos los que después aplicaron estos conocimientos en beneficio de sus pacientes!

En lo que se refiere a los métodos actuales de tratamiento del cáncer, basta decir que somos conscientes de que muchos oncólogos renuncian a la idea de someterse, ellos mismos o sus allegados, a los efectos de la quimioterapia y la radioterapia. Cualquier especialista conoce la eficacia de los métodos que exponemos, pero, por desgracia, carecen del coraje suficiente para informar de la verdad. Saben muy bien que con los tratamientos «oficiales» es peor el remedio que la enfermedad. No se puede acabar con un envenenamiento a base de utilizar grandes cantidades de un veneno peor. También es conocido que los efectos secundarios de la quimioterapia sobre un cuerpo ya debilitado son casi siempre una carga adicional en lugar de contribuir a desintoxicar y reforzar el sistema inmunitario, y que muchas veces esos efectos hacen que esa vida ya no sea digna de ser vivida. Esos minimizados «efectos secundarios» producen casi siempre la interrupción de las fuerzas de autocuración y, en consecuencia, acarrean afecciones por hongos (micosis), neumonías, insuficiencia cardiaca, etc., con una frecuente incidencia mortal.

Numerosos médicos saben asimismo que es frecuente que una enfermedad oncológica haga su aparición después de un reconocimiento preventivo o después de una biopsia. Recuerda lo siguiente:

TODO LO QUE REPRESENTE UNA CARGA O UN DESGASTE EXTRA PARA LAS ZONAS DEL CUERPO O PARA LOS ÓRGANOS REGIDOS POR EL SIGNO QUE LA LUNA ATRAVIESA EN ESE MOMENTO TENDRÁ UN EFECTO DOBLEMENTE DESFAVORABLE. EN ESOS DÍAS SE DEBEN EVITAR LAS INTERVENCIONES QUIRÚRGICAS EN TALES ZONAS.

¡Una biopsia *es* una intervención quirúrgica! No dejes que te tomen muestras de tejido torácico cuando la luna esté en el signo zodiacal de Cáncer, o del estómago con la luna en Virgo. Las biopsias de los órganos sexuales no se deben practicar con la luna en Escorpio

ADEMÁS DEBES PREOCUPARTE DE QUE LOS RECONOCIMIENTOS PREVENTIVOS Y LAS TOMAS DE MUESTRAS DE TEJIDO TE LAS HAGAN EN LUNA MENGUANTE.

Una razón subyace escondida bajo la incapacidad de la ciencia y de muchos médicos. Bajo la capa del orgullo, de los callejones sin salida de la ciencia, de los tratamientos dolorosos y absurdos, acecha el miedo a la impotencia y a la muerte. El miedo a tropezar tranquilamente con la muerte porque lo cierto es que es la amiga de todo ser vivo. El deber del médico es prolongar la vida, que algunas veces se transforma en la idea antinatural de prolongar la muerte, contra toda naturaleza, toda razón y todo sentido. Se hace difícil tomar a la muerte como amiga y consejera debido a que nos han robado la memoria y la confianza de que con ella se comienza un nuevo capítulo en la vida del alma. Recuperar esta confianza es un pilar fundamental para estar sano.

Después de lo expuesto, no es nuestra intención crear la impresión de que toda enfermedad cancerosa es solo consecuencia de dormir o trabajar en un lugar inadecuado. Como ya se ha dicho, son numerosos los factores que intervienen conjuntamente, entre otros la actitud vital, los hábitos de alimentación, las influencias del medioambiente, las vivencias traumáticas, etc. Pero lo que sí podemos constatar con absoluta franqueza es:

¡Ningún enfermo de cáncer duerme en un buen lugar!

¡Volver a la misma habitación y a la misma cama de siempre después de una operación de cáncer o de una prolongada estancia en un hospital para tratar una enfermedad crónica roza el suicidio involuntario! Naturalmente, no es seguro que el paciente vuelva a enfermar o continúe enfermo, pero las fuerzas debilitantes seguirán actuando.

La ruta hacia el buen lugar: el radiestesista competente

Consultar a un zahorí es siempre el mejor método para distinguir un lugar malo de uno bueno. ¡Afortunado el pueblo, la comarca o la ciudad que hoy en día albergue radiestesistas competentes a los que pedir consejo, y cuyos habitantes saben los beneficios que pueden obtener del trabajo de estos elegidos!

Por desgracia, aquí sucede lo mismo que en todos los ámbitos que hemos desatendido en las últimas décadas: un profesional capaz y honesto no se encuentra en cualquier esquina ni aparece en la guía de teléfonos. Hay numerosos aficionados a radiestesistas, charlatanes y similares que pueblan el paisaje y contribuyen al desprestigio de su gremio. Además, muchas de las publicaciones sobre el tema de las radiaciones telúricas y los zahoríes han generado más perjuicio que beneficio, sobre todo las que persiguen pruebas admisibles para la ciencia.

¿Cómo conocer a un auténtico radiestesista? Es difícil darte una respuesta concreta porque no hay signos distintivos claros. Los orígenes, los métodos, las actitudes... son múltiples y diversos y es imposible generalizar y establecer un baremo. No obstante, existen algunas indicaciones que puedes tener presentes y quizá te faciliten la difícil tarea de encontrar un buen zahorí. La primera dificultad para encontrar un buen radiestesista estriba en que ninguno hace publicidad de su trabajo y de su arte. El auténtico zahorí es consciente de que cumple una misión divina, lo hace y ahí acaba todo. Si demuestra con sus actos que es competente, la noticia se divulgará inmediatamente de manera natural. Al poco tiempo tendrá mucha clientela sin necesidad de propaganda.

Cobra poco por su trabajo y en muchos casos nada en absoluto. Cuando hay en juego elevadas sumas de dinero, es casi siempre una opción de los propios clientes (en caso de que se trate de un auténtico y honesto zahorí, por supuesto). Si buscas un radiestesista, ten en cuenta lo siguiente:

» Un buen radiestesista puede distinguir entre varios tipos de radiaciones, por ejemplo las eléctricas, las del agua o las de la tierra. Esto es importante debido a que las venas de agua, por ejemplo, por sí solas no ejercen ningún efecto nocivo mientras que si se combinan con puntos de intersección de líneas de fuerza de las radiaciones telúricas y otras venas de agua, pueden generar campos de perturbación.

» Cuando vas con un radiestesista a tu futura casa, lo primero que hace es medir el terreno que la rodea sin tener ni idea de dónde van a ir los dormitorios o el despacho. El curso de las líneas y las zonas de perturbación le permitirán deducir los puntos de intersección cuyo efecto es debilitante.

» Un radiestesista competente sabe que contra las radiaciones de la tierra solo hay un remedio: ¡mudarte a un buen lugar! Nunca te tratará de endosar unos caros equipos de detección o cosas similares que, a la larga, resultan totalmente inútiles.

» Al hablar, es raro que un buen radiestesista siembre intranquilidad o miedo: no usará frases fatalistas del tipo: «Si usted vuelve a dormir aquí, es casi seguro que contraerá cáncer». A un zahorí que hable así le puedes poner inmediatamente de patitas en la calle. Sin embargo, si le haces la pregunta directa: «¿Qué pasará si sigo durmiendo en este lugar?», no te dejará en la incertidumbre y te hablará con claridad de las posibles consecuencias.

» Ni siquiera un principiante en el arte del buen lugar, si es responsable, se prestará jamás a hacer una demostración pública de su capacidad, y menos aún tratará de justificar científicamente sus virtudes. El motivo no es un exceso de modestia, sino el hecho de que la simple presencia de un solo ser humano que no se fíe de su arte puede alterar, por la energía de los pensamientos escépticos, el resultado de la medición.

La ruta hacia el buen lugar: el propio instinto

¿Qué ocurre si no conoces a un radiestesista digno de tu confianza, si la búsqueda resulta infructuosa? ¿Qué puedes hacer por ti mismo para averiguar la calidad de un emplazamiento? ¿Qué medidas concretas debes tomar en consideración?

Por desgracia, no podemos ofrecerte una receta infalible, porque en la inspección personal y espiritual para definir si un lugar es bueno o no, se mezcla tu actitud ante la vida en general: deseos, ilusiones, esperanzas y, naturalmente, imaginación. Todas estas circunstancias adulteran la imparcialidad de tu instinto, y con ello la sensibilidad para percibir lugares buenos y malos. Algunas personas duermen en el mejor sitio de toda su casa y, sin embargo, obstruyen las buenas energías con su codicia, sus miedos o su melancolía.

Estamos seguros de que no es tu caso, y por eso en las próximas páginas te ofrecemos unos consejos que, de una u otra forma, te ayudarán mucho.

El cambio de lugar

Si tras leer las páginas anteriores has concebido sospechas y tienes motivos para pensar que tú o algún miembro de tu familia dormís o trabajáis en un lugar inadecuado, prueba en primer lugar a cambiar la ubicación de los muebles desplazando el escritorio o la cama. En la mayoría de los casos basta con separarlos uno o dos metros del sitio anterior para obtener una sensación clara sobre si el nuevo lugar es mejor.

«¡No puedo hacer eso en mi casa!»: se trata de una frase que escuchamos frecuentemente. Nuestra respuesta es siempre la misma: no hay excusas y tú siempre tienes la libertad de decidir hasta qué punto te importa tu salud. Somete a examen el cambio que has hecho y deja que actúe tu instinto durante un plazo no inferior a catorce días. El motivo es el siguiente:

EL CAMBIO DE UN LUGAR MALO A UNO BUENO PUEDE PRODUCIR UN SÍNDROME DE ABSTINENCIA (SIMILAR AL EMPEORAMIENTO INICIAL QUE SE SUFRE AL TOMAR REMEDIOS NATURALES): SUEÑO INTRANQUILO, NERVIOSISMO, ETC.

Un conocido nuestro durmió durante años en un mal lugar y a l o largo de ese tiempo sufrió tres operaciones de corazón. Teniendo en cuenta su edad, dormía mucho aunque su sueño era poco reparador. A pesar de su actitud escéptica, acabó por decidirse a desplazar la cama una distancia aproximada de un metro. Solo hicieron falta dos semanas para que su sueño se normalizara y en la actualidad duerme menos, pero con más profundidad, y se despierta fresco y descansado.

Este método se apoya en el «principio de prueba y error», y puede resultar algo lento, pero es el *mejor posible* si no hay un buen radiestesista que pueda examinar el lugar.

Los que tengan gatos y perros pueden obtener valiosos datos con solo observar el comportamiento de sus mascotas.

Gatos

Que el gato duerma en tu cama no es lo ideal por varias razones. De hecho, si ya estás acostumbrado a dejarle pasar la noche en tu cama, puedes sacar automáticamente la conclusión de que estás durmiendo en un mal lugar, pues, como ya hemos indicado, los gatos prefieren estos lugares debido a que, por naturaleza, son «buscadores de radiaciones» (aunque no hay que olvidar que los animales excesivamente encariñados con el hombre se echan en lugares equivocados para no mantenerse lejos de sus amos. Si tu gato está muy apegado a ti, no es un marcador cien por cien fiable). Los pequeños felinos también absorben las radiaciones negativas que son emitidas por los seres humanos (causadas por enfermedad o por una actitud negativa ante la vida).

Si un gato se sube a tu regazo o a la cama durante un breve instante, se frota contra ti en un determinado lugar (en un hombro, por ejemplo)

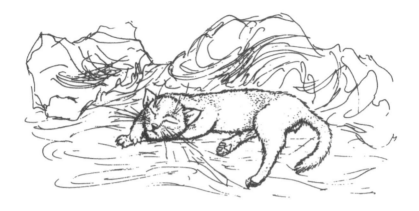

y después se escabulle, lo que ha hecho es captar la radiación negativa que existe en esa zona de tu cuerpo y que tú emites. Puede que allí esté asentado un punto débil o incluso un foco de enfermedad.

Por todo ello, los gatos pueden servir de «antena» para localizar los malos lugares. Si un gato no permanece durante mucho tiempo en un determinado lugar, seguro que allí no imperan radiaciones negativas para las personas.

Puedes dejarle «juzgar» una cama o un escritorio: coloca una manta sobre la cama y observa cómo se comporta el animal. Si se mantiene durante mucho tiempo en ella, y no se va aunque lo intentes, ten por seguro que duermes en un *mal* lugar. Si tienes que espantar una y otra vez a tu gato para que se vaya de la silla del escritorio en el que trabajas, ha llegado la hora de que busques un nuevo rincón de trabajo. Por contra, si se va inmediatamente del sitio en el que lo has colocado, no lo dudes: ese es un buen lugar para los seres humanos.

Perros

Con los perros sucede justamente lo contrario. Allí donde se echan regularmente y con gusto, estaremos ante un buen lugar para nosotros. No es extraño que te topes una y otra vez con tu perro tumbado en tu butaca favorita. Si tú la prefieres, él también, porque se trata de un lugar tranquilo y libre de radiaciones. Algunas razas muy sofisticadas, ya sean gatos o perros, procedentes de muchos cruces han perdido su instinto natural. También, como hemos dicho, los animales excesivamente encariñados con el hombre se echan en lugares equivocados para no mantenerse lejos de sus amos. Observa cuidadosamente a tus mascotas antes de confiar plenamente en su veredicto.

Otras medidas de precaución y saneamiento

Para eliminar el efecto de la interacción con otras fuentes de radiación, deberás actuar con mucho cuidado. Es importante conocer los siguientes factores:

» Los aparatos eléctricos, las pantallas, los radiodespertadores (¡al lado de la cama!), los enchufes, los teléfonos móviles, etc., emiten radiaciones y oscilaciones nocivas para el ser humano y generan zonas de perturbación, independientemente de que estén enchufados o no lo estén. Un televisor en funcionamiento emite radiaciones a una distancia de cuatro a siete metros, ¡y si está apagado alcanza hasta los dos metros! Pueden servir de ayuda los llamados dispositivos de desconexión (te informarán los constructores de casas ecológicas o en comercios eléctricos especializados) o, sencillamente, apagar los fusibles del dormitorio. La calefacción por suelo radiante solo es nociva si ese suelo tiene un revestimiento plástico.

» Hay numerosos objetos que emiten radiaciones negativas, por lo general unos dos metros hacia los lados y hacia arriba. Por precaución, no se debería guardar nada (ropa, juguetes, artículos de plástico, etc.) bajo las camas de los niños. ¡No debe haber juguetes de plástico (en especial los que tienen baterías o pilas) en las camas infantiles! Los espejos tienen un efecto irradiante devastador. Son corresponsables de numerosos casos de insomnio y problemas peores, por lo que ¡hay que sacarlos de los dormitorios!

» No hay *ninguna* posibilidad de protegerte con aparatos contra las radiaciones negativas que emite el suelo de debajo de la cama donde duermes o del sitio donde trabajas. Numerosos de los supuestos expertos, radiestesistas no cualificados y charlatanes ganan cuantiosas sumas de dinero con equipos y dispositivos protectores que a la larga resultan inútiles, entre otras cosas porque ellos mismos se sobrecargan. El efecto de dicho equipamiento dura muy poco tiempo, de una a cuatro semanas, hasta que ese mismo equipamiento actúa como fuente de perturbación electromagnética.

» Las radiaciones de la tierra se intensifican en dirección ascendente, es decir, en los pisos superiores de la vivienda. Un mal sitio en la planta baja puede tener un efecto mucho peor en el quinto piso.

» La mejor orientación para dormir: la cabeza hacia el norte y los pies hacia el sur o bien la cabeza hacia el oeste y los pies hacia el este. Si duermes con la cabeza en dirección norte, debes cuidar que no pase ningún conductor eléctrico por la pared norte (si ese es tu caso, tendrás que instalar dispositivos de desconexión de la red o apagar los fusibles por la noche). Si duermes a menos de cincuenta metros de un río o arroyo, colócate siempre en sentido transversal al curso del agua. Las personas que duermen echadas en la misma dirección de la corriente se levantan muy agotadas y maltrechas, y si se colocan justo en sentido contrario, se despiertan con tremendos dolores de cabeza o pesadez debido a que la afluencia de energía es demasiado intensa. Como consecuencia, pueden surgir episodios de hipertensión.

» Si se observa en un niño que un cambio de pupitre en el colegio le provoca una alteración de la conducta y un súbito empeoramiento del rendimiento escolar, ¡se debe exigir un nuevo cambio! Lo ideal sería que el profesor o el director del colegio tuvieran suficiente sentido común para hacer lo que ya se practica en muchas escuelas: la rotación de plazas, rotaciones de dos a seis semanas en las que cada colegial ocupa un nuevo sitio. Por supuesto, lo mismo es aplicable si se le cambia la cama de lugar. Observa a tu hijo y saca las conclusiones que estimes oportunas respecto a los eventuales cambios.

» Materiales adecuados para un colchón saludable, en orden decreciente según sus bondades: paja, látex natural, lana de oveja, crin de caballo, látex artificial. También está indicada la gomaespuma, pero por muchos motivos no es recomendable para determinadas personas (por ejemplo, existe el peligro de que la gomaespuma se sobrecargue de electricidad estática). Los colchones de muelles son inofensivos siempre y cuando toda su superficie esté libre de radiaciones; en caso contrario, los muelles metálicos reparten la radiación por todo el colchón, aunque solo sea una esquina de la cama la que esté cruzada por líneas de fuerza.

Descontaminación

Cualquier forma de radiación puede «cargar» a seres vivos y objetos, lo mismo que un potente imán puede magnetizar un objeto metálico. Cuando cesa la radiación, la descontaminación no se produce de inmediato.

Un cambio de sitio, por muy eficaz que sea, no libera inmediatamente al cuerpo de la dosis de radiación absorbida; a veces este proceso puede durar años. Además, en nuestro artificial mundo estamos sometidos día tras día al bombardeo de numerosas radiaciones negativas que nos cargan y nos someten a constante tensión: puede ser en centros comerciales, en oficinas llenas de ordenadores, sobre alfombras de fibra artificial, cerca de conductores y aparatos eléctricos, a través de sensaciones y pensamientos negativos –propios o ajenos («¡Hoy tengo un día muy cargado, me siento furioso!»)– o mediante infinidad de factores.

Los dos métodos principales para la prevención y la descontaminación son los siguientes:

» *Utilizar el agua*: lavados frecuentes de las manos, llegando hasta los codos, solo con agua fría y sin usar jabón. En los hombros, las manos y los brazos se acumula mucha radiación (a veces es perceptible por la hinchazón de las venas del dorso de la mano). Es frecuente que tu instinto acuse en esta zona una sensación desagradable, picor, quemazón o pesadez. Puedes aliviarlo dejando correr agua fría sobre las manos hasta que vaya desapareciendo la sensación. En cuanto a los niños, es muy importante que, antes de mandarlos a dormir, dejes correr agua fría sobre sus manos y brazos hasta llegar a los codos. Así una buena parte de la carga del día desaparece y evitará el sueño intranquilo y las pesadillas.

Las duchas frías, además de estimulantes y relajantes, se cuentan entre los mejores métodos de descontaminación. Este efecto no se da en el agua encerrada en una bañera. Dúchate sin jabón tantas veces como te apetezca, especialmente si sientes la cabeza «cargada», pesada y a punto de que te duela. Hazlo hasta tres veces al día. Y si eres tan reacio como nosotros al agua fría, al menos deja correr al final de la ducha tibia unos cuantos chorros de fría (o lo más fresca que puedas) sobre la cabeza y el pelo.

Y atentos al pelo largo, ya que puede sobrecargarse a lo largo del día, especialmente si se utilizan productos químicos y artificiales en forma de fijadores, geles y similares. Si sufres frecuentes dolores de cabeza y migrañas, prueba a cortarte el pelo, elimina todos los productos para cuidar el cabello que se quedan adheridos a él y, tanto por la mañana como por la noche, aplícate chorros de agua fría. ¡Un buen cepillado con un cepillo de cerdas naturales es también un buen descontaminante!

Para terminar, nadar todos los días es lo mejor que puedes hacer para mantenerte en gran parte libre de radiaciones.

» *Ejercicio al aire libre*: los niños se cargan más deprisa que los adultos, pero se descargan alegremente y sin saberlo cuando juegan al aire libre.

El trabajo en el exterior y los paseos a cielo abierto acompañados de buenos pensamientos (sobre todo, cerca de los árboles) son algunos de los «métodos» más eficaces de descontaminación. También resulta muy beneficioso sentarse junto a un río o un arroyo, o incluso pasar una noche cerca, siempre tumbados transversalmente con respecto al sentido de la corriente.

Algunas plantas de interior tienen también efectos descontaminantes. Por ejemplo, los helechos, los cactus y, en especial, la llamada «lágrimas de ángel» (*Soleirolia soleirolii*); para sentir sus efectos basta con que, varias veces al día, pongas las manos sobre la planta, que solo debes regar los días de agua (Cáncer, Escorpio y Piscis), fechas en las que la planta soporta mejor el «tratamiento».

Cada persona se descontamina según su propio saber y entender. Elige el método con el que te encuentres mejor siguiendo los dictados de tu instinto. Algunos se descargan mientras planchan, otros mientras viajan en coche, algunos lo consiguen no acostándose hasta altas horas de la noche y otros se dedican a leer, a nadar, a pasear o a practicar montañismo.

Poco a poco, tu instinto y tu experiencia te mostrarán el extraordinario papel que juega la *actividad mental* en la carga de radiaciones. A menudo, la hinchazón de las venas del dorso de la mano después de una espinosa charla telefónica no es más que la consecuencia de la radiación generada por tus propios sentimientos negativos o los de tu interlocutor.

Los niños sensibles que se comen las uñas buscan desviar a sus dientes las irradiaciones de sus manos: es tensión interior que no encuentra una válvula de escape.

Y si has leído la primera parte de este libro, sabrás las consecuencias que puede tener para todo el organismo la contaminación por radiación de los dientes a través de las vías reflejas. Por eso, nunca debes perder de vista lo siguiente: si los pensamientos te pueden enfermar, también te pueden curar. Si los pensamientos pueden emitir radiaciones y contaminar, también pueden descargar. Quien haya generado potentes pensamientos de ira y al cabo de mucho tiempo continúe «cargado» debería agarrar sus pensamientos por los pelos y recortarlos a su gusto con pensamientos de disculpa, serenidad y tolerancia para, de esa forma, desintegrar la presión.

Con esto damos por cerrado el capítulo sobre la importancia del buen lugar. Esperamos haber sabido transmitirte la trascendencia que tiene la información aquí vertida. Si quieres o no trasladarla a tu vida es algo que debes decidir tú. No es necesario que caigas presa del pánico y realices los cambios pertinentes de un día para otro en un clima de hipocondría —eso sería contraproducente—, pero si tu instinto, tras leer estas páginas, te susurra que hagas cambios, tendrás que hacerlos algún día...

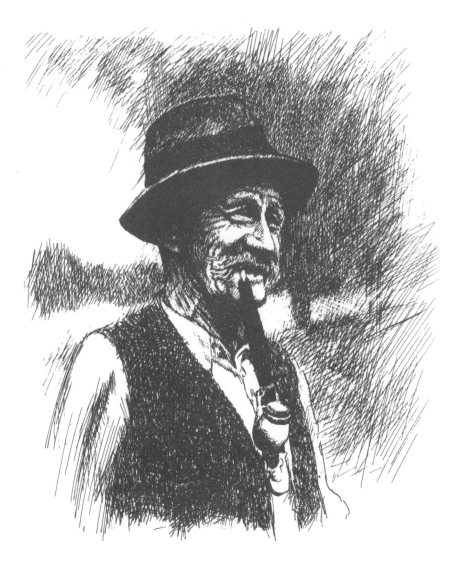

El abuelo Josef Koller (1879-1968).
Su trabajo, su trayectoria y su vida
se volcaron en transmitir conocimiento y experiencia.
Con nuestro libro ponemos su saber en manos
de todos los hombres que quieran aceptarlo y vivirlo.

Parte V

El poder del pensamiento

El hombre más feliz

Un hombre huye de un feroz tigre. Cuando la fiera casi lo ha alcanzado y se dispone a despedazarlo, el hombre salta a un abismo. En el último instante, dos metros por debajo del borde, puede aferrarse a una raíz. La raíz empieza a quebrarse lentamente. Por arriba, el tigre salvaje y la raíz que se desgarra. Por debajo, el abismo voraz y la muerte segura. Junto a él, en un diminuto saliente de la roca, una flor. El hombre se inclina hacia ella, la huele y exclama: «¡Qué aroma tan maravilloso!».

En todo lo que hemos explicado en este libro, desde el ritmo lunar y sus ondas de energía hasta la estructuración del entramado de un tejado en el momento idóneo, nos han guiado principalmente dos propósitos. En primer lugar, poner en tus manos herramientas útiles y acreditadas para la autocuración y el mantenimiento de la salud, conocimientos válidos pero que, en parte, han caído en el olvido, que pueden ser de gran utilidad en la curación y prevención de enfermedades.

En segundo lugar, hemos querido despertar la memoria en todos los que desean estar y mantenerse sanos; evocar los inicios de los tiempos remotos en que la vista no estaba ofuscada, en que un infalible instinto para la certeza guiaba los pasos, interiores y exteriores; evocar la fuente de la salud mental y física: la capacidad de ver, pensar y actuar con la verdad. Eso nos sana y nos mantiene sanos y en armonía, aunque estemos temblando en la cama a causa de la fiebre, aunque nos haya invadido una enfermedad incurable, aunque permanezcamos en una silla de ruedas, nuestros pensamientos no están atados. Nada puede encadenar ni esclavizar a los pensamientos, a no ser que *nosotros lo permitamos*.

Hemos querido, pues, ayudarte a recordar que son tus pensamientos los que generan tu realidad, que tú no eres víctima de las circunstancias en las que vives y que tu vida es la expresión visible y la consecuencia inevitable de tus pensamientos y tus actitudes. Dicho en otras palabras: siempre recoges lo que tu corazón y tus pensamientos siembran.

Queremos recordarte otra vez en esta última parte que tu mente y tu espíritu siempre llevan consigo la mejor simiente. Puedes olfatear los platos que te ofrecemos en las siguientes páginas y después probar, comer lo que te sepa bien, escupir lo que no te guste y digerir lo que te parezca razonable. Cada frase sirve si despierta en ti algo propio y personal, si te afecta directamente, si de alguna forma te mueve, ya sea a la aprobación, a la reflexión o al rechazo.

Casi todo lo que hoy crece en el campo de los dogmas, los prejuicios y las convicciones es estrictamente contrapuesto a nuestra experiencia directa y a la percepción de nuestro corazón. Como el niño del cuento *El traje nuevo del emperador*, venimos al mundo con una clara y genuina mirada, con una mirada que todo lo adivina y que reluce en los ojos de todo recién nacido. Lo sabemos todo sobre nosotros mismos y también sobre el resto de los seres humanos. Sabemos qué alimento nos proporciona luz, el alimento que desde un año antes de nuestro nacimiento nos mantiene con vida y que tiene un nombre: aceptación y amor incondicionales. Pero al cabo de pocas semanas de nuestra llegada al mundo ya aparecen los primeros velos sobre esta poderosa luz. Para muchos de nosotros, el recorrido por la adolescencia hasta llegar a la edad adulta es un lento zambullirse en la mentira, al principio a regañadientes sin querer aceptar así como así cualquier falsedad o hipocresía de un adulto. Sin embargo, la mentira actúa como un poderoso torno que nos rodea de forma lenta e imperceptible y nos mete a la fuerza en el molde del espíritu de la época, en los modelos de ideologías, conceptos morales y formas de pensar que deben mantenernos alejados de la visión de la verdad, de la costumbre de amar, del único y auténtico alimento para nuestra alma.

Es inútil resistirse. Somos niños pequeños y débiles que al no soportar el dolor del aislamiento y la soledad, lo cambian por el dolor menos agudo de la mentira y, como mal menor, dejan que aparezcan la hipocresía y la adaptación al absurdo. Al principio aún reconocemos que las golosinas y los elogios, que nos deben ayudar a anestesiarnos frente al dolor del aprendizaje de la mentira, son un puro veneno, que solo son los sobornos del «mundo normal», del mundo de la mentira, la droga que sustituye al amor. Al principio intentamos rechazarlo, porque nuestros sentidos y nuestro corazón reconocen el veneno, pero después nos flaquean las fuerzas y recibimos el último empujón para aceptar lo falso como «normal» y para conformamos con comer las migajas en el sótano de la casa donde habita la verdad.

Heridos, titubeantes e inconscientemente ávidos de lo esencial, más tarde queremos acostumbrarnos, a cualquier precio, a esa vida equivocada, queremos participar y «estar allí», y todo porque la soledad del reconocimiento de la verdad nos resulta insoportable, porque parece que allí no hay nadie, porque nadie participa de tu propia percepción, porque casi todos los mayores han olvidado ya el tiempo pasado en la luz. Hasta que por fin nos rendimos y, transformados en miembros adaptados de la sociedad, colaboramos formalmente en cualquier juego equívoco.

Un débil consuelo para algunos y un poderoso autoengaño para muchos puede ser el pensamiento: «Si *todos* proceden así, no pueden estar todos equivocados. Si *todos* lo sienten así, debe de ser lo correcto. Debo de ser yo el que está loco cuando veo lo que veo y cuando siento lo que siento». Así, poco a poco, se desvanece el recuerdo de la época de la verdad y el amor.

El mundo falso nos enseña a encubrir y narcotizar, con subterfugios mentales, el sufrimiento y los dolores del corazón famélico: la codicia y la envidia se convierten en la encomiable «ambición» y el meritorio «afán de éxito». Al miedo lo llamamos «reserva», «tacto» y «sabia prudencia». La indolencia que te paraliza es «arte de vivir», «serenidad» y «ocio». La impaciencia nerviosa se transforma en «agradable expectativa», «inquietud creadora» y «euforia». Hay aplausos para esos confusos arrebatos emocionales y *hobbies* banales a los que se conoce como «creatividad» y «arte». Las sensaciones físicas de placer y la embriagadora y grata ofuscación de los sentidos, que vienen tan deprisa como se van, se confunden con «amor», según dictan los expertos. La sed de venganza y el rencor hacen hablar a los psicoterapeutas de «trauma infantil», a los sacerdotes de la «cólera de los justos» y a los políticos de «franqueza».

Al final el velo es tan tupido que actúa como el muro que rodea una cárcel y nos hace olvidar la libertad que comienza justo al otro lado de su puerta. Todos los reclusos veteranos nos ayudan a hacer confortable la celda y nos enseñan el lenguaje carcelario. Y llamamos finalmente a la prisión «el mundo tal y como es».

Cada mirada al exterior, cada mensaje, nos avisa de que la libertad fuera de esos muros es, al fin y al cabo, una amenaza para nuestra supuesta paz. En otros tiempos matábamos al mensajero que llegaba de fuera, al héroe de la libertad que nos pasaba por delante de los ojos nuestra realidad; hoy lo ignoramos o lo combatimos con las armas más temibles que existen: nuestros pensamientos.

Y sin embargo, a veces, por una pequeña grieta del muro, por un mínimo hueco que ha abierto nuestro instinto, penetra brevemente un rayo de luz. Para rechazarlo hemos inventado la justificación y la explicación. Nos *justificamos* ininterrumpidamente, veinticuatro horas al día, para adormecer nuestro núcleo interno, el lugar en que nuestro instinto infalible se asienta y vigila, y para impedir que la luz que irradia ilumine la realidad; lo cierto es que nos podemos evadir de la prisión *en cualquier momento*.

Justificamos la violencia y la explicamos como propia de la «naturaleza» humana, en lugar de reconocer lo que es: el grito de dolor de un alma que finalmente quiere amar sin condiciones, porque ese es su único alimento.

Justificamos la indolencia y la explicamos como la «innata» apatía de los seres humanos, en lugar de reconocer lo que es: la señal de un alma que quiere defenderse contra el absurdo «sentido de la vida» que el mundo le ha inculcado, pero permanece desvalida y angustiada sin sentido de la orientación y sin una firme decisión.

Justificamos la codicia y la llamamos «sana ambición», en lugar de reconocer lo que es: el intento de un corazón reseco de, en su miedo ante la muerte, recubrir de oro la celda de su prisión.

Justificamos la energía nuclear y la ingeniería genética y las explicamos como una expresión del «afán de investigación» innato en los seres humanos, en lugar de reconocer lo que significan: la expresión de un espíritu angustiado que quiere tenerlo todo bajo control y no reconoce que el hombre ya es un ser completo al que la naturaleza ha entregado todo lo que necesita, y que él lleva en el bolsillo la llave de su celda. Es la expresión de un espíritu que no quiere reconocer que todo lo que es imperfecto surge de sus propios pensamientos y sentimientos.

Nos justificamos continuamente, y muchos conseguimos olvidar hasta tal punto el recuerdo de la verdad, la libertad y el amor que durante el resto de nuestras vidas nos damos por satisfechos con una sombra de la verdadera felicidad y de esa forma pasamos nuestros días dorando los barrotes de la celda o deambulando incansables de una celda a otra, inmersos en el autoengaño de que algo va a «cambiar» o va a «mejorar».

Y así ocurre desde hace mucho tiempo.

Esta triste historia que para cada uno de nosotros adopta distintas formas y colores, aunque en el fondo todos la hemos vivido igual, podría acabar aquí mismo en medio de la desesperanza si no fuera porque también tenemos una buena noticia: la llave para la libertad y hacia la fuente del verdadero alimento que reclama nuestro anhelo ¡la lleva cada uno de nosotros dentro de sí!

Ni la llave ni la fuente se ocultan en algún lugar «fuera» de nosotros, en alguna otra persona, en circunstancias especiales de la vida, en las cosas materiales. Su propiedad no impone condiciones, ni formación especial, ni ninguna filosofía, ni ningún futuro. ¡Todo lo que es imperfecto en este mundo procede de nuestro propio pensamiento! Los pensamientos son y seguirán siendo libres, incluso aunque hayamos crecido en el paralizante campo de fuerzas del «juego sucio» y la mentira durante tanto tiempo que hayamos perdido la confianza en que en algún lugar existe lo auténtico, lo verdadero. Con la fuerza de nuestro pensamiento creamos nuestra propia prisión y con la fuerza de nuestro pensamiento también podemos derribarla.

La llave y la fuente existen aquí y ahora, exactamente en este mismo instante, son accesibles para cualquier ser humano, para ti y para nosotros. Solo debemos *recordar* dónde está la puerta y que disponemos de libre albedrío para traspasarla. Dicho en otras palabras: solo con la fuerza de tus propios pensamientos podrás forjar la llave que la abre. No hay nada más que estos pensamientos. No se necesita ningún «remedio» o meditación especial, ni habrá que cumplir condiciones concretas antes de abrir la puerta. En ti radica en todo momento la elección.

Quien es consciente de esta libertad de elección se levanta cada mañana y toma una decisión lúcida. Se decide por el pensamiento: «Lo que necesito para la vida llegará». Cada mañana cuida sus pensamientos con todo cariño y permanece en paz. No deja que sus pensamientos se transformen en una obsesión. Nadie talla la llave de su prisión a base de deseos, dolor y sufrimiento, sino más bien a base de voluntad, comprensión y confianza.

Por lo general, hoy en día y en todo momento, hemos venido eligiendo tres caminos distintos para ajustarnos a la vida en la celda de la prisión:

> » Creer en la mentira. Un camino que calma los dolores: aceptar, asumir, apropiarse y, finalmente, ser absorbido por la mentira. Es el camino más sencillo, el camino de muchos. El camino hacia la celda dorada de la prisión.

> » Mantener despiertos los recuerdos, no aceptar, rebelarse, sublevarse, pelear, «echarse atrás». Una agotadora y extenuante lucha contra la hipocresía, la codicia y el miedo. Un camino

tan complicado que resulta difícil recorrerlo con éxito. El camino para deambular de una celda a otra con la sensación de que algo «cambia».

» Seguir camino de la vida en medio del mundo, tal y como ocurre, sin renunciar al propio instinto, sin perder de vista el reconocimiento de la verdad y de lo sustancial, sin dejarse influir ni afectar por el «estado de las cosas», con la comprensión de que *los pensamientos siempre son libres*. Un camino estrechísimo y cortante como el filo de una navaja que siempre debemos recorrer solos. Es el único camino que promete el éxito porque nos da la oportunidad de descubrir la llave de la prisión que llevamos en el bolsillo desde que nacemos.

Para poder recorrer este tercer camino debemos entender previamente las siguientes leyes de la naturaleza:

» Las acciones de un ser humano siempre son la expresión exterior y la consecuencia visible de sus pensamientos, ya sean propios o tomados de otros.

» Las palabras que pronuncia un ser humano siempre son la expresión audible de sus pensamientos, ya sean los propios o los ajenos. Su efecto en el mundo es mil veces más intenso que las acciones.

» Los pensamientos de un ser humano, ya sean amistosos, positivos y cariñosos, o recelosos, coléricos y codiciosos, siempre son una invitación al mundo, invitación que dicho mundo siempre *debe* aceptar. Producen efectos miles de veces más intensos que las palabras. En algún momento, ya sea en el futuro cercano o lejano, siempre se convierten en una realidad palpable y concreta. Se piensan, se emiten y se envían a su objetivo para luego regresar a su autor con una fuerza centuplicada.

Para terminar, te narramos dos historias verídicas que te ayudarán a comprender esta ley y a acordarte de ella en todo momento y lugar.

En algún lugar de este mundo, hace mucho tiempo, existió un campo de prisioneros cuyos internos estaban totalmente desnutridos debido a que el director del campo y los centinelas se quedaban con las raciones o las vendían. Los fallecimientos por inanición se sucedían con regularidad en todos los barracones, pero había una excepción: en el barracón 27 los prisioneros no parecían, ni mucho menos, tan extenuados ni demacrados como los del resto del campo; de hecho, gozaban de una salud relativamente buena y todos ellos podían participar regularmente en los trabajos más duros.

Cuando los guardias se percataron de esta diferencia, registraron varias veces y a escondidas el barracón, pero no pudieron encontrar nada que indicara que esos reclusos recibieran raciones adicionales de comida. Finalmente, el comandante del campo hizo que llevaran a rastras a uno de los prisioneros del barracón 27 al edificio de oficiales y que lo sometieran a un interrogatorio para arrancarle la razón de su buen estado físico:

Es difícil de explicar —dijo el prisionero—. Quizá es porque todas las mañanas, tardes y noches nos reunimos, nos sentamos en corro e imaginamos que tenemos frente a nosotros el mejor menú de restaurante de lujo que uno pueda desear. Comemos con cubiertos imaginarios, bebemos y masticamos hasta que todos estamos saciados.

En algún lugar de este mundo, hace mucho tiempo, existió otro campo de prisioneros cuyos internos vivieron, mientras duró la guerra, en las condiciones más difíciles que se pueda pensar. Muchos no sobrevivieron a las torturas, a la repugnante comida, al agua putrefacta y a las epidemias. Después de su liberación, un joven médico descubrió entre los internos a un hombre que todos conocían con el apodo de Bill *el Salvaje*, cuyo aspecto físico se diferenciaba por completo del que presentaban sus compañeros de sufrimiento: parecía saludable y vigoroso y trabajaba como una bestia durante dieciocho horas al día ayudando al médico en su labor de sacar adelante a los supervivientes; era conocido entre los prisioneros como «nuestro amigo especial», mediaba en las peleas entre los distintos grupos étnicos, hablaba siete idiomas con gran fluidez y siempre se mostraba afectuoso, alegre y optimista con todos. El joven médico estaba convencido de que Bill *el Salvaje* llevaba poco tiempo en el campo de prisioneros.

Su sorpresa fue enorme al comprobar, consultando los archivos del campo, que había sido uno de los primeros reclusos y que sufrió, a lo largo de los años, las mismas torturas que sus compañeros de cautiverio. Cuando le hacían preguntas referentes a su asombroso estado, Bill *el Salvaje* eludía responder al principio, pero finalmente una noche se decidió a relatar su historia al joven médico:

—Era de noche cuando, hace siete años, llegó la milicia —narró el antiguo prisionero—. Nos sacaron de casa a mi mujer, a mis cuatro hijos y a mí. Una vez en la calle, delante de mis propios ojos abatieron a tiros a toda mi familia, uno tras otro. Yo me arrodillé ante aquellos individuos y les rogué que me mataran a mí también. Su jefe me dijo con toda frialdad que me necesitaban debido a mi conocimiento de idiomas.

»Luego me llevaron a prisión. Aquello fue el fin de mi vida: todos a los que había amado habían sido asesinados. Lo había perdido todo y carecía de esperanza y de futuro. Todo lo que había ocupado un lugar en mi corazón había muerto.

»Fue exactamente en ese momento cuando escuché una voz interior. Aquella voz me indicó que había llegado el momento de tomar una decisión. Podía consagrar el resto de mi vida al odio y la amargura o bien podía, a partir de ese instante, amar a todos y cada uno de los seres humanos, sin distinciones ni condiciones, sin tener en cuenta lo que hubieran hecho, lo que hacían o lo que fueran a hacer. Créame, doctor, nunca en mi vida me ha sido tan fácil tomar una decisión.

Puede que estas historias contengan una parte del material que necesitas para, a partir de ahora, tomar tus propias decisiones en la vida. Y para armarte de valor y confiar en tu instinto, sin dejarte influir por todas las leyes y reglas del mundo exterior, sin que te afecten los pensamientos, ni positivos ni negativos, ni los sentimientos de aceptación o rechazo. Nos dirigimos a ti personalmente, y no al público en general ni a una organización determinada. Olvídate por un tiempo de lo que tus amigos, vecinos, pareja, hijos, jefe o subordinados —el «mundo» en general— podría decir de esta parte. Siempre puedes elegir cómo quieres entender y vivir lo nuevo, momento a momento y sin ataduras a una determinada ideología o a tu pasado.

El falso mundo nos ha privado del alimento que nos hace crecer y madurar, hasta tal punto que la añoranza de él determina nuestro comportamiento. Los sucedáneos de alimentos que nos dan en la prisión —la ciencia, el poder, el dinero, la aparente seguridad...— no sacian nuestra hambre. Quizá te hayamos ayudado a reconocer el auténtico alimento de la vida y a recordarlo cuando te tropieces con él.

Recuérdalo: la naturaleza se asegura de que nunca tengas que viajar demasiado lejos para conseguir lo que necesitas. Lo que necesita tu corazón puede incluso estar muy cerca, a menos de un palmo de distancia. No busques lo que ya posees... Recuerda tu libertad.

Recuerda el amor.

Un epílogo para los amigos de nuestros libros

En el curso de los años hemos recibido decenas de miles de cartas procedentes de todo el mundo. Nos sentimos enormemente agradecidos a todos los que han expresado su confianza en nuestro trabajo. Al mismo tiempo, rogamos vuestra indulgencia: siempre hemos contestado personalmente vuestros escritos, pero ha llegado un momento en que el torrente nos ha desbordado. Por eso, ya que no hay tiempo para otra cosa, nos hemos centrado en escribir libros para personas como tú. Quizá las palabras que siguen puedan serte útiles:

» Escribimos de acuerdo con nuestra experiencia, y eso tiene sus límites. En lo que se refiere a los trastornos físicos, insistimos en que no somos médicos, y no debemos ni queremos tomarnos la libertad de valorar, a distancia y caso a caso, lo que puede beneficiar a unos y perjudicar a otros.

» Son numerosas las cartas que nos llegan con solicitudes de datos y domicilio de radiestesistas y profesionales de la salud que curen de acuerdo con los ritmos de la naturaleza y la luna. Si bien cada día hay más, todos los que conocemos están extraordinariamente agobiados debido a la eficacia de su trabajo. Es así de fácil: *si el médico de tu elección no responde a tus deseos, búscate otro*. Un médico realmente bueno sabe siempre lo que debe hacer para que sanes y te mantengas saludable. Pero hay quien, por otra parte, después de adquirir conocimientos estudiando, trabaja de acuerdo con unos patrones, o bien solo le interesa el dinero o está ignorando su propia experiencia, es decir, las estadísticas y las normas aprendidas de memoria nunca consideran un caso particular.

» Muchos lectores nos envían preguntas acerca de proveedores de determinados productos relacionados con nuestro trabajo, por ejemplo hierbas medicinales o cosméticos. A lo largo del tiempo buscamos y encontramos socios para ayudar a los lectores interesados. Sin embargo, enseguida comprobamos que nuestra intención no era fácil de realizar: primero, porque fueron muchas las empresas que al cabo de poco tiempo estaban sobrecargadas y con *overbooking*, por lo que no podían atender de forma adecuada a los clientes particulares.

La segunda cuestión tiene que ver con el «cálculo moderno». Es frecuente que el 10% del precio de venta de un artículo corresponda al producto en sí y el 90% restante sean costes de publicidad. Es muy extraño que una fabricación en serie de productos de auténtica calidad vaya en consonancia con su naturaleza, incluso en nuestras latitudes. Una hierba silvestre recogida a mano, un cosmético con componentes de mucho valor, un parqué de madera talada en el momento adecuado superan con mucho la calidad de los productos industriales, pero son más caros en su fabricación. A fin de que se mantengan asequibles, nuestros productos biológicos fabricados en el momento correcto (sobre todo cosméticos y hierbas) no se encuentran en los canales comerciales convencionales. Por eso puede ocurrir que tengas que esperar catorce días para recibir una crema o que no esté disponible cierta hierba. Agradecemos aquí vuestra paciencia, que contribuye directamente a una óptima calidad. Por favor, dirige tus consultas en inglés o en alemán a:

Johanna Paungger & Thomas Poppe
Apdo Postal 3
A-5230 Mattighofen
Austria
E-mail: paungger.poppe@aon.at
Página web: www.paungger-poppe.com

» Muchos lectores nos envían preguntas que ya han sido contestadas en este libro o que se pueden deducir con una paciente y atenta lectura de las numerosas reglas básicas contenidas en él. Nuestra respuesta podría impedir la satisfacción y el beneficio a largo plazo que puede conseguir cada uno con su propia experiencia.

En la mayoría de vuestros escritos se incluyen problemas para cuya solución se desea nuestra ayuda personal. ¡Sin embargo, la solución a casi todos los problemas la tienes delante de tu propia puerta! En muchas ocasiones no la dejas entrar porque, en su búsqueda, te limitas a ir en una determinada dirección, y eres demasiado orgulloso, miedoso o cómodo para buscar nuevos caminos.

Nuestro trabajo, el de ahora y el del futuro, está orientado a despertar el coraje necesario para tomar las propias riendas, el coraje que se precisa para ir realmente al fondo de los problemas, para tener en cuenta todos los aspectos y pensarlo todo hasta el final. No hay nadie, ningún «experto», ni siquiera nosotros, que pueda asumir esta tarea. Si nuestro trabajo ha sido capaz de despertar ese coraje, nos alegraremos contigo de todo corazón.

Calendario lunar de 2016 a 2026

ENERO			FEBRERO				MARZO			
V	1	♍	L	1	♏ (		5	M	1	♐	
S	2	♎	M	2	♏			X	2	♐	
D	3	♎	X	3	♐			J	3	♐	
L	4	♏		1	J	4	♐		V	4	♑	
M	5	♏	V	5	♐			S	5	♑	
X	6	♏	S	6	♑			D	6	♒	
J	7	♐	D	7	♑			L	7	♒		10
V	8	♐	L	8	♒ ●15:35		6	M	8	♓	
S	9	♑	M	9	♒			X	9	♓ ●2:53	
D	10	♑ ●2:28	X	10	♓			J	10	♈	
L	11	♒		2	J	11	♓		V	11	♈	
M	12	♒	V	12	♈			S	12	♉	
X	13	♒	S	13	♈			D	13	♉	
J	14	♓	D	14	♉			L	14	♊		11
V	15	♓	L	15	♉ ☽		7	M	15	♊ ☽	
S	16	♈	M	16	♊			X	16	♊	
D	17	♈ ☽	X	17	♊			J	17	♋	
L	18	♉		3	J	18	♋		V	18	♋	
M	19	♉	V	19	♋			S	19	♌	
X	20	♊	S	20	♋			D	20	♌	
J	21	♊	D	21	♌			L	21	♍		12
V	22	♋	L	22	♌ ○19:21		8	M	22	♍	
S	23	♋	M	23	♍			X	23	♍ ○13:02	
D	24	♌ ○02:47	X	24	♍			J	24	♎	
L	25	♌		4	J	25	♎		V	25	♎	
M	26	♌	V	26	♎			S	26	♏	
X	27	♍	S	27	♎			D	27	♏	
J	28	♍	D	28	♏			L	28	♏		13
V	29	♎	L	29	♏		9	M	29	♐	
S	30	♎							X	30	♐	
D	31	♎							J	31	♑ (	

2016

ABRIL				MAYO				JUNIO			
V	1	♑		D	1	♒		X	1	♈	
S	2	♑		L	2	♓	18	J	2	♈	
D	3	♒		M	3	♓		V	3	♉	
L	4	♒	14	X	4	♈		S	4	♉	
M	5	♓		J	5	♈		D	5	♊ ● 4:01	
X	6	♓		V	6	♉ ● 20:29		L	6	♊	23
J	7	♈ ● 12:22		S	7	♉		M	7	♋	
V	8	♈		D	8	♊		X	8	♋	
S	9	♉		L	9	♊	19	J	9	♌	
D	10	♉		M	10	♋		V	10	♌	
L	11	♊		X	11	♋		S	11	♍	
M	12	♊		J	12	♌		D	12	♍ ☽	
X	13	♋		V	13	♌		L	13	♍	24
J	14	♋ ☽		S	14	♌		M	14	♎	
V	15	♌	15	D	15	♍		X	15	♎	
S	16	♌		L	16	♍	20	J	16	♏	
D	17	♌		M	17	♎		V	17	♏	
L	18	♍	16	X	18	♎		S	18	♏	
M	19	♍		J	19	♎		D	19	♐	
X	20	♎		V	20	♏		L	20	♐ ○ 11:59	25
J	21	♎		S	21	♏ ○ 22:13		M	21	♑	
V	22	♎ ○ 06:23		D	22	♐		X	22	♑	
S	23	♏		L	23	♐	21	J	23	♒	
D	24	♏		M	24	♐		V	24	♒	
L	25	♐	17	X	25	♑		S	25	♒	
M	26	♐		J	26	♑		D	26	♓	
X	27	♐		V	27	♒		L	27	♓ ☾	26
J	28	♑		S	28	♒		M	28	♈	
V	29	♑		D	29	♓ ☾		X	29	♈	
S	30	♒ ☾		L	30	♓	22	J	30	♉	
				M	31	♓					

○ Luna llena
☾ Cuarto menguante
● Luna nueva
☽ Cuarto creciente

♈ Aries
♉ Tauro
♊ Géminis
♋ Cáncer

♌ Leo
♍ Virgo
♎ Libra
♏ Escorpio

♐ Sagitario
♑ Capricornio
♒ Acuario
♓ Piscis

JULIO				AGOSTO				SEPTIEMBRE			
V	1	♉		L	1	♋	31	J	1	♍ ● 10.05	
S	2	♊		M	2	♋ ● 21.45		V	2	♍	
D	3	♊		X	3	♌		S	3	♍	
L	4	♋ ● 12.04	27	J	4	♌		D	4	♎	
M	5	♋		V	5	♍		L	5	♎	36
X	6	♌		S	6	♍		M	6	♏	
J	7	♌		D	7	♎		X	7	♏	
V	8	♍		L	8	♎	32	J	8	♏	
S	9	♍		M	9	♎		V	9	♐ ☽	
D	10	♍		X	10	♏ ☽		S	10	♐	
L	11	♎	28	J	11	♏		D	11	♑	
M	12	♎ ☽		V	12	♐		L	12	♑	37
X	13	♏		S	13	♐		M	13	♒	
J	14	♏		D	14	♐		X	14	♒	
V	15	♏		L	15	♑	33	J	15	♒	
S	16	♐		M	16	♑		V	16	♓ ○ 20.02	
D	17	♐		X	17	♒		S	17	♓	
L	18	♑	29	J	18	♒ ○ 10.22		D	18	♈	
M	19	♑ ○ 23.56		V	19	♓		L	19	♈	38
X	20	♑		S	20	♓		M	20	♉	
J	21	♒		D	21	♈		X	21	♉	
V	22	♒		L	22	♈	34	J	22	♊	
S	23	♓		M	23	♉		V	23	♊ (	
D	24	♓		X	24	♉		S	24	♋	
L	25	♈	30	J	25	♉ (		D	25	♋	
M	26	♈ (		V	26	♊		L	26	♌	39
X	27	♉		S	27	♊		M	27	♌	
J	28	♉		D	28	♋		X	28	♍	
V	29	♊		L	29	♋	35	J	29	♍	
S	30	♊		M	30	♌		V	30	♍	
D	31	♋		X	31	♌					

2016

OCTUBRE				NOVIEMBRE				DICIEMBRE			
S	1	♎ ● 01.13		M	1	♏		J	1	♐	
D	2	♎		X	2	♐		V	2	♑	
L	3	♏	40	J	3	♐		S	3	♑	
M	4	♏		V	4	♐		D	4	♒	
X	5	♏		S	5	♑		L	5	♒	49
J	6	♐		D	6	♑		M	6	♒	
V	7	♐		L	7	♒ ☽	45	X	7	♓	
S	8	♑		M	8	♒		J	8	♓	
D	9	♑ ☽		X	9	♓		V	9	♈	
L	10	♑	41	J	10	♓		S	10	♈	
M	11	♒		V	11	♓		D	11	♉	
X	12	♒		S	12	♈		L	12	♉	50
J	13	♓		D	13	♈		M	13	♊	
V	14	♓		L	14	♉ ○ 14.53	46	X	14	♊ ○ 01.05	
S	15	♈		M	15	♉		J	15	♋	
D	16	♈ ○ 05.21		X	16	♊		V	16	♋	
L	17	♉	42	J	17	♊		S	17	♌	
M	18	♉		V	18	♋		D	18	♌	
X	19	♊		S	19	♋		L	19	♍	51
J	20	♊		D	20	♌		M	20	♍	
V	21	♋		L	21	♌ ☾	47	X	21	♍ ☾	
S	22	♋ ☾		M	22	♍		J	22	♎	
D	23	♌		X	23	♍		V	23	♎	
L	24	♌	43	J	24	♎		S	24	♏	
M	25	♌		V	25	♎		D	25	♏	
X	26	♍		S	26	♎		L	26	♏	52
J	27	♍		D	27	♏		M	27	♐	
V	28	♎		L	28	♏	48	X	28	♐	
S	29	♎		M	29	♐ ● 13.17		J	29	♑ ● 07.50	
D	30	♎ ● 18.40		X	30	♐		V	30	♑	
L	31	♏	44					S	31	♑	

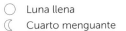

○ Luna llena
☾ Cuarto menguante
● Luna nueva
☽ Cuarto creciente

♈ Aries
♉ Tauro
♊ Géminis
♋ Cáncer

♌ Leo
♍ Virgo
♎ Libra
♏ Escorpio

♐ Sagitario
♑ Capricornio
♒ Acuario
♓ Piscis

ENERO				FEBRERO				MARZO			
D	1	♒	1	X	1	♈		X	1	♈	
L	2	♒		J	2	♈		J	2	♈	
M	3	♓		V	3	♈		V	3	♉	
X	4	♓		S	4	♉ ☽		S	4	♉	
J	5	♈ ☽		D	5	♉		D	5	♊ ☽	
V	6	♈		L	6	♊	6	L	6	♊	10
S	7	♉		M	7	♊		M	7	♋	
D	8	♉		X	8	♋		X	8	♋	
L	9	♊	2	J	9	♋		J	9	♌	
M	10	♊		V	10	♌		V	10	♌	
X	11	♋		S	11	♌ ○ 01.32		S	11	♍	
J	12	♋ ○ 12.37		D	12	♍		D	12	♍ ○ 15.57	
V	13	♋		L	13	♍	7	L	13	♍	11
S	14	♌		M	14	♎		M	14	♎	
D	15	♌		X	15	♎		X	15	♎	
L	16	♍	3	J	16	♎		J	16	♏	
M	17	♍		V	17	♏		V	17	♏	
X	18	♎		S	18	♏ ☾		S	18	♏	
J	19	♎ ☾		D	19	♐		D	19	♐	
V	20	♏		L	20	♐	8	L	20	♐ ☾	12
S	21	♏		M	21	♐		M	21	♑	
D	22	♏		X	22	♑		X	22	♑	
L	23	♐	4	J	23	♑		J	23	♑	
M	24	♐		V	24	♒		V	24	♒	
X	25	♑		S	25	♒		S	25	♒	
J	26	♑		D	26	♒ ● 15.23		D	26	♓	
V	27	♑		L	27	♓	9	L	27	♓	13
S	28	♒ ● 01.08		M	28	♓		M	28	♈ ● 03.55	
D	29	♒						X	29	♈	
L	30	♓	5					J	30	♉	
M	31	♓						V	31	♉	

2017

	ABRIL				MAYO				JUNIO	
S	1	♊		L	1	♋	18	J	1	♍
D	2	♊		M	2	♋		V	2	♍
L	3	♋ ☽	14	X	3	♌ ☽		S	3	♍
M	4	♋		J	4	♌		D	4	♎
X	5	♌		V	5	♍		L	5	♎	23
J	6	♌		S	6	♍		M	6	♏
V	7	♌		D	7	♎		X	7	♏
S	8	♍		L	8	♎	19	J	8	♐
D	9	♍		M	9	♎		V	9	♐ ○ 14.09
L	10	♎	15	X	10	♏ ○ 22.42		S	10	♐
M	11	♎ ○ 07.10		J	11	♏		D	11	♑
X	12	♏		V	12	♐		L	12	♑	24
J	13	♏		S	13	♐		M	13	♑
V	14	♏		D	14	♐		X	14	♒
S	15	♐		L	15	♑	20	J	15	♒
D	16	♐		M	16	♑		V	16	♓
L	17	♐	16	X	17	♒		S	17	♓ ☾
M	18	♑		J	18	♒		D	18	♈
X	19	♑ ☾		V	19	♒ ☾		L	19	♈	25
J	20	♒		S	20	♓		M	20	♉
V	21	♒		D	21	♓		X	21	♉
S	22	♓		L	22	♈	21	J	22	♊
D	23	♓		M	23	♈		V	23	♊
L	24	♓	17	X	24	♉		S	24	♋ ● 03.30
M	25	♈		J	25	♉ ● 20.45		D	25	♋
X	26	♈ ● 13.14		V	26	♊		L	26	♌	26
J	27	♉		S	27	♊		M	27	♌
V	28	♉		D	28	♋		X	28	♌
S	29	♊		L	29	♋	22	J	29	♍
D	30	♊		M	30	♌		V	30	♍
				X	31	♌				

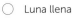

○ Luna llena
☾ Cuarto menguante
● Luna nueva
☽ Cuarto creciente

♈ Aries
♉ Tauro
♊ Géminis
♋ Cáncer

♌ Leo
♍ Virgo
♎ Libra
♏ Escorpio

♐ Sagitario
♑ Capricornio
♒ Acuario
♓ Piscis

JULIO				AGOSTO				SEPTIEMBRE			
S	1	♎	☽	M	1	♏		V	1	♑	
D	2	♎		X	2	♐		S	2	♑	
L	3	♏	27	J	3	♐		D	3	♒	
M	4	♏		V	4	♐		L	4	♒	36
X	5	♏		S	5	♑		M	5	♒	
J	6	♐		D	6	♑		X	6	♓	○ 07.58
V	7	♐		L	7	♒	○ 19.07 32	J	7	♓	
S	8	♑		M	8	♒		V	8	♈	
D	9	♑	○ 05.06	X	9	♓		S	9	♈	
L	10	♑	28	J	10	♓		D	10	♉	
M	11	♒		V	11	♓		L	11	♉	37
X	12	♒		S	12	♈		M	12	♊	
J	13	♓		D	13	♈		X	13	♊	☾
V	14	♓		L	14	♉	33	J	14	♋	
S	15	♓		M	15	♉	☾	V	15	♋	
D	16	♈	☾	X	16	♊		S	16	♋	
L	17	♈	29	J	17	♊		D	17	♌	
M	18	♉		V	18	♋		L	18	♌	38
X	19	♉		S	19	♋		M	19	♍	
J	20	♊		D	20	♌		X	20	♍	● 06.32
V	21	♊		L	21	♌	● 19.31 34	J	21	♎	
S	22	♋		M	22	♍		V	22	♎	
D	23	♋	● 10.47	X	23	♍		S	23	♏	
L	24	♌	30	J	24	♍		D	24	♏	
M	25	♌		V	25	♎		L	25	♏	39
X	26	♍		S	26	♎		M	26	♐	
J	27	♍		D	27	♏		X	27	♐	
V	28	♎		L	28	♏	35	J	28	♑	☽
S	29	♎		M	29	♐	☽	V	29	♑	
D	30	♎	☽	X	30	♐		S	30	♑	
L	31	♏	31	J	31	♐					

2017

OCTUBRE			NOVIEMBRE			DICIEMBRE		
D	1	♒	X	1	♓	V	1	♉
L	2	♒ 40	J	2	♈	S	2	♉
M	3	♓	V	3	♈	D	3	♊ ◯ 16.45
X	4	♓	S	4	♉ ◯ 06.21	L	4	♊ 49
J	5	♈ ◯ 19.37	D	5	♉	M	5	♋
V	6	♈	L	6	♊ 45	X	6	♋
S	7	♈	M	7	♊	J	7	♌
D	8	♉	X	8	♋	V	8	♌
L	9	♉ 41	J	9	♋	S	9	♌
M	10	♊	V	10	♌ ☾	D	10	♍ ☾
X	11	♊	S	11	♌	L	11	♍ 50
J	12	♋ ☾	D	12	♍	M	12	♎
V	13	♋	L	13	♍ 46	X	13	♎
S	14	♌	M	14	♍	J	14	♏
D	15	♌	X	15	♎	V	15	♏
L	16	♍ 42	J	16	♎	S	16	♏
M	17	♍	V	17	♏	D	17	♐
X	18	♎	S	18	♏ ● 12.43	L	18	♐ ● 07.30 51
J	19	♎ ● 20.13	D	19	♐	M	19	♑
V	20	♎	L	20	♐ 47	X	20	♑
S	21	♏	M	21	♐	J	21	♑
D	22	♏	X	22	♑	V	22	♒
L	23	♐ 43	J	23	♑	S	23	♒
M	24	♐	V	24	♒	D	24	♓
X	25	♐	S	25	♒	L	25	♓
J	26	♑	D	26	♒ ☽	M	26	♓ ☽ 52
V	27	♑ ☽	L	27	♓ 48	X	27	♈
S	28	♒	M	28	♓	J	28	♈
D	29	♒	X	29	♈	V	29	♉
L	30	♒ 44	J	30	♈	S	30	♉
M	31	♓				D	31	♊

◯ Luna llena
☾ Cuarto menguante
● Luna nueva
☽ Cuarto creciente

♈ Aries
♉ Tauro
♊ Géminis
♋ Cáncer

♌ Leo
♍ Virgo
♎ Libra
♏ Escorpio

♐ Sagitario
♑ Capricornio
♒ Acuario
♓ Piscis

ENERO

L	1	♊	1
M	2	♋	○ 03.25
X	3	♋	
J	4	♌	
V	5	♌	
S	6	♍	
D	7	♍	
L	8	♎ ☽	2
M	9	♎	
X	10	♏	
J	11	♏	
V	12	♏	
S	13	♐	
D	14	♐	
L	15	♑	3
M	16	♑	
X	17	♑	● 03.16
J	18	♒	
V	19	♒	
S	20	♓	
D	21	♓	
L	22	♓	4
M	23	♈	
X	24	♈ ☾	
J	25	♉	
V	26	♉	
S	27	♊	
D	28	♊	
L	29	♋	5
M	30	♋	
X	31	♌	○ 14.27

FEBRERO

J	1	♌	
V	2	♍	
S	3	♍	
D	4	♎	
L	5	♎	6
M	6	♎	
X	7	♏ ☽	
J	8	♏	
V	9	♐	
S	10	♐	
D	11	♐	
L	12	♑	7
M	13	♑	
X	14	♒	
J	15	♒	● 22.04
V	16	♒	
S	17	♓	
D	18	♓	
L	19	♈	8
M	20	♈	
X	21	♉	
J	22	♉	
V	23	♉ ☾	
S	24	♊	
D	25	♊	
L	26	♋	9
M	27	♋	
X	28	♌	

MARZO

J	1	♌	
V	2	♍	○ 01.52
S	3	♍	
D	4	♎	
L	5	♎	10
M	6	♏	
X	7	♏	
J	8	♐	
V	9	♐ ☽	
S	10	♐	
D	11	♑	
L	12	♑	11
M	13	♒	
X	14	♒	
J	15	♒	
V	16	♓	
S	17	♓	● 14.06
D	18	♈	
L	19	♈	12
M	20	♉	
X	21	♉	
J	22	♉	
V	23	♊	
S	24	♊	
D	25	♋	
L	26	♋	13
M	27	♌	
X	28	♌	
J	29	♍	
V	30	♍	
S	31	♎	○ 13.40

2018

ABRIL			MAYO			JUNIO		
D	1 ♎		M	1 ♏		V	1 ♑	
L	2 ♏	14	X	2 ♐		S	2 ♑	
M	3 ♏		J	3 ♐		D	3 ♒	
X	4 ♏		V	4 ♐		L	4 ♒	23
J	5 ♐		S	5 ♑		M	5 ♒	
V	6 ♐		D	6 ♑		X	6 ♓ ☾	
S	7 ♑		L	7 ♒	19	J	7 ♓	
D	8 ♑ ☾		M	8 ♒ ☾		V	8 ♈	
L	9 ♑	15	X	9 ♒		S	9 ♈	
M	10 ♒		J	10 ♓		D	10 ♈	
X	11 ♒		V	11 ♓		L	11 ♉	24
J	12 ♓		S	12 ♈		M	12 ♉	
V	13 ♓		D	13 ♈		X	13 ♊ ● 20.43	
S	14 ♓		L	14 ♉	20	J	14 ♊	
D	15 ♈		M	15 ♉ ● 12.45		V	15 ♋	
L	16 ♈ ● 02.55	16	X	16 ♊		S	16 ♋	
M	17 ♉		J	17 ♊		D	17 ♌	
X	18 ♉		V	18 ♋		L	18 ♌	25
J	19 ♊		S	19 ♋		M	19 ♍	
V	20 ♊		D	20 ♋		X	20 ♍ ☽	
S	21 ♋		L	21 ♌	21	J	21 ♎	
D	22 ♋ ☽		M	22 ♌ ☽		V	22 ♎	
L	23 ♌	17	X	23 ♍		S	23 ♏	
M	24 ♌		J	24 ♍		D	24 ♏	
X	25 ♍		V	25 ♎		L	25 ♏	26
J	26 ♍		S	26 ♎		M	26 ♐	
V	27 ♍		D	27 ♏		X	27 ♐	
S	28 ♎		L	28 ♏	22	J	28 ♑ ○ 05.52	
D	29 ♎		M	29 ♐ ○ 15.23		V	29 ♑	
L	30 ♏ ○ 02.00	18	X	30 ♐		S	30 ♑	
			J	31 ♐				

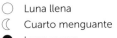

○ Luna llena
☾ Cuarto menguante
● Luna nueva
☽ Cuarto creciente

♈ Aries
♉ Tauro
♊ Géminis
♋ Cáncer

♌ Leo
♍ Virgo
♎ Libra
♏ Escorpio

♐ Sagitario
♑ Capricornio
♒ Acuario
♓ Piscis

JULIO					AGOSTO					SEPTIEMBRE				
D	1	♒			X	1	♓			S	1	♉		
L	2	♒		27	J	2	♈			D	2	♉		
M	3	♓			V	3	♈			L	3	♊	(	36
X	4	♓			S	4	♉	(		M	4	♊		
J	5	♓			D	5	♉			X	5	♋		
V	6	♈	(		L	6	♉		32	J	6	♋		
S	7	♈			M	7	♊			V	7	♌		
D	8	♉			X	8	♊			S	8	♌		
L	9	♉		28	J	9	♋			D	9	♍	● 19.01	
M	10	♊			V	10	♋			L	10	♍		37
X	11	♊			S	11	♌	● 10.58		M	11	♎		
J	12	♋			D	12	♌			X	12	♎		
V	13	♋	● 03.47		L	13	♍		33	J	13	♏		
S	14	♌			M	14	♍			V	14	♏		
D	15	♌			X	15	♎			S	15	♏		
L	16	♍		29	J	16	♎			D	16	♐		
M	17	♍			V	17	♏			L	17	♐	☽	38
X	18	♎			S	18	♏	☽		M	18	♑		
J	19	♎	☽		D	19	♐			X	19	♑		
V	20	♎			L	20	♐		34	J	20	♑		
S	21	♏			M	21	♐			V	21	♒		
D	22	♏			X	22	♑			S	22	♒		
L	23	♐		30	J	23	♑			D	23	♓		
M	24	♐			V	24	♒			L	24	♓		39
X	25	♑			S	25	♒			M	25	♓	○ 03.50	
J	26	♑			D	26	♒	○ 12.53		X	26	♈		
V	27	♑	○ 21.20		L	27	♓		35	J	27	♈		
S	28	♒			M	28	♓			V	28	♉		
D	29	♒			X	29	♈			S	29	♉		
L	30	♒		31	J	30	♈			D	30	♊		
M	31	♓			V	31	♈							

2018

OCTUBRE			NOVIEMBRE			DICIEMBRE		
L	1	♊ 40	J	1	♌	S	1	♍
M	2	♋ ☾	V	2	♌	D	2	♎
X	3	♋	S	3	♍	L	3	♎ 49
J	4	♌	D	4	♍	M	4	♏
V	5	♌	L	5	♎ 45	X	5	♏
S	6	♌	M	6	♎	J	6	♏
D	7	♍	X	7	♏ ● 17.05	V	7	♐ ● 08.23
L	8	♍ 41	J	8	♏	S	8	♐
M	9	♎ ● 04.49	V	9	♐	D	9	♑
X	10	♎	S	10	♐	L	10	♑ 50
J	11	♏	D	11	♐	M	11	♑
V	12	♏	L	12	♑ 46	X	12	♒
S	13	♐	M	13	♑	J	13	♒
D	14	♐	X	14	♒	V	14	♓
L	15	♑ 42	J	15	♒ ☽	S	15	♓ ☽
M	16	♑ ☽	V	16	♒	D	16	♓
X	17	♑	S	17	♓	L	17	♈ 51
J	18	♒	D	18	♓	M	18	♈
V	19	♒	L	19	♈ 47	X	19	♉
S	20	♓	M	20	♈	J	20	♉
D	21	♓	X	21	♈	V	21	♊
L	22	♓ 43	J	22	♉	S	22	♊ ○ 18.47
M	23	♈	V	23	♉ ○ 06.36	D	23	♋
X	24	♈ ○ 17.41	S	24	♊	L	24	♋ 52
J	25	♉	D	25	♊	M	25	♌
V	26	♉	L	26	♋ 48	X	26	♌
S	27	♊	M	27	♋	J	27	♍
D	28	♊	X	28	♌	V	28	♍
L	29	♊ 44	J	29	♌	S	29	♎ ☾
M	30	♋	V	30	♍ ☾	D	30	♎
X	31	♋ ☾				L	31	♎ 53

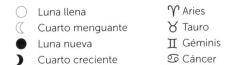

○ Luna llena
☾ Cuarto menguante
● Luna nueva
☽ Cuarto creciente

♈ Aries
♉ Tauro
♊ Géminis
♋ Cáncer

♌ Leo
♍ Virgo
♎ Libra
♏ Escorpio

♐ Sagitario
♑ Capricornio
♒ Acuario
♓ Piscis

ENERO					FEBRERO					MARZO				
M	1	♏		1	V	1	♐			V	1	♑		
X	2	♏			S	2	♑			S	2	♑		
J	3	♐			D	3	♑			D	3	♒		
V	4	♐			L	4	♒	●22.04	6	L	4	♒		10
S	5	♑			M	5	♒			M	5	♒		
D	6	♑	●02.27		X	6	♒			X	6	♓	●17.01	
L	7	♑		2	J	7	♓			J	7	♓		
M	8	♒			V	8	♓			V	8	♈		
X	9	♒			S	9	♈			S	9	♈		
J	10	♓			D	10	♈			D	10	♈		
V	11	♓			L	11	♈		7	L	11	♉		11
S	12	♓			M	12	♉	☽		M	12	♉		
D	13	♈			X	13	♉			X	13	♊		
L	14	♈	☽	3	J	14	♊			J	14	♊	☽	
M	15	♉			V	15	♊			V	15	♋		
X	16	♉			S	16	♋			S	16	♋		
J	17	♉			D	17	♋			D	17	♋		
V	18	♊			L	18	♌		8	L	18	♌		12
S	19	♊			M	19	♌	○16.51		M	19	♌		
D	20	♋			X	20	♍			X	20	♍		
L	21	♋	○06.14	4	J	21	♍			J	21	♍	○02.43	
M	22	♌			V	22	♎			V	22	♎		
X	23	♌			S	23	♎			S	23	♎		
J	24	♍			D	24	♏			D	24	♏		
V	25	♍			L	25	♏		9	L	25	♏		13
S	26	♎			M	26	♐	☾		M	26	♐		
D	27	♎	☾		X	27	♐			X	27	♐		
L	28	♏		5	J	28	♐			J	28	♑	☾	
M	29	♏								V	29	♑		
X	30	♐								S	30	♑		
J	31	♐								D	31	♒		

2019

ABRIL			MAYO			JUNIO		
L	1 ♒	14	X	1 ♓		S	1 ♉	
M	2 ♓		J	2 ♈		D	2 ♉	
X	3 ♓		V	3 ♈		L	3 ♊ ● 10.59	23
J	4 ♓		S	4 ♉ ● 23.45		M	4 ♊	
V	5 ♈ ● 09.47		D	5 ♉	19	X	5 ♋	
S	6 ♈		L	6 ♉		J	6 ♋	
D	7 ♉		M	7 ♊		V	7 ♌	
L	8 ♉	15	X	8 ♊		S	8 ♌	
M	9 ♊		J	9 ♋		D	9 ♍	
X	10 ♊		V	10 ♋		L	10 ♍ ☽	24
J	11 ♊		S	11 ♌		M	11 ♍	
V	12 ♋ ☽		D	12 ♌ ☽		X	12 ♎	
S	13 ♋		L	13 ♍	20	J	13 ♎	
D	14 ♌		M	14 ♍		V	14 ♏	
L	15 ♌	16	X	15 ♎		S	15 ♏	
M	16 ♍		J	16 ♎		D	16 ♐	
X	17 ♍		V	17 ♏		L	17 ♐ ○ 09.34	25
J	18 ♎		S	18 ♏ ○ 22.12		M	18 ♑	
V	19 ♎ ○ 12.16		D	19 ♏		X	19 ♑	
S	20 ♏		L	20 ♐	21	J	20 ♑	
D	21 ♏		M	21 ♐		V	21 ♒	
L	22 ♐	17	X	22 ♑		S	22 ♒	
M	23 ♐		J	23 ♑		D	23 ♓	
X	24 ♑		V	24 ♒		L	24 ♓	26
J	25 ♑		S	25 ♒		M	25 ♓ ☾	
V	26 ♑ ☾		D	26 ♒ ☾		X	26 ♈	
S	27 ♒		L	27 ♓	22	J	27 ♈	
D	28 ♒		M	28 ♓		V	28 ♉	
L	29 ♓	18	X	29 ♈		S	29 ♉	
M	30 ♓		J	30 ♈		D	30 ♊	
			V	31 ♈				

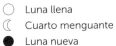

○	Luna llena	♈ Aries	♌ Leo	♐ Sagitario
☾	Cuarto menguante	♉ Tauro	♍ Virgo	♑ Capricornio
●	Luna nueva	♊ Géminis	♎ Libra	♒ Acuario
☽	Cuarto creciente	♋ Cáncer	♏ Escorpio	♓ Piscis

JULIO				AGOSTO				SEPTIEMBRE			
L	1	♊	27	J	1	♌ ● 04.09		D	1	♎	
M	2	♊ ● 20.13		V	2	♌		L	2	♎	36
X	3	♋		S	3	♍		M	3	♏	
J	4	♋		D	4	♍		X	4	♏	
V	5	♌		L	5	♎	32	J	5	♏	
S	6	♌		M	6	♎		V	6	♐ ☽	
D	7	♍		X	7	♏ ☽		S	7	♐	
L	8	♍	28	J	8	♏		D	8	♑	
M	9	♎ ☽		V	9	♐		L	9	♑	37
X	10	♎		S	10	♐		M	10	♒	
J	11	♏		D	11	♐		X	11	♒	
V	12	♏		L	12	♑	33	J	12	♒	
S	13	♐		M	13	♑		V	13	♓	
D	14	♐		X	14	♒		S	14	♓ ○ 05.32	
L	15	♐	29	J	15	♒ ○ 13.29		D	15	♈	
M	16	♑ ○ 22.38		V	16	♒		L	16	♈	38
X	17	♑		S	17	♓		M	17	♈	
J	18	♒		D	18	♓		X	18	♉	
V	19	♒		L	19	♈	34	J	19	♉	
S	20	♓		M	20	♈		V	20	♊	
D	21	♓		X	21	♈		S	21	♊	
L	22	♓	30	J	22	♉		D	22	♊ ☾	
M	23	♈		V	23	♉ ☾		L	23	♋	39
X	24	♈		S	24	♊		M	24	♋	
J	25	♉ ☾		D	25	♊		X	25	♌	
V	26	♉		L	26	♋	35	J	26	♌	
S	27	♉		M	27	♋		V	27	♍	
D	28	♊		X	28	♌		S	28	♍	
L	29	♊	31	J	29	♌		D	29	♎ ● 19.26	
M	30	♋		V	30	♍ ● 11.35		L	30	♎	40
X	31	♋		S	31	♍					

2019

OCTUBRE			NOVIEMBRE			DICIEMBRE		
M	1	♏	V	1	♐	D	1	♒
X	2	♏	S	2	♑	L	2	♒ 49
J	3	♐	D	3	♑ ☽	M	3	♒
V	4	♐	L	4	♒ 45	X	4	♓ ☽
S	5	♑ ☽ 41	M	5	♒	J	5	♓
D	6	♑	X	6	♒	V	6	♈
L	7	♑	J	7	♓	S	7	♈
M	8	♒	V	8	♓	D	8	♈
X	9	♒	S	9	♈	L	9	♉ 50
J	10	♓	D	10	♈	M	10	♉
V	11	♓	L	11	♈ 46	X	11	♊
S	12	♓	M	12	♉ ◯ 14.32	J	12	♊ ◯ 06.10
D	13	♈ ◯ 22.07	X	13	♉	V	13	♊
L	14	♈ 42	J	14	♊	S	14	♋
M	15	♉	V	15	♊	D	15	♋
X	16	♉	S	16	♋	L	16	♌ 51
J	17	♉	D	17	♋	M	17	♌
V	18	♊	L	18	♌ 47	X	18	♍
S	19	♊	M	19	♌ ☾	J	19	♍ ☾
D	20	♋	X	20	♌	V	20	♎
L	21	♋ ☾ 43	J	21	♍	S	21	♎
M	22	♌	V	22	♍	D	22	♏
X	23	♌	S	23	♎	L	23	♏ 52
J	24	♍	D	24	♎	M	24	♐
V	25	♍	L	25	♏ 48	X	25	♐
S	26	♎	M	26	♏ ● 16.11	J	26	♑ ● 06.15
D	27	♎	X	27	♐	V	27	♑
L	28	♏ ● 04.40 44	J	28	♐	S	28	♑
M	29	♏	V	29	♑	D	29	♒
X	30	♐	S	30	♑	L	30	♒ 53
J	31	♐				M	31	♓

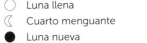

◯ Luna llena
☾ Cuarto menguante
● Luna nueva
☽ Cuarto creciente

♈ Aries
♉ Tauro
♊ Géminis
♋ Cáncer

♌ Leo
♍ Virgo
♎ Libra
♏ Escorpio

♐ Sagitario
♑ Capricornio
♒ Acuario
♓ Piscis

ENERO				FEBRERO				MARZO			
X	1	♓	1	S	1	♈		D	1	♉	
J	2	♓		D	2	♉ ☽		L	2	♊ ☽	10
V	3	♈ ☽		L	3	♉	6	M	3	♊	
S	4	♈		M	4	♊		X	4	♊	
D	5	♉		X	5	♊		J	5	♋	
L	6	♉	2	J	6	♋		V	6	♋	
M	7	♉		V	7	♋		S	7	♌	
X	8	♊		S	8	♌		D	8	♌	
J	9	♊		D	9	♌ ○ 8.30		L	9	♍ ○ 18.45	11
V	10	♋ ○ 20.17		L	10	♌	7	M	10	♍	
S	11	♋		M	11	♍		X	11	♎	
D	12	♌		X	12	♍		J	12	♎	
L	13	♌	3	J	13	♎		V	13	♏	
M	14	♍		S	14	♎		S	14	♏	
X	15	♍		V	15	♏ ☾		D	15	♐	
J	16	♎		D	16	♏		L	16	♐ ☾	12
V	17	♎ ☾		L	17	♐	8	M	17	♑	
S	18	♏		M	18	♐		X	18	♑	
D	19	♏		X	19	♑		J	19	♑	
L	20	♐	4	J	20	♑		V	20	♒	
M	21	♐		V	21	♒		S	21	♒	
X	22	♐		S	22	♒		D	22	♓	
J	23	♑		D	23	♒ ● 16.33		L	23	♓	13
V	24	♑ ● 22.42		L	24	♓	9	M	24	♓ ● 10.28	
S	25	♒		M	25	♓		X	25	♈	
D	26	♒		X	26	♈		J	26	♈	
L	27	♒	5	J	27	♈		V	27	♉	
M	28	♓		V	28	♈		S	28	♉	
X	29	♓		S	29	♉		D	29	♉	
J	30	♈						L	30	♊	14
V	31	♈						M	31	♊	

2020

ABRIL				MAYO				JUNIO			
X	1	♋ ☽		V	1	♌		L	1	♎	23
J	2	♋		S	2	♌		M	2	♎	
V	3	♌		D	3	♍		X	3	♏	
S	4	♌		L	4	♍	19	J	4	♏	
D	5	♍		M	5	♎		V	5	♐ ○ 20.14	
L	6	♍		X	6	♎		S	6	♐	
M	7	♎	15	J	7	♏ ○ 11.48		D	7	♑	
X	8	♎ ○ 3.34		V	8	♏		L	8	♑	24
J	9	♏		S	9	♐		M	9	♑	
V	10	♏		D	10	♐		X	10	♒	
S	11	♐		L	11	♑	20	J	11	♒	
D	12	♐		M	12	♑		V	12	♓	
L	13	♐	16	X	13	♒		S	13	♓ ☾	
M	14	♑ ☾		J	14	♒ ☾		D	14	♈	
X	15	♑		V	15	♒		L	15	♈	25
J	16	♒		S	16	♓		M	16	♈	
V	17	♒		D	17	♓		X	17	♉	
S	18	♓		L	18	♈	21	J	18	♉	
D	19	♓		M	19	♈		V	19	♊	
L	20	♓	17	X	20	♈		S	20	♊	
M	21	♈		J	21	♉		D	21	♊ ● 7.37	
X	22	♈		V	22	♉ ● 18.36		L	22	♋	26
J	23	♉ ● 3.23		S	23	♊		M	23	♋	
V	24	♉		D	24	♊		X	24	♌	
S	25	♉		L	25	♊	22	J	25	♌	
D	26	♊		M	26	♋		V	26	♍	
L	27	♊	18	X	27	♋		S	27	♍	
M	28	♋		J	28	♌		D	28	♎ ☽	
X	29	♋		V	29	♌		L	29	♎	27
J	30	♋ ☽		S	30	♍ ☽		M	30	♏	
				D	31	♍					

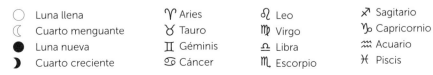

○ Luna llena
☾ Cuarto menguante
● Luna nueva
☽ Cuarto creciente

♈ Aries
♉ Tauro
♊ Géminis
♋ Cáncer

♌ Leo
♍ Virgo
♎ Libra
♏ Escorpio

♐ Sagitario
♑ Capricornio
♒ Acuario
♓ Piscis

	JULIO				AGOSTO				SEPTIEMBRE		
X	1	♏		S	1	♑		M	1	♒	
J	2	♏		D	2	♑		X	2	♓	○ 6.22
V	3	♐		L	3	♒	○ 17.01	32	J	3	♓	
S	4	♐		M	4	♒			V	4	♈	
D	5	♑	○ 5.48	X	5	♒		S	5	♈	
L	6	♑	28	J	6	♓		D	6	♈	
M	7	♒		V	7	♓		L	7	♉	37
X	8	♒		S	8	♈		M	8	♉	
J	9	♓		D	9	♈		X	9	♊	
V	10	♓		L	10	♈	33	J	10	♊	☾
S	11	♓		M	11	♉	☾	V	11	♊	
D	12	♈		X	12	♉		S	12	♋	
L	13	♈	☾	29	J	13	♊	D	13	♋	
M	14	♉		V	14	♊		L	14	♌	38
X	15	♉		S	15	♊		M	15	♌	
J	16	♉		D	16	♋		X	16	♍	
V	17	♊		L	17	♋	34	J	17	♍	● 11.57
S	18	♊		M	18	♌		V	18	♎	
D	19	♋		X	19	♌	● 3.38	S	19	♎	
L	20	♋	● 18.29	30	J	20	♍	D	20	♏	
M	21	♌		V	21	♍		L	21	♏	39
X	22	♌		S	22	♎		M	22	♐	
J	23	♌		D	23	♎		X	23	♐	
V	24	♍		L	24	♏	35	J	24	♐	☽
S	25	♍		M	25	♏	☽	V	25	♑	
D	26	♎		X	26	♐		S	26	♑	
L	27	♎	☽	31	J	27	♐	D	27	♒	
M	28	♏		V	28	♑		L	28	♒	40
X	29	♏		S	29	♑		M	29	♓	
J	30	♐		D	30	♑		X	30	♓	
V	31	♐		L	31	♒	36				

2020

OCTUBRE				NOVIEMBRE				DICIEMBRE			
J	1	♓	○ 22.05	D	1	♉		M	1	♊	
V	2	♈		L	2	♉	45	X	2	♊	
S	3	♈		M	3	♊		J	3	♋	
D	4	♉		X	4	♊		V	4	♋	
L	5	♉	41	J	5	♋		S	5	♌	
M	6	♉		V	6	♋		D	6	♌	
X	7	♊		S	7	♋		L	7	♍	50
J	8	♊		D	8	♌ ☾		M	8	♍ ☾	
V	9	♋		L	9	♌	46	X	9	♍	
S	10	♋ ☾		M	10	♍		J	10	♎	
D	11	♋		X	11	♍		V	11	♎	
L	12	♌	42	J	12	♎		S	12	♏	
M	13	♌		V	13	♎		D	13	♏	
X	14	♍		S	14	♏		L	14	♐	● 17.19 51
J	15	♍		D	15	♏ ● 6.08		M	15	♐	
V	16	♎		L	16	♐	47	X	16	♑	
S	17	♎		M	17	♐		J	17	♑	
D	18	♏		X	18	♑		V	18	♒	
L	19	♏	43	J	19	♑		S	19	♒	
M	20	♐		V	20	♒		D	20	♓	
X	21	♐		S	21	♒		L	21	♓	52
J	22	♑		D	22	♒ ☽		M	22	♈ ☽	
V	23	♑ ☽		L	23	♓	48	X	23	♈	
S	24	♒		M	24	♓		J	24	♈	
D	25	♒		X	25	♈		V	25	♉	
L	26	♓		J	26	♈		S	26	♉	
M	27	♓	44	V	27	♈		D	27	♉	
X	28	♓		S	28	♉		L	28	♊	53
J	29	♈		D	29	♉		M	29	♊	
V	30	♈		L	30	♊ ○ 10.28	49	X	30	♋	○ 04.25
S	31	♉ ○ 15.48						J	31	♋	

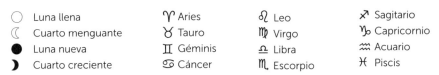

○ Luna llena
☾ Cuarto menguante
● Luna nueva
☽ Cuarto creciente

♈ Aries
♉ Tauro
♊ Géminis
♋ Cáncer

♌ Leo
♍ Virgo
♎ Libra
♏ Escorpio

♐ Sagitario
♑ Capricornio
♒ Acuario
♓ Piscis

ENERO				FEBRERO				MARZO			
V	1	♌		L	1	♍	**5**	L	1	♎	**9**
S	2	♌		M	2	♎		M	2	♎	
D	3	♌		X	3	♎		X	3	♏	
L	4	♍	**1**	J	4	♏ ☾		J	4	♏	
M	5	♍		V	5	♏		V	5	♐	
X	6	♎ ☾		S	6	♐		S	6	♐ ☾	
J	7	♎		D	7	♐		D	7	♐	
V	8	♏		L	8	♑	**6**	L	8	♑	**10**
S	9	♏		M	9	♑		M	9	♑	
D	10	♐		C	10	♑		X	10	♒	
L	11	♐	**2**	J	11	♒ ● 20.05		J	11	♒	
M	12	♑		V	12	♒		V	12	♓	
X	13	♑ ● 05.59		S	13	♓		S	13	♓ ● 11.20	
J	14	♒		D	14	♓		D	14	♓	
V	15	♒		L	15	♈	**7**	L	15	♈	**11**
S	16	♓		M	16	♈		M	16	♈	
D	17	♓		X	17	♈		X	17	♉	
L	18	♓	**3**	J	18	♉		J	18	♉	
M	19	♈		V	19	♉ ☽		V	19	♉	
X	20	♈ ☽		S	20	♊		S	20	♊	
J	21	♉		D	21	♊		D	21	♊ ☽	
V	22	♉		L	22	♊	**8**	L	22	♋	**12**
S	23	♉		M	23	♋		M	23	♋	
D	24	♊		X	24	♋		X	24	♌	
L	25	♊	**4**	J	25	♌		J	25	♌	
M	26	♋		V	26	♌		V	26	♌	
X	27	♋		S	27	♍ ○ 09.17		S	27	♍	
J	28	♋ ○ 20.17		D	28	♍		D	28	♍ ○ 19.46	
V	29	♌						L	29	♎	**13**
S	30	♌						M	30	♎	
D	31	♍						X	31	♏	

2021

ABRIL

Día	Nº	Signo	Luna	Semana
J	1	♏		
V	2	♐		
S	3	♐		
D	4	♑	☾	
L	5	♑		14
M	6	♒		
X	7	♒		
J	8	♓		
V	9	♓		
S	10	♓		
D	11	♈		
L	12	♈	● 03.30	15
M	13	♉		
X	14	♉		
J	15	♉		
V	16	♊		
S	17	♊		
D	18	♋		
L	19	♋		16
M	20	♋	☽	
X	21	♌		
J	22	♌		
V	23	♍		
S	24	♍		
D	25	♎		
L	26	♎		17
M	27	♏	○ 04.30	
X	28	♏		
J	29	♐		
V	30	♐		

MAYO

Día	Nº	Signo	Luna	Semana
S	1	♑		
D	2	♑		
L	3	♒	☾	18
M	4	♒		
X	5	♒		
J	6	♓		
V	7	♓		
S	8	♈		
D	9	♈		
L	10	♈		19
M	11	♉	● 19.59	
X	12	♉		
J	13	♊		
V	14	♊		
S	15	♊		
D	16	♋		
L	17	♋		20
M	18	♌		
X	19	♌	☽	
J	20	♍		
V	21	♍		
S	22	♍		
D	23	♎		
L	24	♎		21
M	25	♏		
X	26	♏	○ 12.14	
J	27	♐		
V	28	♐		
S	29	♑		
D	30	♑		
L	31	♒		22

JUNIO

Día	Nº	Signo	Luna	Semana
M	1	♒		
X	2	♓	☾	
J	3	♓		
V	4	♈		
S	5	♈		
D	6	♈		
L	7	♉		23
M	8	♉		
X	9	♊		
J	10	♊	● 11.52	
V	11	♊		
S	12	♋		
D	13	♋		
L	14	♌		24
M	15	♌		
X	16	♌		
J	17	♍		
V	18	♍	☽	
S	19	♎		
D	20	♎		
L	21	♏		25
M	22	♏		
X	23	♐		
J	24	♐	○ 19.40	
V	25	♑		
S	26	♑		
D	27	♒		26
L	28	♒		
M	29	♓		
X	30	♓		

Leyenda:

- ○ Luna llena
- ☾ Cuarto menguante
- ● Luna nueva
- ☽ Cuarto creciente

- ♈ Aries
- ♉ Tauro
- ♊ Géminis
- ♋ Cáncer

- ♌ Leo
- ♍ Virgo
- ♎ Libra
- ♏ Escorpio

- ♐ Sagitario
- ♑ Capricornio
- ♒ Acuario
- ♓ Piscis

JULIO					AGOSTO					SEPTIEMBRE			
J	1	♓			D	1	♉			X	1	♊	
V	2	♈			L	2	♉	31		J	2	♋	
S	3	♈			M	3	♊			V	3	♋	
D	4	♉			X	4	♊			S	4	♌	
L	5	♉	27		J	5	♋			D	5	♌	
M	6	♉			V	6	♋			L	6	♌	36
X	7	♊			S	7	♋			M	7	♍ ● 01.51	
J	8	♊			D	8	♌ ● 14.49			X	8	♍	
V	9	♋			L	9	♌	32		J	9	♎	
S	10	♋ ● 02.16			M	10	♍			V	10	♎	
D	11	♋			X	11	♍			S	11	♏	
L	12	♌	28		J	12	♎			D	12	♏	
M	13	♌			V	13	♎			L	13	♐ ☽	37
X	14	♍			S	14	♎			M	14	♐	
J	15	♍			D	15	♏ ☽			X	15	♑	
V	16	♎			L	16	♏	33		J	16	♑	
S	17	♎ ☽			M	17	♐			V	17	♒	
D	18	♏			X	18	♐			S	18	♒	
L	19	♏	29		J	19	♑			D	19	♓	
M	20	♐			V	20	♑			L	20	♓	38
X	21	♐			S	21	♒			M	21	♓ ○ 00.53	
J	22	♑			D	22	♒ ○ 13.00			X	22	♈	
V	23	♑			L	23	♓	34		J	23	♈	
S	24	♑ ○ 03.36			M	24	♓			V	24	♉	
D	25	♒			X	25	♈			S	25	♉	
L	26	♒	30		J	26	♈			D	26	♉	
M	27	♓			V	27	♈			L	27	♊	39
X	28	♓			S	28	♉			M	28	♊	
J	29	♈			D	29	♉			X	29	♋ ☾	
V	30	♈			L	30	♊ ☾	35		J	30	♋	
S	31	♉ ☾			M	31	♊						

2021

OCTUBRE				NOVIEMBRE				DICIEMBRE			
V	1	♋		L	1	♍	44	X	1	♎	
S	2	♌		M	2	♍		J	2	♏	
D	3	♌		X	3	♎		V	3	♏	
L	4	♍	40	J	4	♎ ● 22.14		S	4	♐ ● 08.42	
M	5	♍		V	5	♏		D	5	♐	
X	6	♎ ● 12.04		S	6	♏		L	6	♑	49
J	7	♎		D	7	♐		M	7	♑	
V	8	♏		L	8	♐	45	X	8	♒	
S	9	♏		M	9	♑		J	9	♒	
D	10	♐		X	10	♑		V	10	♓	
L	11	♐	41	J	11	♒ ☽		S	11	♓ ☽	
M	12	♑		V	12	♒		D	12	♈	
X	13	♑ ☽		S	13	♓		L	13	♈	50
J	14	♒		D	14	♓		M	14	♈	
V	15	♒		L	15	♈	46	X	15	♉	
S	16	♒		M	16	♈		J	16	♉	
D	17	♓		X	17	♈		V	17	♊	
L	18	♓	42	J	18	♉		S	18	♊	
M	19	♈		V	19	♉ ○ 09.57		D	19	♊ ○ 05.34	
X	20	♈ ○ 15.57		S	20	♊		L	20	♋	51
J	21	♉		D	21	♊		M	21	♋	
V	22	♉		L	22	♊	47	X	22	♌	
S	23	♉		M	23	♋		J	23	♌	
D	24	♊		X	24	♋		V	24	♌	
L	25	♊	43	J	25	♌		S	25	♍	
M	26	♋		V	26	♌		D	26	♍	
X	27	♋		S	27	♌ ☾		L	27	♎ ☾	52
J	28	♋ ☾		D	28	♍		M	28		
V	29	♌		L	29	♍	48	X	29	♎	
S	30	♌		M	30	♎		J	30	♏	
D	31	♍						V	31	♏	

○ Luna llena
☾ Cuarto menguante
● Luna nueva
☽ Cuarto creciente

♈ Aries
♉ Tauro
♊ Géminis
♋ Cáncer

♌ Leo
♍ Virgo
♎ Libra
♏ Escorpio

♐ Sagitario
♑ Capricornio
♒ Acuario
♓ Piscis

	ENERO				FEBRERO				MARZO		
S	1	♐		M	1	♒	● 06.45	M	1	♒	
D	2	♐	● 19.33	X	2	♒		X	2	♓	● 18.34
L	3	♐	1	J	3	♓		J	3	♓	
M	4	♒		V	4	♓		V	4	♓	
X	5	♒		S	5	♈		S	5	♈	
J	6	♒		D	6	♈		D	6	♈	
V	7	♓		L	7	♉	6	L	7	♉	10
S	8	♓		M	8	♉		M	8	♉	
D	9	♈		X	9	♉		X	9	♊	
L	10	♈	2	J	10	♊		J	10	♊	
M	11	♉		V	11	♊		V	11	♊	
X	12	♉		S	12	♊		S	12	♋	
J	13	♉		D	13	♋		D	13	♋	
V	14	♊		L	14	♋	7	L	14	♌	11
S	15	♊		M	15	♌		M	15	♌	
D	16	♋		X	16	♌	○ 17.56	X	16	♌	
L	17	♋	3	J	17	♍		J	17	♍	
M	18	♋	○ 00.47	V	18	♍		V	18	♍	○ 08.18
X	19	♌		S	19	♍		S	19	♎	
J	20	♌		D	20	♎		D	20	♎	
V	21	♍		L	21	♎	8	L	21	♏	12
S	22	♍		M	22	♏		M	22	♏	
D	23	♎		X	23	♏		X	23	♐	
L	24	♎	4	J	24	♐		J	24	♐	
M	25	♎		V	25	♐		V	25	♑	
X	26	♏		S	26	♑		S	26	♑	
J	27	♏		D	27	♑		D	27	♑	
V	28	♐		L	28	♒	9	L	28	♒	13
S	29	♐						M	29	♒	
D	30	♑						X	30	♓	
L	31	♑	5					J	31	♓	

2022

ABRIL				MAYO				JUNIO			
V	1	♈ ● 07.24		D	1	♉		X	1	♊	
S	2	♈		L	2	♉	18	J	2	♋	
D	3	♉		M	3	♊		V	3	♋	
L	4	♉	14	X	4	♊		S	4	♌	
M	5	♉		J	5	♊		D	5	♌	
X	6	♊		V	6	♋		L	6	♌	23
J	7	♊		S	7	♋		M	7	♍	
V	8	♋		D	8	♌		X	8	♍	
S	9	♋		L	9	♌	19	J	9	♎	
D	10	♋		M	10	♍		V	10	♎	
L	11	♌	15	X	11	♍		S	11	♏	
M	12	♌		J	12	♍		D	12	♏	
X	13	♍		V	13	♎		L	13	♐	24
J	14	♍		S	14	♎		M	14	♐ ○ 12.50	
V	15	♎		D	15	♏		X	15	♑	
S	16	♎ ○ 19.55		L	16	♏	20	J	16	♑	
D	17	♎		M	17	♐		V	17	♒	
L	18	♏	16	X	18	♐		S	18	♒	
M	19	♏		J	19	♑		D	19	♒	
X	20	♐		V	20	♑		L	20	♓	25
J	21	♐		S	21	♒		M	21	♓	
V	22	♑		D	22	♒		X	22	♈	
S	23	♑		L	23	♓	21	J	23	♈	
D	24	♒		M	24	♓		V	24	♉	
L	25	♒	17	X	25	♈		S	25	♉	
M	26	♓		J	26	♈		D	26	♉	
X	27	♓		V	27	♈		L	27	♊	26
J	28	♈		S	28	♉		M	28	♊	
V	29	♈		D	29	♉		X	29	♋ ● 03.51	
S	30	♈ ● 21.27		L	30	♊ ● 12.29	22	J	30	♋	
					31	♊					

○ Luna llena
☾ Cuarto menguante
● Luna nueva
☽ Cuarto creciente

♈ Aries
♉ Tauro
♊ Géminis
♋ Cáncer

♌ Leo
♍ Virgo
♎ Libra
♏ Escorpio

♐ Sagitario
♑ Capricornio
♒ Acuario
♓ Piscis

	JULIO				AGOSTO				SEPTIEMBRE	
V	1	♋		L	1	♍	31	J	1	♏
S	2	♌		M	2	♍		V	2	♏
D	3	♌		X	3	♎		S	3	♐
L	4	♍	27	J	4	♎		D	4	♐
M	5	♍		V	5	♏		L	5	♐	36
X	6	♎		S	6	♏		M	6	♑
J	7	♎		D	7	♐		X	7	♑
V	8	♎		L	8	♐	32	J	8	♒
S	9	♏		M	9	♑		V	9	♒
D	10	♏		X	10	♑		S	10	♓ ○ 10.58
L	11	♐	28	J	11	♒		D	11	♓
M	12	♐		V	12	♒ ○ 02.36		L	12	♈	37
X	13	♑ ○ 19.37		S	13	♓		M	13	♈
J	14	♑		D	14	♓		X	14	♉
V	15	♒		L	15	♈	33	J	15	♉
S	16	♒		M	16	♈		V	16	♊
D	17	♓		X	17	♈		S	17	♊
L	18	♓		J	18	♉		D	18	♊
M	19	♈	29	V	19	♉		L	19	♋	38
X	20	♈		S	20	♊		M	20	♋
J	21	♉		D	21	♊		X	21	♌
V	22	♉		L	22	♊	34	J	22	♌
S	23	♉		M	23	♋		V	23	♌
D	24	♊		X	24	♋		S	24	♍
L	25	♊	30	J	25	♌		D	25	♍ ● 22.54
M	26	♋		V	26	♌		L	26	♎	39
X	27	♋		S	27	♌ ● 09.16		M	27	♎
J	28	♋ ● 18.54		D	28	♍		X	28	♎
V	29	♌		L	29	♍	35	J	29	♏
S	30	♌		M	30	♎		V	30	♏
D	31	♍		X	31	♎				

2022

OCTUBRE			NOVIEMBRE			DICIEMBRE		
S	1	♐	M	1	♒	J	1	♓
D	2	♐	X	2	♒	V	2	♓
L	3	♑ 40	J	3	♓	S	3	♈
M	4	♑	V	4	♓	D	4	♈
X	5	♒	S	5	♓	L	5	♉ 49
J	6	♒	D	6	♈	M	6	♉
V	7	♓	L	7	♈ 45	X	7	♊
S	8	♓	M	8	♉ ○ 12.01	J	8	♊ ○ 05.08
D	9	♈ ○ 21.53	X	9	♉	V	9	♊
L	10	♈ 41	J	10	♊	S	10	♋
M	11	♉	V	11	♊	D	11	♋
X	12	♉	S	12	♊	L	12	♌ 50
J	13	♉	D	13	♋	M	13	♌
V	14	♊	L	14	♋ 46	X	14	♌
S	15	♊	M	15	♌	J	15	♍
D	16	♋	X	16	♌	V	16	♍
L	17	♋ 42	J	17	♌	S	17	♎
M	18	♋	V	18	♍	D	18	♎
X	19	♌	S	19	♍	L	19	♎ 51
J	20	♌	D	20	♎	M	20	♏
V	21	♍	L	21	♎ 47	X	21	♏
S	22	♍	M	22	♏	J	22	♐
D	23	♍	X	23	♏ ● 23.56	V	23	♐ ● 11.16
L	24	♎ 43	J	24	♐	S	24	♑
M	25	♎ ● 11.48	V	25	♐	D	25	♑
X	26	♏	S	26	♑	L	26	♒ 52
J	27	♏	D	27	♑	M	27	♒
V	28	♐	L	28	♒ 48	X	28	♓
S	29	♐	M	29	♒	J	29	♓
D	30	♑	X	30	♒	V	30	♈
L	31	♑ 44				S	31	♈

○ Luna llena
◖ Cuarto menguante
● Luna nueva
◗ Cuarto creciente

♈ Aries
♉ Tauro
♊ Géminis
♋ Cáncer

♌ Leo
♍ Virgo
♎ Libra
♏ Escorpio

♐ Sagitario
♑ Capricornio
♒ Acuario
♓ Piscis

	ENERO				FEBRERO				MARZO	
D	1	♉		X	1	♊		X	1	♊	
L	2	♉	1	J	2	♋		J	2	♋	
M	3	♉		V	3	♋		V	3	♋	
X	4	♊		S	4	♋		S	4	♌	
J	5	♊		D	5	♌ ○ 19.27		D	5	♌	
V	6	♋		L	6	♌	6	L	6	♌	10
S	7	♋ ○ 00.08		M	7	♍		M	7	♍ ○ 13.38	
D	8	♋		X	8	♍		X	8	♍	
L	9	♌	2	J	9	♍		J	9	♎	
M	10	♌		V	10	♎		V	10	♎	
X	11	♍		S	11	♎		S	11	♎	
J	12	♍		D	12	♏		D	12	♏	
V	13	♍		L	13	♏	7	L	13	♏	11
S	14	♎		M	14	♏		M	14	♐	
D	15	♎		X	15	♐		X	15	♐	
L	16	♏	3	J	16	♐		J	16	♑	
M	17	♏		V	17	♑		V	17	♑	
X	18	♐		S	18	♑		S	18	♒	
J	19	♐		D	19	♒		D	19	♒	
V	20	♑		L	20	♒ ● 08.05	8	L	20	♓	12
S	21	♑ ● 21.52		M	21	♓		M	21	♓ ● 18.22	
D	22	♒		X	22	♓		X	22	♈	
L	23	♒	4	J	23	♈		J	23	♈	
M	24	♓		V	24	♈		V	24	♉	
X	25	♓		S	25	♉		S	25	♉	
J	26	♈		D	26	♉		D	26	♉	
V	27	♈		L	27	♊	9	L	27	♊	13
S	28	♈		M	28	♊		M	28	♊	
D	29	♉						X	29	♋	
L	30	♉	5					J	30	♋	
M	31	♊						V	31	♌	

2023

ABRIL				MAYO				JUNIO		
S	1	Leo		L	1	Virgo	18	J	1	Libra
D	2	Leo		M	2	Virgo		V	2	Escorpio
L	3	Virgo		X	3	Libra		S	3	Escorpio
M	4	Virgo	14	J	4	Libra		D	4	Sagitario ○ 04.41
X	5	Libra		V	5	Escorpio ○ 18.34		L	5	Sagitario · 23
J	6	Libra ○ 05.34		S	6	Escorpio		M	6	Capricornio
V	7	Libra		D	7	Sagitario		X	7	Capricornio
S	8	Escorpio		L	8	Sagitario	19	J	8	Acuario
D	9	Escorpio		M	9	Sagitario		V	9	Acuario
L	10	Sagitario	15	X	10	Capricornio		S	10	Piscis
M	11	Sagitario		J	11	Capricornio		D	11	Piscis
X	12	Capricornio		V	12	Acuario		L	12	Aries · 24
J	13	Capricornio		S	13	Acuario		M	13	Aries
V	14	Acuario		D	14	Piscis		X	14	Tauro
S	15	Acuario		L	15	Piscis	20	J	15	Tauro
D	16	Piscis		M	16	Aries		V	16	Tauro
L	17	Piscis	16	X	17	Aries		S	17	Géminis
M	18	Piscis		J	18	Tauro		D	18	Géminis ● 05.36
X	19	Aries		V	19	Tauro ● 16.52		L	19	Cáncer · 25
J	20	Aries ● 05.11		S	20	Géminis		M	20	Cáncer
V	21	Tauro		D	21	Géminis		X	21	Leo
S	22	Tauro		L	22	Géminis	21	J	22	Leo
D	23	Géminis		M	23	Cáncer		V	23	Leo
L	24	Géminis	17	X	24	Cáncer		S	24	Virgo
M	25	Cáncer		J	25	Leo		D	25	Virgo
X	26	Cáncer		V	26	Leo		L	26	Libra · 26
J	27	Cáncer		S	27	Leo		M	27	Libra
V	28	Leo		D	28	Virgo		X	28	Libra
S	29	Leo		L	29	Virgo	22	J	29	Escorpio
D	30	Virgo		M	30	Libra		V	30	Escorpio
				X	31	Libra				

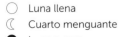

○ Luna llena	♈ Aries	♌ Leo	♐ Sagitario
☾ Cuarto menguante	♉ Tauro	♍ Virgo	♑ Capricornio
● Luna nueva	♊ Géminis	♎ Libra	♒ Acuario
☽ Cuarto creciente	♋ Cáncer	♏ Escorpio	♓ Piscis

	JULIO				AGOSTO				SEPTIEMBRE		
S	1	♐		M	1	♑ ○ 19.30		V	1	♓	
D	2	♐		X	2	♒		S	2	♈	
L	3	♑ ○ 12.37	27	J	3	♒		D	3	♈	
M	4	♑		V	4	♓		L	4	♉	36
X	5	♒		S	5	♓		M	5	♉	
J	6	♒		D	6	♈		X	6	♊	
V	7	♓		L	7	♈	32	J	7	♊	
S	8	♓		M	8	♉		V	8	♊	
D	9	♈		X	9	♉		S	9	♋	
L	10	♈	28	J	10	♊		D	10	♋	
M	11	♈		V	11	♊		L	11	♌	37
X	12	♉		S	12	♋		M	12	♌	
J	13	♉		D	13	♋		X	13	♌	
V	14	♊		L	14	♋	33	J	14	♍	
S	15	♊		M	15	♌		V	15	♍ ● 02.39	
D	16	♋		X	16	♌ ● 10.37		S	16	♎	
L	17	♋ ● 19.31	29	J	17	♌		D	17	♎	
M	18	♋		V	18	♍		L	18	♎	38
X	19	♌		S	19	♍		M	19	♏	
J	20	♌		D	20	♎		X	20	♏	
V	21	♍		L	21	♎	34	J	21	♐	
S	22	♍		M	22	♎		V	22	♐	
D	23	♍		X	23	♏		S	23	♑	
L	24	♎	30	J	24	♏		D	24	♑	
M	25	♎		V	25	♐		L	25	♑	39
X	26	♏		S	26	♐		M	26	♒	
J	27	♏		D	27	♑		X	27	♒	
V	28	♏		L	28	♑	35	J	28	♓	
S	29	♐		M	29	♒		V	29	♓ ○ 10.58	
D	30	♐		X	30	♒		S	30	♈	
L	31	♑	31	J	31	♓ ○ 02.36					

2023

OCTUBRE			NOVIEMBRE			DICIEMBRE		
D	1	♈	X	1	♊	V	1	♋
L	2	♉ 40	J	2	♋	S	2	♌
M	3	♉	V	3	♋	D	3	♌
X	4	♊	S	4	♋	L	4	♌ 49
J	5	♊	D	5	♌	M	5	♍
V	6	♋	L	6	♌ 45	X	6	♍
S	7	♋	M	7	♍	J	7	♎
D	8	♋	X	8	♍	V	8	♎
L	9	♌ 41	J	9	♍	S	9	♎
M	10	♌	V	10	♎	D	10	♏
X	11	♍	S	11	♎	L	11	♏ 50
J	12	♍	D	12	♏	M	12	♐
V	13	♍	L	13	♏ ● 10.27 46	X	13	♐ ● 00.31
S	14	♎ ● 18.54	M	14	♏	J	14	♑
D	15	♎	X	15	♐	V	15	♑
L	16	♏ 42	J	16	♐	S	16	♒
M	17	♏	V	17	♑	D	17	♒
X	18	♐	S	18	♑	L	18	♓ 51
J	19	♐	D	19	♒	M	19	♓
V	20	♐	L	20	♒ 47	X	20	♈
S	21	♑	M	21	♓	J	21	♈
D	22	♑	X	22	♓	V	22	♈
L	23	♒ 43	J	23	♈	S	23	♉
M	24	♒	V	24	♈	D	24	♉
X	25	♓	S	25	♉	L	25	♊ 52
J	26	♓	D	26	♉	M	26	♊
V	27	♈	L	27	♉ ○ 10.14 48	X	27	♋ ○ 01.32
S	28	♈ ○ 21.23		28	♊	J	28	♋
D	29	♉		29	♊	V	29	♋
L	30	♉ 44		30	♋	S	30	♌
M	31	♊				D	31	♌

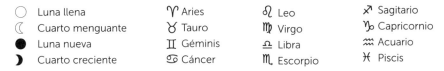

○ Luna llena
☾ Cuarto menguante
● Luna nueva
☽ Cuarto creciente

♈ Aries
♉ Tauro
♊ Géminis
♋ Cáncer

♌ Leo
♍ Virgo
♎ Libra
♏ Escorpio

♐ Sagitario
♑ Capricornio
♒ Acuario
♓ Piscis

ENERO				FEBRERO				MARZO			
L	1	♍	1	J	1	♎		V	1	♏	
M	2	♍		V	2	♏		S	2	♏	
X	3	♍		S	3	♏		D	3	♐	
J	4	♎		D	4	♏		L	4	♐	10
V	5	♎		L	5	♐		M	5	♑	
S	6	♏		M	6	♐	6	X	6	♑	
D	7	♏		X	7	♑		J	7	♑	
L	8	♐	2	J	8	♑		V	8	♒	
M	9	♐		V	9	♒ ● 23.58		S	9	♒	
X	10	♐		S	10	♒		D	10	♓ ● 09.59	
J	11	♑ ● 12.56		D	11	♓		L	11	♓	11
V	12	♑		L	12	♓	7	M	12	♈	
S	13	♒		M	13	♈		X	13	♈	
D	14	♒		X	14	♈		J	14	♉	
L	15	♓	3	J	15	♉		V	15	♉	
M	16	♓		V	16	♉		S	16	♊	
X	17	♈		S	17	♊		D	17	♊	
J	18	♈		D	18	♊		L	18	♋	12
V	19	♉		L	19	♊	8	M	19	♋	
S	20	♉		M	20	♋		X	20	♌	
D	21	♊		X	21	♋		J	21	♌	
L	22	♊	4	J	22	♌		V	22	♌	
M	23	♋		V	23	♌		S	23	♍	
X	24	♋		S	24	♌ ○ 13.30		D	24	♍	
J	25	♋ ○ 18.54		D	25	♍		L	25	♎ ○ 07.58	13
V	26	♌		L	26	♍	9	M	26	♎	
S	27	♌		M	27	♎		X	27	♎	
D	28	♍		X	28	♎		J	28	♏	
L	29	♍	5	J	29	♎		V	29	♏	
M	30	♍						S	30	♐	
X	31	♎						D	31	♐	

2024

ABRIL				MAYO				JUNIO			
L	1	♐	14	X	1	♒		S	1	♓	
M	2	♑		J	2	♒		D	2	♈	
X	3	♑		V	3	♓		L	3	♈	23
J	4	♒		S	4	♓		M	4	♉	
V	5	♒		D	5	♈		X	5	♉	
S	6	♓		L	6	♈	19	J	6	♊ ● 13.37	
D	7	♓		M	7	♉		V	7	♊	
L	8	♈ ● 19.20	15	X	8	♉ ● 04.21		S	8	♋	
M	9	♈		J	9	♉		D	9	♋	
X	10	♉		V	10	♊		L	10	♌	24
J	11	♉		S	11	♊		M	11	♌	
V	12	♊		D	12	♋		X	12	♌	
S	13	♊		L	13	♋	20	J	13	♍	
D	14	♋		M	14	♌		V	14	♍	
L	15	♋	16	X	15	♌		S	15	♎	
M	16	♋		J	16	♍		D	16	♎	
X	17	♌		V	17	♍		L	17	♎	25
J	18	♌		S	18	♍		M	18	♏	
V	19	♍		D	19	♎		X	19	♏	
S	20	♍		L	20	♎	21	J	20	♐	
D	21	♍		M	21	♏		V	21	♐	
L	22	♎	17	X	22	♏		S	22	♐ ○ 02.08	
M	23	♎		J	23	♏ ○ 14.52		D	23	♑	
X	24	♏ ○ 00.47		V	24	♐		L	24	♑	26
J	25	♏		S	25	♐		M	25	♒	
V	26	♏		D	26	♑		X	26	♒	
S	27	♐		L	27	♑	22	J	27	♓	
D	28	♐		M	28	♒		V	28	♓	
L	29	♑	18	X	29	♒		S	29	♈	
M	30	♑		J	30	♒		D	30	♈	
				V	31	♓					

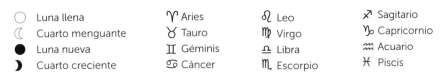

○ Luna llena
☾ Cuarto menguante
● Luna nueva
☽ Cuarto creciente

♈ Aries
♉ Tauro
♊ Géminis
♋ Cáncer

♌ Leo
♍ Virgo
♎ Libra
♏ Escorpio

♐ Sagitario
♑ Capricornio
♒ Acuario
♓ Piscis

	JULIO				AGOSTO					SEPTIEMBRE		
L	1	♉	27	J	1	♊			D	1	♌	
M	2	♉		V	2	♋			L	2	♌	36
X	3	♊		S	3	♋			M	3	♍	● 02.55
J	4	♊		D	4	♌	● 12.12		X	4	♍	
V	5	♋	● 23.56	L	5	♌	32		J	5	♎	
S	6	♋		M	6	♍			V	6	♎	
D	7	♋		X	7	♍			S	7	♎	
L	8	♌	28	J	8	♍			D	8	♏	
M	9	♌		V	9	♎			L	9	♏	37
X	10	♍		S	10	♎			M	10	♐	
J	11	♍		D	11	♏			X	11	♐	
V	12	♍		L	12	♏	33		J	12	♐	
S	13	♎		M	13	♏			V	13	♑	
D	14	♎		X	14	♐			S	14	♑	
L	15	♏	29	J	15	♐			D	15	♒	
M	16	♏		V	16	♑			L	16	♒	38
X	17	♏		S	17	♑			M	17	♓	
J	18	♐		D	18	♒			X	18	♓	○ 03.33
V	19	♐		L	19	♒	○ 19.24	34	J	19	♈	
S	20	♑		M	20	♓			V	20	♈	
D	21	♑	○ 11.16	X	21	♓			S	21	♉	
L	22	♒	30	J	22	♓			D	22	♉	
M	23	♒		V	23	♈			L	23	♊	39
X	24	♓		S	24	♈			M	24	♊	
J	25	♓		D	25	♉			X	25	♋	
V	26	♈		L	26	♉	35		J	26	♋	
S	27	♈		M	27	♊			V	27	♌	
D	28	♉		X	28	♊			S	28	♌	
L	29	♉	31	J	29	♋			D	29	♌	
M	30	♊		V	30	♋			L	30	♍	40
X	31	♊		S	31	♌						

2024

OCTUBRE				NOVIEMBRE				DICIEMBRE			
M	1	♍		V	1	♏	●13.46	D	1	♐	●07.20
X	2	♎	●19.49	S	2	♏		L	2	♐	49
J	3	♎		D	3	♏		M	3	♑	
V	4	♎		L	4	♐	45	X	4	♑	
S	5	♏		M	5	♐		J	5	♑	
D	6	♏		X	6	♑		V	6	♒	
L	7	♏	41	J	7	♑		S	7	♒	
M	8	♐		V	8	♒		D	8	♓	
X	9	♐		S	9	♒		L	9	♓	50
J	10	♑		D	10	♒		M	10	♈	
V	11	♑		L	11	♓	46	X	11	♈	
S	12	♒		M	12	♓		J	12	♉	
D	13	♒		X	13	♈		V	13	♉	
L	14	♓	42	J	14	♈		S	14	♊	
M	15	♓		V	15	♉	○22.29	D	15	♊	○10.00
X	16	♈		S	16	♉		L	16	♋	51
J	17	♈	○12.26	D	17	♊		M	17	♋	
V	18	♉		L	18	♊	47	X	18	♋	
S	19	♉		M	19	♋		J	19	♌	
D	20	♊		X	20	♋		V	20	♌	
L	21	♊	43	J	21	♌		S	21	♍	
M	22	♋		V	22	♌		D	22	♍	
X	23	♋		S	23	♌		L	23	♎	52
J	24	♋		D	24	♍		M	24	♎	
V	25	♌		L	25	♍	48	X	25	♎	
S	26	♌		M	26	♎		J	26	♏	
D	27	♍		X	27	♎		V	27	♏	
L	28	♍	44	J	28	♎		S	28	♐	
M	29	♍		V	29	♏		D	29	♐	
X	30	♎		S	30	♏		L	30	♐	●23.26
J	31	♎						M	31	♑	

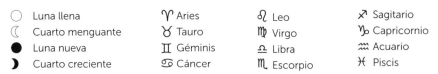

○ Luna llena   ♈ Aries   ♌ Leo   ♐ Sagitario
☾ Cuarto menguante   ♉ Tauro   ♍ Virgo   ♑ Capricornio
● Luna nueva   ♊ Géminis   ♎ Libra   ♒ Acuario
☽ Cuarto creciente   ♋ Cáncer   ♏ Escorpio   ♓ Piscis

ENERO				FEBRERO				MARZO			
X	1	♑	1	S	1	♓		S	1	♓	
J	2	♒		D	2	♓		D	2	♈	
V	3	♒		L	3	♈	6	L	3	♈	10
S	4	♓		M	4	♈		M	4	♉	
D	5	♓		X	5	♉		X	5	♉	
L	6	♈	2	J	6	♉		J	6	♊	
M	7	♈		V	7	♊		V	7	♊	
X	8	♉		S	8	♊		S	8	♋	
J	9	♉		D	9	♋		D	9	♋	
V	10	♉		L	10	♋	7	L	10	♌	11
S	11	♊		M	11	♌		M	11	♌	
D	12	♊		X	12	♌ ○ 14.52		X	12	♌	
L	13	♋ ○ 23.24	3	J	13	♌		J	13	♍	
M	14	♋		V	14	♍		V	14	♍ ○ 07.55	
X	15	♌		S	15	♍		S	15	♎	
J	16	♌		D	16	♎		D	16	♎	
V	17	♍		L	17	♎	8	L	17	♎	12
S	18	♍		M	18	♎		M	18	♏	
D	19	♍		X	19	♏		X	19	♏	
L	20	♎	4	J	20	♏		J	20	♐	
M	21	♎		V	21	♐		V	21	♐	
X	22	♏		S	22	♐		S	22	♐	
J	23	♏		D	23	♐		D	23	♑	
V	24	♏		L	24	♑	9	L	24	♑	13
S	25	♐		M	25	♑		M	25	♒	
D	26	♐		X	26	♒		X	26	♒	
L	27	♑	5	J	27	♒		J	27	♓	
M	28	♑		V	28	♓ ● 01.44		V	28	♓	
X	29	♒ ● 13.35						S	29	♈ ● 11.57	
J	30	♒						D	30	♈	
V	31	♓						L	31	♉	14

2025

ABRIL			MAYO			JUNIO		
M	1	♉	J	1	♊	D	1	♌
X	2	♊	V	2	♋	L	2	♌ 23
J	3	♊	S	3	♋	M	3	♍
V	4	♋	D	4	♌	X	4	♍
S	5	♋	L	5	♌ 19	J	5	♎
D	6	♋	M	6	♍	V	6	♎
L	7	♌ 15	X	7	♍	S	7	♎
M	8	♌	J	8	♍	D	8	♏
X	9	♍	V	9	♎	L	9	♏ 24
J	10	♍	S	10	♎	M	10	♐
V	11	♍	D	11	♏	X	11	♐ ○ 08.42
S	12	♎	L	12	♏ ○ 17.54 20	J	12	♐
D	13	♎ ○ 01.22	M	13	♏	V	13	♑
L	14	♏ 16	X	14	♐	S	14	♑
M	15	♏	J	15	♐	D	15	♒
X	16	♏	V	16	♑	L	16	♒ 25
J	17	♐	S	17	♑	M	17	♓
V	18	♐	D	18	♑	X	18	♓
S	19	♑	L	19	♒ 21	J	19	♓
D	20	♑	M	20	♒	V	20	♈
L	21	♑ 17	X	21	♓	S	21	♈
M	22	♒	J	22	♓	D	22	♉
X	23	♒	V	23	♈	L	23	♉ 26
J	24	♓	S	24	♈	M	24	♊
V	25	♓	D	25	♉	X	25	♊ ● 11.31
S	26	♈	L	26	♉ 22	J	26	♋
D	27	♈ ● 20.30	M	27	♊ ● 04.01	V	27	♋
L	28	♉ 18	X	28	♊	S	28	♌
M	29	♉	J	29	♋	D	29	♌
X	30	♊	V	30	♋	L	30	♍ 27
			S	31	♌			

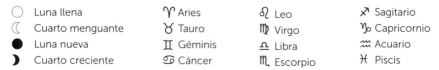

○	Luna llena	♈	Aries	♌	Leo	♐	Sagitario
☾	Cuarto menguante	♉	Tauro	♍	Virgo	♑	Capricornio
●	Luna nueva	♊	Géminis	♎	Libra	♒	Acuario
☽	Cuarto creciente	♋	Cáncer	♏	Escorpio	♓	Piscis

371

JULIO				AGOSTO				SEPTIEMBRE			
M	1	♍		V	1	♏		L	1	♐	36
X	2	♎		S	2	♏		M	2	♐	
J	3	♎		D	3	♏		X	3	♑	
V	4	♎		L	4	♐	32	J	4	♑	
S	5	♏		M	5	♐		V	5	♒	
D	6	♏		X	6	♑		S	6	♒	
L	7	♐	28	J	7	♑		D	7	♓	○ 19.08
M	8	♐		V	8	♑		L	8	♓	37
X	9	♐		S	9	♒	○ 08.55	M	9	♈	
J	10	♑	○ 21.36	D	10	♒		X	10	♈	
V	11	♑		L	11	♓	33	J	11	♉	
S	12	♒		M	12	♓		V	12	♉	
D	13	♒		X	13	♈		S	13	♊	
L	14	♒	29	J	14	♈		D	14	♊	
M	15	♓		V	15	♉		L	15	♊	38
X	16	♓		S	16	♉		M	16	♋	
J	17	♈		D	17	♊		X	17	♋	
V	18	♈		L	18	♊	34	J	18	♌	
S	19	♉		M	19	♋		V	19	♌	
D	20	♉		X	20	♋		S	20	♍	
L	21	♊	30	J	21	♋		D	21	♍	● 20.53
M	22	♊		V	22	♌		L	22	♎	39
X	23	♋		S	23	♌	● 07.06	M	23	♎	
J	24	♋	● 20.10	D	24	♍		X	24	♎	
V	25	♌		L	25	♍	35	J	25	♏	
S	26	♌		M	26	♎		V	26	♏	
D	27	♍		X	27	♎		S	27	♐	
L	28	♍	31	J	28	♎		D	28	♐	
M	29	♍		V	29	♏		L	29	♐	40
X	30	♎		S	30	♏		M	30	♑	
J	31	♎		D	31	♐					

2025

OCTUBRE				NOVIEMBRE				DICIEMBRE			
X	1	♑		S	1	♓		L	1	♈	49
J	2	♒		D	2	♓		M	2	♈	
V	3	♒		L	3	♈	45	X	3	♉	
S	4	♒		M	4	♈		J	4	♉	
D	5	♓		X	5	♉ ○ 14.18		V	5	♊ ○ 00.14	
L	6	♓	41	J	6	♉		S	6	♊	
M	7	♈ ○ 04.45		V	7	♊		D	7	♋	
X	8	♈		S	8	♊		L	8	♋	50
J	9	♉		D	9	♋		M	9	♌	
V	10	♉		L	10	♋	46	X	10	♌	
S	11	♊		M	11	♌		J	11	♍	
D	12	♊		X	12	♌		V	12	♍	
L	13	♋	42	J	13	♌		S	13	♎	
M	14	♋		V	14	♍		D	14	♎	
X	15	♌		S	15	♍		L	15	♎	51
J	16	♌		D	16	♎		M	16	♏	
V	17	♍		L	17	♎	47	X	17	♏	
S	18	♍		M	18	♏		J	18	♐	
D	19	♍		X	19	♏		V	19	♐	
L	20	♎	43	J	20	♏ ● 07.46		S	20	♐ ● 02.42	
M	21	♎ ● 13.24		V	21	♐		D	21	♑	
X	22	♏		S	22	♐		L	22	♑	52
J	23	♏		D	23	♑		M	23	♒	
V	24	♏		L	24	♑	48	X	24	♒	
S	25	♐		M	25	♑		J	25	♒	
D	26	♐		X	26	♒		V	26	♓	
L	27	♑	44	J	27	♒		S	27	♓	
M	28	♑		V	28	♓		D	28	♈	
X	29	♑		S	29	♓		L	29	♈	53
J	30	♒		D	30	♓		M	30	♉	
V	31	♒						X	31	♉	

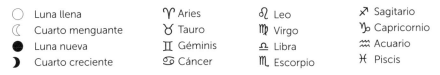

○ Luna llena
☾ Cuarto menguante
● Luna nueva
☽ Cuarto creciente

♈ Aries
♉ Tauro
♊ Géminis
♋ Cáncer

♌ Leo
♍ Virgo
♎ Libra
♏ Escorpio

♐ Sagitario
♑ Capricornio
♒ Acuario
♓ Piscis

ENERO				FEBRERO				MARZO			
J	1	♊	1	D	1	♋	○ 23.10	D	1	♌	
V	2	♊		L	2	♌	6	L	2	♌	10
S	3	♋	○ 11.05	M	3	♌		M	3	♍	○ 12.41
D	4	♋		X	4	♍		X	4	♍	
L	5	♌	2	J	5	♍		J	5	♎	
M	6	♌		V	6	♎		V	6	♎	
X	7	♍		S	7	♎		S	7	♎	
J	8	♍		D	8	♏		D	8	♏	
V	9	♍		L	9	♏	7	L	9	♏	11
S	10	♎		M	10	♏		M	10	♐	
D	11	♎		X	11	♐		X	11	♐	
L	12	♏	3	J	12	♐		J	12	♐	
M	13	♏		V	13	♑		V	13	♑	
X	14	♏		S	14	♑		S	14	♑	
J	15	♐		D	15	♑		D	15	♒	
V	16	♐		L	16	♒	8	L	16	♒	12
S	17	♑		M	17	♒	● 12.57	M	17	♒	
D	18	♑	● 20.50	X	18	♓		X	18	♓	
L	19	♒	4	J	19	♓		J	19	♓	● 02.21
M	20	♒		V	20	♈		V	20	♈	
X	21	♒		S	21	♈		S	21	♈	
J	22	♓		D	22	♈		D	22	♉	
V	23	♓		L	23	♉	9	L	23	♉	13
S	24	♈		M	24	♉		M	24	♊	
D	25	♈		X	25	♊		X	25	♊	
L	26	♉	5	J	26	♊		J	26	♋	
M	27	♉		V	27	♋		V	27	♋	
X	28	♊		S	28	♋		S	28	♌	
J	29	♊						D	29	♌	
V	30	♋						L	30	♍	14
S	31	♋						M	31	♍	

2026

ABRIL				MAYO				JUNIO		
X	1	♍		V	1	♏ ○ 18.24		L	1	♐ 23
J	2	♎ ○ 03.13		S	2	♏		M	2	♐
V	3	♎		D	3	♏		X	3	♑
S	4	♏		L	4	♐ 19		J	4	♑
D	5	♏		M	5	♐		V	5	♒
L	6	♏ 15		X	6	♑		S	6	♒
M	7	♐		J	7	♑		D	7	♒
X	8	♐		V	8	♑		L	8	♓ 24
J	9	♑		S	9	♒		M	9	♓
V	10	♑		D	10	♒		X	10	♈
S	11	♑		L	11	♓ 20		J	11	♈
D	12	♒		M	12	♓		V	12	♉
L	13	♒ 16		X	13	♓		S	13	♉
M	14	♓		J	14	♈		D	14	♊
X	15	♓		V	15	♈		L	15	♊ ● 03.54 25
J	16	♈		S	16	♉ ● 21.01		M	16	♋
V	17	♈ ● 12.49		D	17	♉		X	17	♋
S	18	♉		L	18	♊ 21		J	18	♌
D	19	♉		M	19	♊		V	19	♌
L	20	♊ 17		X	20	♋		S	20	♍
M	21	♊		J	21	♋		D	21	♍
X	22	♋		V	22	♌		L	22	♎ 26
J	23	♋		S	23	♌		M	23	♎
V	24	♌		D	24	♍		X	24	♎
S	25	♌		L	25	♍ 22		J	25	♏
D	26	♌		M	26	♎		V	26	♏
L	27	♍ 18		X	27	♎		S	27	♐
M	28	♍		J	28	♎		D	28	♐
X	29	♎		V	29	♏		L	29	♐ 27
J	30	♎		S	30	♏		M	30	♑ ○ 00.56
				D	31	♐ ○ 09.45				

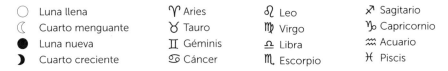

○ Luna llena   ♈ Aries   ♌ Leo   ♐ Sagitario
☾ Cuarto menguante   ♉ Tauro   ♍ Virgo   ♑ Capricornio
● Luna nueva   ♊ Géminis   ♎ Libra   ♒ Acuario
☽ Cuarto creciente   ♋ Cáncer   ♏ Escorpio   ♓ Piscis

JULIO			AGOSTO			SEPTIEMBRE		
X	1	♑	S	1	♓	M	1	♈
J	2	♒	D	2	♓	X	2	♉
V	3	♒	L	3	♈ 32	J	3	♉
S	4	♒	M	4	♈	V	4	♊
D	5	♓	X	5	♈	S	5	♊
L	6	♓ 28	J	6	♉	D	6	♋
M	7	♈	V	7	♉	L	7	♋ 37
X	8	♈	S	8	♊	M	8	♌
J	9	♉	D	9	♊	X	9	♌
V	10	♉	L	10	♋ 33	J	10	♍
S	11	♊	M	11	♋	V	11	♍ ●04.28
D	12	♊	X	12	♌ ●18.38	S	12	♍
L	13	♋ 29	J	13	♌	D	13	♎
M	14	♋ ●10.46	V	14	♍	L	14	♎ 38
X	15	♌	S	15	♍	M	15	♏
J	16	♌	D	16	♎	X	16	♏
V	17	♌	L	17	♎ 34	J	17	♐
S	18	♍	M	18	♏	V	18	♐
D	19	♍	X	19	♏	S	19	♐
L	20	♎ 30	J	20	♏	D	20	♑
M	21	♎	V	21	♐	L	21	♑ 39
X	22	♏	S	22	♐	M	22	♒
J	23	♏	D	23	♑	X	23	♒
V	24	♏	L	24	♑ 35	J	24	♒
S	25	♐	M	25	♑	V	25	♓
D	26	♐	X	26	♒	S	26	♓ ○17.45
L	27	♑ 31	J	27	♒	D	27	♈
M	28	♑	V	28	♓ ○05.15	L	28	♈ 40
X	29	♑ ○15.33	S	29	♓	M	29	♉
J	30	♒	D	30	♓	X	30	♉
V	31	♒	L	31	♈ 36			

2026

OCTUBRE			NOVIEMBRE			DICIEMBRE		
J	1	♊	D	1	♋	M	1	♍
V	2	♊	L	2	♌	45	X	2	♍
S	3	♋	M	3	♌	J	3	♎
D	4	♋	X	4	♍	V	4	♎
L	5	♌	41	J	5	♍	S	5	♎
M	6	♌	V	6	♎	D	6	♏
X	7	♌	S	7	♎	L	7	♏	50
J	8	♍	D	8	♏	M	8	♐
V	9	♍	L	9	♏ ● 08.04	46	X	9	♐ ● 01.51
S	10	♎ ● 16.53	M	10	♏	J	10	♐
D	11	♎	X	11	♐	V	11	♑
L	12	♏	42	J	12	♐	S	12	♑
M	13	♏	V	13	♑	D	13	♒
X	14	♏	S	14	♑	L	14	♒	51
J	15	♐	D	15	♑	M	15	♒
V	16	♐	L	16	♒	47	X	16	♓
S	17	♑	M	17	♒	J	17	♓
D	18	♑	X	18	♓	V	18	♈
L	19	♑	43	J	19	♓	S	19	♈
M	20	♒	V	20	♓	D	20	♉
X	21	♒	S	21	♈	L	21	♉	52
J	22	♓	D	22	♈	M	22	♊
V	23	♓	L	23	♉	48	X	23	♊
S	24	♈	M	24	♉ ○ 15.52	J	24	♋ ○ 02.27
D	25	♈	X	25	♊	V	25	♋
L	26	♈ ○ 05.09	44	J	26	♊	S	26	♌
M	27	♉	V	27	♋	D	27	♌
X	28	♉	S	28	♋	L	28	♍	53
J	29	♊	D	29	♌	M	29	♍
V	30	♊	L	30	♌	49	X	30	♍
S	31	♋				J	31	♎

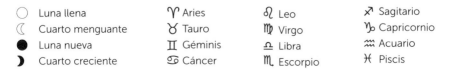

○ Luna llena
◐ Cuarto menguante
● Luna nueva
◑ Cuarto creciente

♈ Aries
♉ Tauro
♊ Géminis
♋ Cáncer

♌ Leo
♍ Virgo
♎ Libra
♏ Escorpio

♐ Sagitario
♑ Capricornio
♒ Acuario
♓ Piscis

Índice